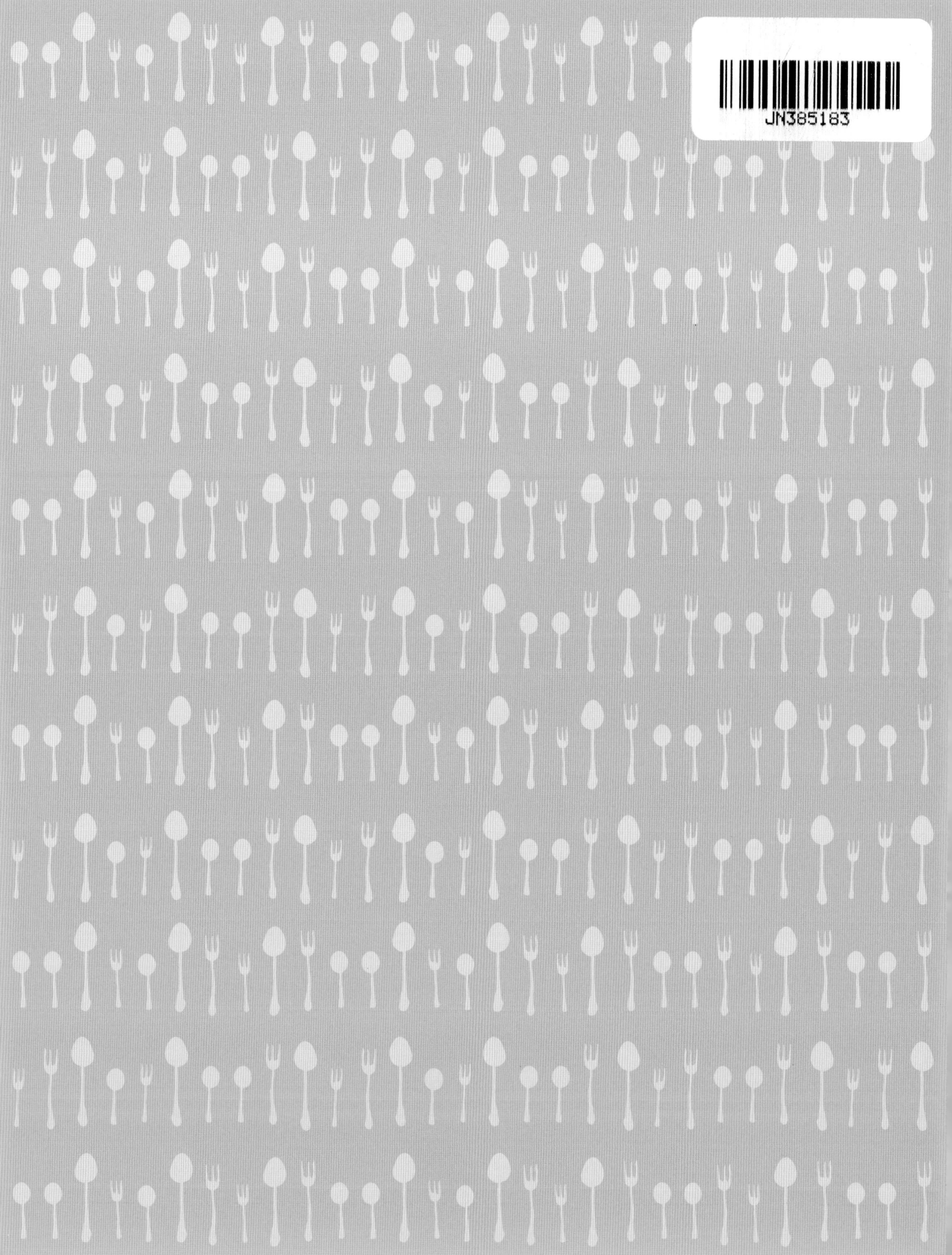

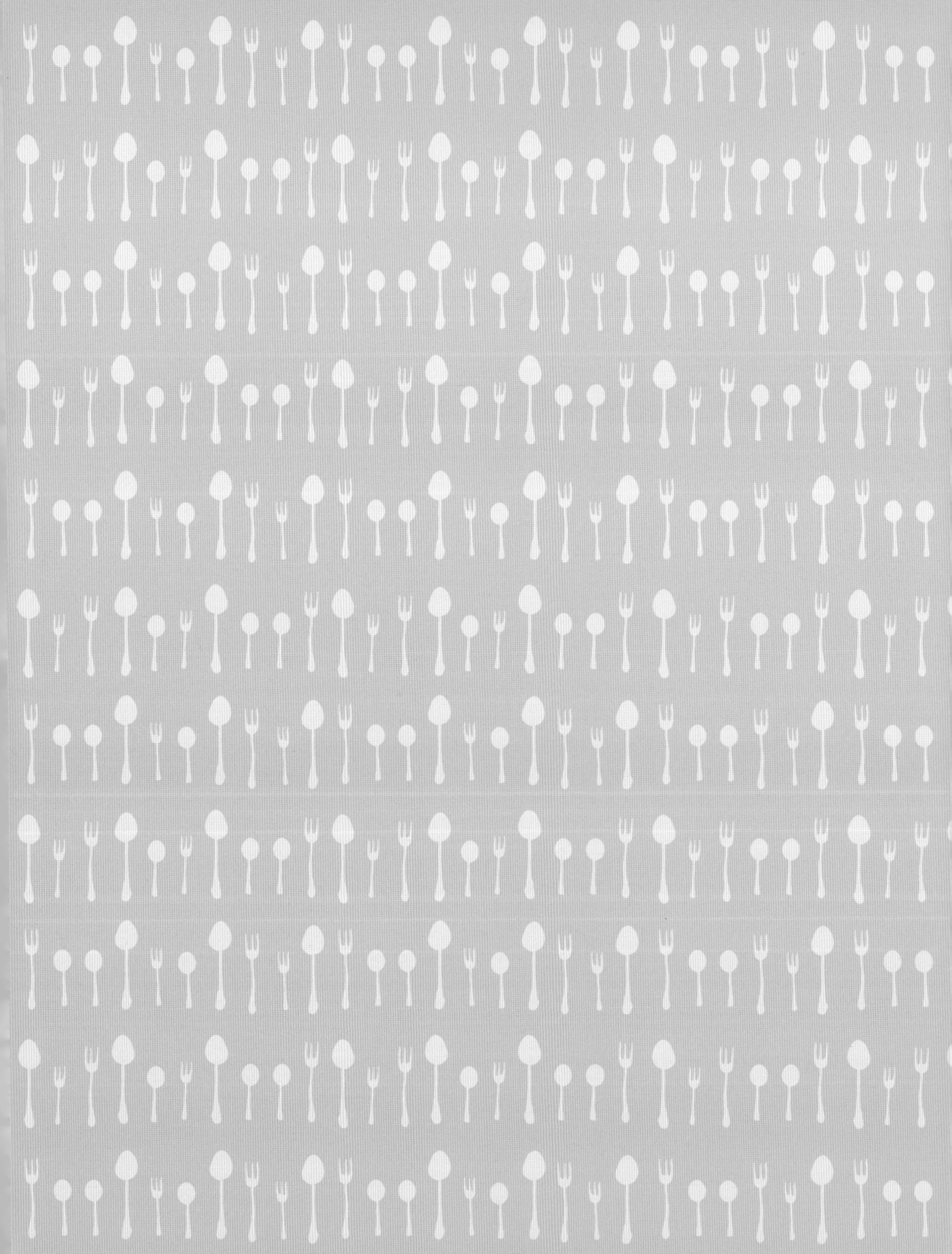

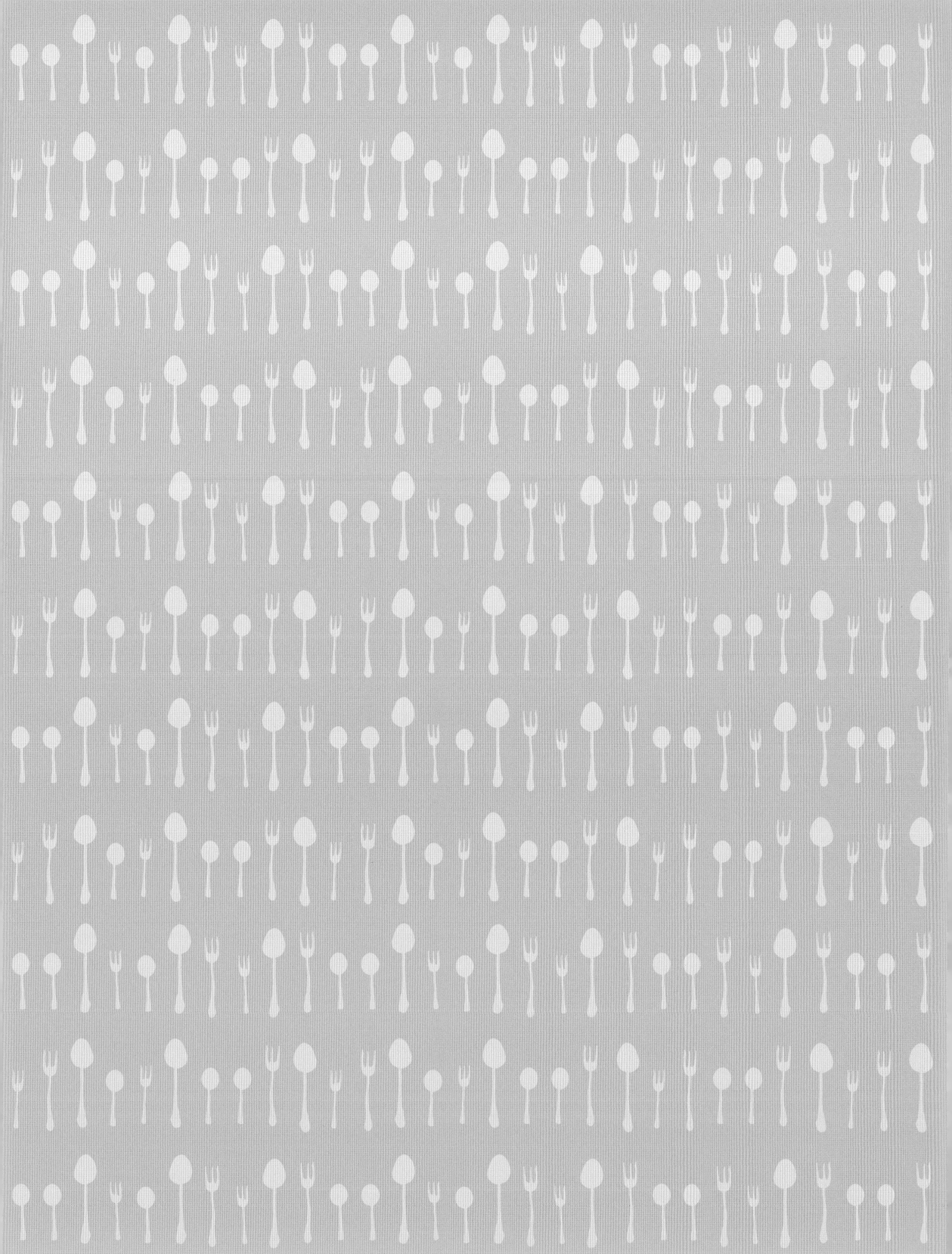

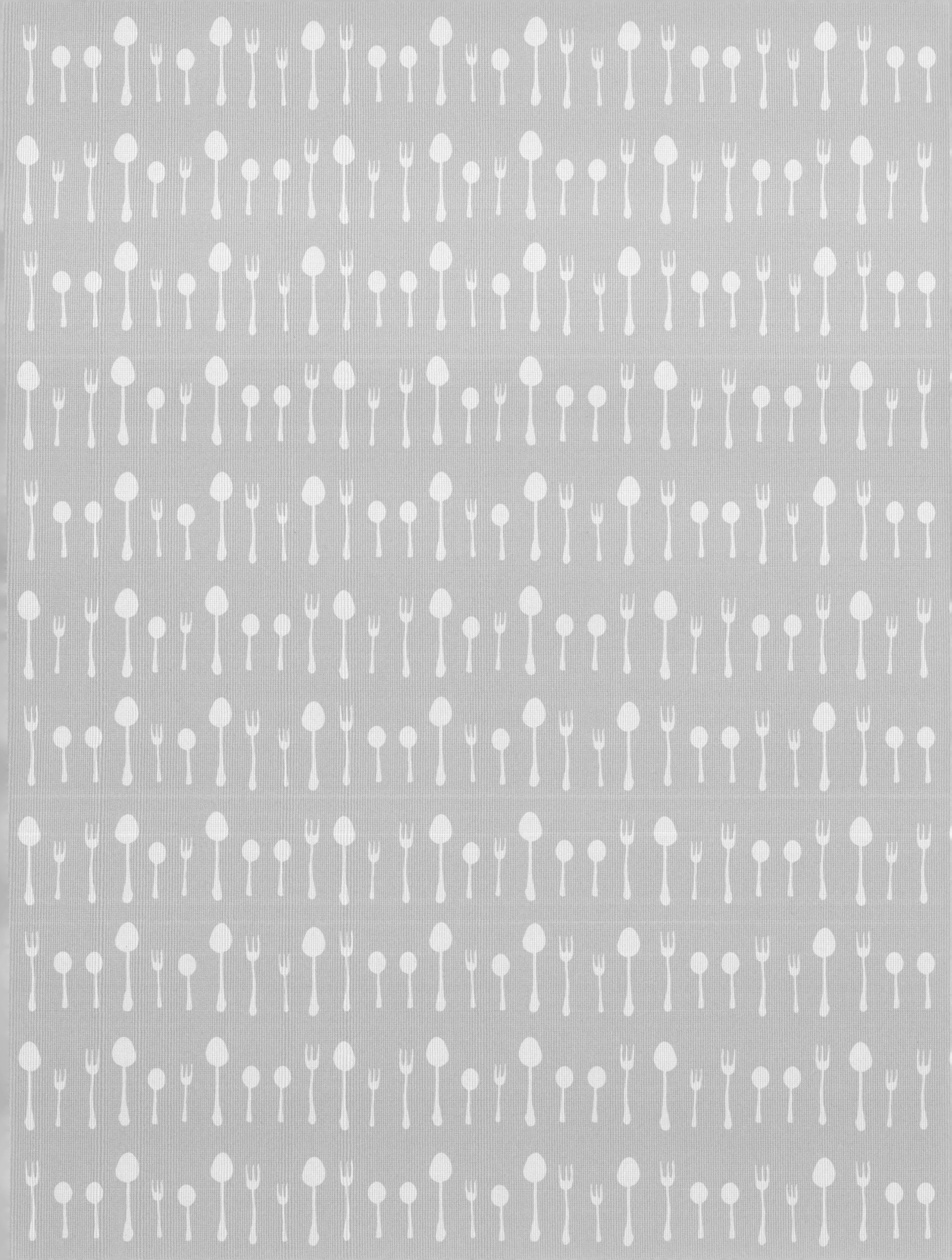

최고의
암식사 가이드

암을 이기는 항암 밥상
최고의
암식사 가이드

펴낸날 초판 1쇄 2014년 4월 5일 | 초판 16쇄 2025년 2월 28일

지은이 연세암병원 노성훈
세브란스병원 영양팀 김형미 김진수 송승은
연세대학교 의과대학 금웅섭
연세암병원 송수경 김화연
CJ프레시웨이 서희정 김원중 심상현 정세리

펴낸이 임호준
출판 팀장 정영주
편집 김은정 조유진 김경애 박인애
디자인 김지혜 | **마케팅** 길보민 정서진
경영지원 박석호 박정식 유태호 신혜지 최단비 김현빈

기획 윤은숙 | **사진** 조은선 | **일러스트** 영수
인쇄 (주)웰컴피앤피

펴낸곳 비타북스 | **발행처** (주)헬스조선 | **출판등록** 제2-4324호 2006년 1월 12일
주소 서울특별시 중구 세종대로 21길 30 | **전화** (02) 724-7664 | **팩스** (02) 722-9339
인스타그램 @vitabooks_official | **포스트** post.naver.com/vita_books | **블로그** blog.naver.com/vita_books

ⓒ 세브란스병원·CJ프레시웨이, 2014

이 책은 저작권법에 따라 보호를 받는 저작물이므로 무단 전재와 무단 복제를 금지하며,
이 책 내용의 전부 또는 일부를 이용하려면 반드시 저작권자와 (주)헬스조선의 서면 동의를 받아야 합니다.
책값은 뒤표지에 있습니다. 잘못된 책은 서점에서 바꾸어 드립니다.

ISBN 979-11-85020-27-3 13510

비타북스는 독자 여러분의 책에 대한 아이디어와 원고 투고를 기다리고 있습니다.
책 출간을 원하시는 분은 이메일 vbook@chosun.com으로 간단한 개요와 취지, 연락처 등을 보내주세요.

비타북스는 건강한 몸과 아름다운 삶을 생각하는 (주)헬스조선의 출판 브랜드입니다.

암을 이기는 항암 밥상
최고의 암 식사 가이드

연세암병원 노성훈 · 세브란스병원 영양팀 · CJ프레시웨이 지음

비타북스

서문

암이라는 진단을 받고 얼마나 놀라셨습니까? 많은 환자분들이 암 진단을 받으면 매우 큰 혼란을 겪습니다. 그리고 이전의 잘못된 식습관이나 생활습관으로 인해 암에 걸린 건 아닐까 자책합니다. 식생활에 대해 막연한 불안감을 갖게 되는 것도 이와 같은 이유에서입니다. 실제로 진료실에서 환자분들이 가장 많이 하는 질문은 "앞으로 무슨 음식을 먹어야 하나요?" "어떤 음식을 먹으면 안 되나요?"입니다.

인터넷이나 방송, 수많은 서적들을 통해 근거 없는 많은 정보가 쏟아져 혼란을 가중시키고 실제로 잘못된 방법으로 영양 관리를 하는 환자분들을 흔히 볼 수 있습니다. 비용과 시간 낭비로만 그치면 그나마 다행이지만 의료진의 권고를 듣지 않고 근거 없는 민간요법을 따라 하다 건강까지 해치는 경우도 간혹 보게 됩니다. 이런 환자분을 만나면 의료진으로서 매우 안타깝습니다. 진료실에서 환자 한 분 한 분의 이야기를 듣고 충분히 설명을 해드리고 싶지만, 제한된 진료 시간에 많은 환자를 살피다 보면 이것이 여의치 않아 안타까웠습니다.

이런 의료 환경에서 암환자들을 위한 식사 가이드를 발간하게 되어 얼마나 반가운지 모릅니다. 진료실에서 충분히 해드리지 못한 이야기들을 어떻게 하면 환자들에게 자세히 알려드릴 수 있을까, 어떻게 하면 환자분들에게 올바른 식사에 관하여 구체적인 도움을 드릴 수 있을까 고민하면서 이 책을 집필하였습니다.

또한 연세암센터는 오랫동안 암환자 치료 경험을 기반으로 항암치료를 받는 환자를 위한 메뉴 개발에 힘써 왔습니다. 이를 바탕으로 환자 여러분들에게 영양 문제와 실제적인 메뉴, 식단 선정 등에 대해 자세히 알려드리고자 합니다.

이제 더 이상 암은 치료가 불가능한 병이 아닙니다. 최근에는 의학의 발달로 완치를 넘어 암을 겪기 전보다 더 건강하게 사는 사람들이 늘어나고 있습니다. 그렇기 때문에 요즘은 암 치료를 위한 올바른 영양 관리뿐 아니라, 치료 이후에도 계속 건강한 식생활을 유지하는 것이 더욱 중요합니다.

이 책은 암 진단 순간부터 암 치료 후까지 영양 관리에 대한 모든 것을 담았습니다. 아무쪼록 많은 암환자와 가족들이 이 책을 통해 식사와 관련된 고민을 덜 수 있기를 간절히 소망합니다.

연세암병원장 노성훈
세브란스병원 영양팀
연세대학교 의과대학 금웅섭

한국인의 사망 원인 1위는 무엇일까요? 바로 암(癌)입니다. 평균 수명이 증가하고, 식생활이 서구화되면서 한국인의 암 발생률도 갈수록 증가하고 있습니다. 한 통계에 의하면 우리나라 국민들이 81세까지 살 경우, 3명 중 1명은 암에 걸린다고 합니다. 즉, 가족 중 한 명은 암에 걸릴 수 있다는 뜻입니다.

이렇다 보니, 암에 대한 관심이 그 어느 때보다 높습니다. 이미 인터넷이나 방송, 책 등을 통해 마음만 먹으면 암에 대한 정보를 얼마든지 구할 수 있는 시대가 되었습니다. 하지만 막상 암에 걸리면 무엇부터 어떻게 해야 할지 막막한 경우가 많습니다.

암 치료가 시작되면 환자들은 많이 힘들어합니다. 아마 신체적·정신적으로 이토록 큰 변화를 겪는 시기는 없을 것입니다. 특히 암세포에 의한 영양소 대사 변화와 부작용 등이 발생하면 식욕이 없어져 체력이 점점 떨어집니다. 이런 상태가 지속되면 결국 또 다른 합병증을 초래하기도 하고 때로는 치료를 더 이상 진행할 수 없는 상태에 이르기도 합니다. 그래서 암환자들은 치료를 받는 기간 내내 체력과 신체 기능을 최상으로 유지할 필요가 있습니다. 그러기 위해서 음식을 제대로 먹어 좋은 영양 상태를 유지해야 합니다. 잘 먹어야 암도 이겨낼 수 있습니다. 영양소를 고루 갖춘 식사를 준비하고 환자가 잘 섭취할 수 있도록, 주변의 도움이 절대적으로 필요한 이유입니다.

이 책에는 암환자의 빠른 치유와 회복을 위해 암 치료 중, 치료 후 증상에 따른 메뉴 제안과 암 치료 중은 물론 치료 후를 위한 식단까지 다양하게 담았습니다. 암환자들과 그 가족들에게 조금이나마 도움이 되었으면 하는 마음을 갖고 꼭 필요한 내용만 선별해 메뉴를 개발하였습니다. 이 책이 암으로 고생하는, 혹은 고생했던 모든 분들에게 실용적인 식사 지침서가 될 수 있기를 바랍니다. 또한 출판에 이르기까지 많은 조언과 지원을 아끼지 않으신 여러분들께도 진심으로 감사의 인사를 전합니다.

CJ프레시웨이 대표이사 강신호

목차

서문 004

01 제대로 알고 제대로 먹어야 암을 이긴다

012 암 진단 후, 제대로 알아야 암을 이긴다
- 012 암 진단 후, 갑자기 식습관을 바꿀 필요는 없다
- 013 앞으로 진행될 암 치료를 위해 제대로 먹는다
- 014 건강기능식품이나 영양보충제를 먹어야 할까?
- 016 알아두어야 할 영양소별 섭취 가이드

020 암 치료 중, 제대로 먹어야 한다
- 020 치료 중에는 무조건 잘 먹어야 암을 이길 수 있다
- 022 암환자가 잘 먹는 음식이 좋은 식단이다
- 023 암 치료 중, 어떤 음식을 얼마나 먹어야 할까?
- 025 제대로 잘 먹고 있는지는 체중이 말해준다
- 025 적게 먹더라도 고칼로리, 고단백 식사를 한다
- 029 치료 방법에 따른 식사 가이드
- 031 위암·대장암·갑상선암 수술 후 식사 가이드
- 034 항암치료 중 부작용에 따른 식사 가이드

038 암 치료 후, 항암 식습관을 실천하라!
- 038 표준 체중 유지를 위한 식사 계획을 세운다
- 039 항암 식품은 없어도 항암 식습관은 있다
- 040 치료 후 재발 예방을 위해 건강한 식습관을 가져라
- 043 만성질환이 있는 암 경험자의 식사 가이드
- 044 직장 복귀 후 식사 가이드

046 **사례1** 의사 선생님 말씀 열심히 듣는 모범생으로 살았어요
048 **사례2** 위암 말기, 시한부 인생에서 기적을 만들다!

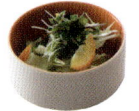 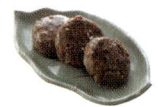 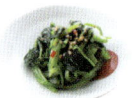 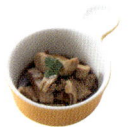 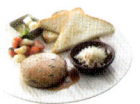

02 암 치료 중, 암을 이기는 요리

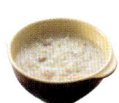
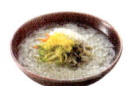
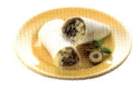

052 자주 쓰는 재료의 50g 어림치
053 요리의 깊은 맛을 내는 국물 만들기

054 암 치료 중 고칼로리 고단백 요리

056 장어덮밥·연근피클
058 새우오므라이스·무비트피클
060 오리불고기덮밥·파프리카피클
062 전가복·채소볶음밥·오이마무침
064 돼지고기청경채찜·뿌리채소밥
066 치킨롤구이·메시고구마·버섯구이
069 갈비구이·곤드레나물밥·과일겨자채
072 대추고기완자·우엉밥·시금치땅콩무침·나박김치
076 생선강정·2색 전병·깻잎양파무침·근대된장국
079 두부스테이크·토마토마늘구이·양배추피클

082 수술 후 회복 단계별 요리

 수술직후
084 새우누룽지죽
085 소고기장국죽
086 연어양파죽
087 닭고기감자찜
088 대구간장조림

 진밥단계
089 마파두부덮밥
090 닭고기가지덮밥
091 토마토오믈렛
092 가자미배즙구이
093 버섯불고기

094 치료 중 부작용별 맞춤 요리

오심구토
096 묵밥
097 잔치쌀국수
098 연두부냉국
099 말린 사과와 버섯

구강점막염
100 새우호박찜
102 소고기가지찜
104 굴림만두

설사
105 감자죽
106 대구살무죽
107 영양달걀찜

108 영양 보충을 위한 간식

110 새우아보카도롤
112 과카몰리
113 비프또띠아랩
114 오픈 치킨샌드위치
115 달걀치즈채소찜

116 팬케이크
117 망고설기
119 양파파운드케이크
120 고구마볼구이
121 배추메밀부침

122 **Special Page** 영양까지 생각하는 건강음료

03 암 치료 후, 증상별 맞춤 요리

128 오히려 체중이 줄고 있어요
- 130 닭고기두유파스타
- 132 뇨끼
- 134 단호박불고기덮밥
- 135 컵밥
- 136 저염 자장밥
- 137 치킨칼초네

138 체중이 계속 늘고 있어요
- 140 청국장채소비빔밥
- 141 중국식 연두부
- 142 실곤약샐러드
- 143 해물샤브샤브
- 144 버섯잡채밥
- 146 라타투이

148 소화 장애가 반복돼요
- 150 두부명란죽
- 151 마죽
- 152 양송이감자스프
- 153 소고기호박조림
- 154 생선채소찜
- 156 다진 소고기볶음 + 숙주오이나물

158 골다공증에 주의하라고 해요
- 160 무청시래기밥
- 161 황태간장구이
- 162 건새우미역국
- 163 아몬드뱅어포구이
- 164 딸기우유
- 165 리코타치즈샐러드

166 배변 활동에 문제가 있어요
- 168 나물비빔밥
- 169 취나물호두밥
- 170 해초비빔면
- 171 메시 고구마구이
- 172 통보리리조토
- 174 구운 월남쌈

176 Special Page 노인 암환자를 위한 요리
177 부드러운 닭고기찜 | 178 청국장찌개 | 179 떡갈비
180 버섯전, 흑임자연근전 | 181 오리들깨탕 | 182 새우완자탕

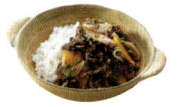
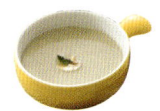
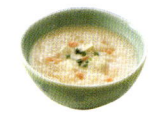
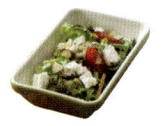
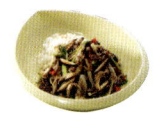

04 항암 밥상을 차리는 식단 가이드

186 **암을 이기는 항암 밥상 차리기**
188 **나만의 식단 구성하기**
　188 첫째 날
　190 둘째 날
　192 셋째 날
　194 넷째 날
　196 다섯째 날

밥
198 현미밥·흑미밥·잡곡밥
199 검은콩밥·보리밥

국
200 감자국·팽이미소국
201 소고기탕국·무다시마국
202 아욱국·달걀국

수프
203 브로콜리수프·양송이수프
204 파프리카수프

반찬
204 오이생채
205 소고기장조림·호박볶음
206 브로콜리초회·참나물무침
207 영양부추김무침·쑥갓나물
208 더덕고추장구이·모듬 채소구이
209 얼갈이초무침·수삼나박김치
210 연근나박김치·오이소박이

샐러드
211 그린샐러드·어린잎채소샐러드
212 블루베리샐러드

간식
212 구운 감자

213 **Q&A** 항암 밥상, 이것이 궁금하다!

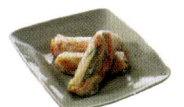 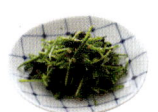 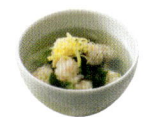 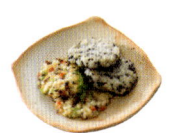 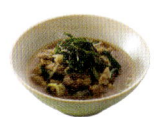

01
제대로 알고 제대로 먹어야 암을 이긴다

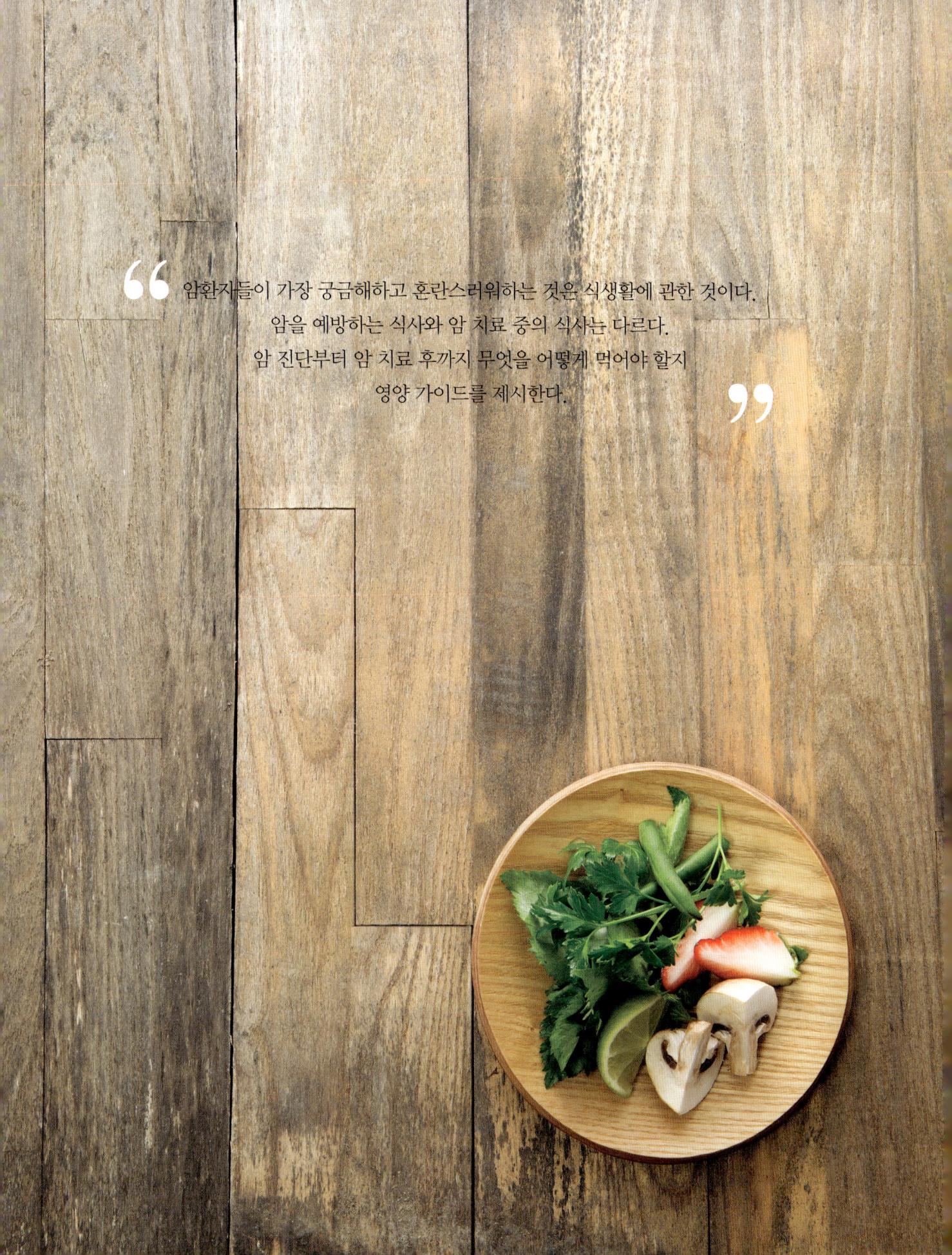

" 암환자들이 가장 궁금해하고 혼란스러워하는 것은 식생활에 관한 것이다.
암을 예방하는 식사와 암 치료 중의 식사는 다르다.
암 진단부터 암 치료 후까지 무엇을 어떻게 먹어야 할지
영양 가이드를 제시한다. "

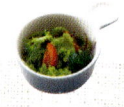

암 진단 후, 제대로 알아야 암을 이긴다

암이라는 확진을 받는 날 하늘이 무너지는 것 같은 경험을 한다. 지금 당장 무언가를 해야 할 것 같은데 어떻게 해야 할지 몰라 답답하기만 하다. 진단을 받고 치료가 시작되기 전, 암환자들은 가장 불안한 시기를 보낸다. 그러나 걱정하지 말자. 암에 대한 공부를 시작하면서 필요한 사항을 준비해두면 치료 과정을 무사히 마칠 수 있을 것이다. 그중 치료의 기초가 되는 것은 먹거리다. 잘 먹고 체력을 기르면 치료 효과를 높일 수 있을 뿐 아니라, 치료 과정 중 발생할 수 있는 부작용을 감소시킬 수 있다.

암 진단 후, 갑자기 식습관을 바꿀 필요는 없다

암을 진단받았다고 해서 당장 식단을 바꿀 필요는 없다. 특정 암의 경우 오랜 기간 형성된 식습관으로 인해 암이 발생할 가능성이 있긴 하지만 그렇다고 당장 식습관을 바꾼다고 암이 없어지거나 암을 치료하는 데 큰 도움이 되는 것은 아니다. 환자들은 암을 진단받고 치료가 시작되기를 기다리는 시기에 스트레스를 가장 많이 받게 되는데, 이때 무리하게 식단을 바꾸면 식사가 더 힘들어질 수 있다.

환자들 대부분은 암 진단을 받고 나면 암에 좋다는 특정 음식을 찾는다. 하지만 안타깝게도 암을 치료하는 기적의 음식은 없다. 음식은 식습관을 통해 발암이 될 수도 있고, 항암이 될 수도 있다. 그러나 음식으로 치료될 수 있는 암은 없다. 예를 들어 현미 등 잡곡류가 암 예방에는 도움이 되지만 암을 치료하는 식품은 아니다. 잡곡류에 풍부한 섬유소는 장운동을 활성화시켜 장 통과 시간을 빠르게 한다. 그래서 발암물질과 같은 유해물질이 체내에 흡수되지 않도록 방어해준다. 즉, 잡곡밥은 암 예방에는 도움이 되지만, 만들어진 암세포를 파괴시키거나 증식을 막지는 못한다는 말이다.

암을 예방하는 식사와 암 치료 중 식사는 다르다

암 진단 전에는 자유롭게 먹고 싶은 것을 먹다가 암을 진단받은 후에 갑자기 식생활을 바꾸면 오히려 몸이 적응하지 못할 수 있다. 예를 들어, 평소 쌀밥만 먹다가 갑자기 거친 현미밥으로 바꾸는 경우가 많다. 현미밥은 여러 번 꼭꼭 씹어 먹어야 하는데, 쌀밥 먹듯이 그대로 삼키듯 먹게 되면 소화 장애가 생겨 변이 묽어지거나, 심하면 위염이나 식도염이 나타날 수 있다.

어디 그뿐인가? 채소류나 과일류는 인체의 영양소 대사와 생리 활성을 돕는 비타민과 무기질 함량이 높지만, 칼로리나 단백질 공급 영양소인 탄수화물, 단백질, 지방 성분은 적다. 인체를 자동차에 비유해보면, 비타민과 무기질은 엔진오일, 탄수화물, 단백질, 지방은 연료라고 할 수 있다. 아무리 좋은 엔진오일을 사용해도 연료가 없으면 자동차가 움직일 수 없다. 인체도 마찬가지다. 극단적인 채식 위주의 식사는 우리 몸의 정상 세포의 재료가 되는 양질의 단백질과 칼로리 부족을 초래한다. 이로 인해 체력이 저하되면서 오히려 암 치료가 어려워질 수 있다.

많은 암환자들이 육류를 먹지 않으려고 한다. 다수의 연구에서 육류를 암 발생의 원인 식품으로 지목하고 있기 때문이다. 하지만 육류는 필수아미노산, 철분 등 건강한 세포의 재료가 되는 영양소를 공급하는 좋은 식품이다. 따라서 많은 양의 육류 섭취는 자제해야겠지만 지속적으로 적정량을 먹어야 한다. 다만, 평소 육류 섭취가 많았던 사람들은 좀 더 다양한 단백질 식품, 예를 들어 달걀, 콩, 두부, 생선류 등의 요리에 익숙해질 필요가 있다.

결론적으로 암 진단 후에는 급격하게 식습관을 변화시키기보다는 입맛이 있을 때 그동안 먹지 않았던 다양한 음식과 맛에 익숙해지려고 노력을 하는 것이 좋다.

앞으로 진행될 암 치료를 위해 제대로 먹는다

암을 진단받고 치료를 시작하기 전에 가장 중요한 것은 앞으로 진행될 치료 과정을 잘 견디고 원하는 치료 결과를 얻기 위해서는 '좋은 몸 상태'를 만들어 놓는 것이다. 치료를 잘 받기 위해 잘 먹어야 한다는 주변 사람들의 말만 듣고 무작정 식사량을 늘리면 소화 장애와 체중 증가에 따른 다른 부작용이 생길 수 있다. 반면 갑자기 식사량을 줄이거나, 암에 좋다고 해서 평소 먹지 않던 음식들로 편식하는 것 또한 심리적인 스트레스와 체력 저하의 원인이 될 수 있다.

서서히 식습관을 개선하라

무리한 식사 조절보다는 평상시 본인의 식습관을 살펴서 건강에 좋지 않은 습관들은 서서히 버리고, 단계적으로 건강이나 암 치료에 도움이 되는 식습관으로 변화시키는 노력은 해볼 만하다. 그러나 식습관 개선은 어디까지나 식사량을 제대로 유지하는 범위에서 시도하는 것이 좋다.

암 치료가 시작되면 대부분의 환자들은 입맛이 변하거나 소화기계 불편감이 생겨 자극적인 음식을 먹지 못하게 된다. 그동안 맵거나 짠 음식을 선호했다면 본격적인 치료에 들어가기 전에 자극적인 음식을 좋아하는 식습관을 서서히 고쳐나가도록 한다. 자극적이지 않고 담백하게 음식을 만드는 조리법을 익혀두고, 그 맛에 익숙해지도록 하는 것이 좋다.

식사를 규칙적으로 하는 습관을 기르는 것도 중요하다. 암 진단을 받으면 심리적 스트레스로 인해 식욕 저하를 겪는 환자들이 많다. 입맛에 따라 먹다 안 먹다 하지 말고 식사 시간을 정해 규칙적으로 먹어야 한다. 그래야 억지로라도 먹게 되어 어느 정도의 식사량을 유지할 수 있다. 또 식간에 적절한 신체 활동을 하면 공복감이 생겨, 식욕을 회복하는 데 도움이 된다.

체력과 근력을 키우는 식사 계획이 필요하다

암을 진단받고 본격적인 치료가 시작되기 전까지의 식사 계획은 체중 조절보다는 근육량과 체력을 키우는 쪽으로 맞추는 것이 바람직하다. 우선 평소의 식사량을 유지하는 것이 좋다. 질 좋은 단백질 식품(우유, 치즈, 육류, 생선, 달걀, 두부, 해산물 등)을 골고루 선택하여 매끼 1~2종류의 반찬을 먹는 습관을 갖도록 한다. 일부러 식성을 바꿀 필요는 없지만 맵지 않고 담백한 음식을 접하면서 그 맛에 익숙해지는 연습도 필요하다.

이 시기에는 체중이 줄어드는 것보다 약간 증가하는 것이 더 좋을 수 있다. 뿐만 아니라 이 시기에 간단한 근육 운동을 규칙적으로 실시해 체력을 길러두면 이후 진행될 치료 과정을 견디는 데 도움이 된다. 무리하지 말고 힘들다고 느껴지지 않는 선에서 그리고 운동 후 몸이 가벼워지는 느낌이 드는 정도로만 하는 것이 좋다.

건강기능식품이나 영양보충제를 먹어야 할까?

과장 광고나 주변의 권유로 무분별하게 건강기능식품을 먹거나 민간요법을 시도하는 경우가 많다. 장기간의 암 치료에 지치다 보면 암을 확실히 치료해준다는 주변의 이야기에 솔깃해질 수 있

건강기능식품의 대표적인 기능

기능성 분류	기능성 원료와 식품
장 건강에 도움	유산균, 프락토올리고당, 목이버섯, 알로에
건강한 콜레스테롤 유지에 도움	감마리놀렌산, 키토산, 대두단백
건강한 혈액의 흐름에 도움	EPA · DHA, 감마리놀렌산
건강한 체중과 체지방 유지에 도움	히비스커스 복합추출물
유해활성산소 제거에 도움	녹차 추출물, 베타카로틴
뼈와 관절 건강에 도움	프락토올리고당, 초록입홍합 추출 오일복합물
건강한 면역 기능 유지에 도움	인삼, 홍삼

다. 그러나 근거 없는 민간요법을 따라 하다 보면 자칫 간과 신장에 문제가 생겨 암 치료마저 중단될 수 있다는 점을 명심해야 한다. 민간요법은 그 효과나 안전성이 입증되지 않은 경우가 많으며 대부분 경제적으로도 큰 비용이 든다.

건강기능식품은 어디까지나 식품이지 의약품은 아니다. 어떤 건강기능식품도 약을 대신할 수는 없다. 100% 기능 향상이나 특정 질병을 예방하거나 치료에 효과를 볼 수 있다는 광고에 현혹되지 않아야 한다.

과학적으로 근거가 밝혀지지 않은 건강보조식품의 복용은 오히려 항암제의 작용을 방해해 치료 효과를 떨어뜨릴 수 있고, 치료 약제와 상호작용을 일으켜 약효가 과도하게 나타날 수 있다. 미국 등 많은 나라에서 건강기능식품에 대한 연구를 진행 중이지만, 암환자에게 도움이 되므로 반드시 섭취해야 한다고 입증된 건강기능식품은 아직까지 없다.

암환자는 치료와 회복을 위해 특정 영양소가 더 필요할 수 있다. 그러나 일상적인 식사나 간식을 제대로 먹는 것만으로 충분하다. 가장 기본이 되는 식사를 소홀히 하고 주변 사람의 말이나 광고에 현혹되어 별로 필요하지 않은 제품에 시간과 돈을 낭비할 필요는 없다는 뜻이다. 물론 식사를 제대로 하지 못하는 경우라면 건강기능식품을 활용할 수 있다. 이 경우에도 반드시 의사의 처방에 따라 복용해야 한다. 건강기능식품 섭취 시 주의 사항은 다음과 같다.

- **어떠한 경우에도 과다 섭취하지 않는다.** 아무리 좋은 음식이라도 지나치면 몸에 해롭듯 건강기능식품도 과다 섭취하면 부작용이 나타날 수 있다. 제품에 기재된 섭취량과 섭취 방법을 따르도록 한다.

- **여러 종류의 건강기능식품을 섭취하거나 다른 약과 동시에 먹지 않는다.** 각각의 약물 성분과 영양소 성분이 서로 흡수를 방해하거나 약효를 떨어뜨리는 등 악영향을 미칠 수 있다. 약품과 건강기능식품을 동시에 복용하고 싶다면 반드시 주치의와 상의해야 한다.

- **건강기능식품을 치료 목적으로 사용하지 않는다.** 건강기능식품은 음식으로 채우지 못한 영양소를 보충하는 것으로 특정 질병을 치료하는 의약품과 혼동하여 사용해서는 안 된다. 건강기능식품은 질병 치료를 목적으로 사용할 수 없으며, 질병 치료를 위해서는 반드시 의사에게 진찰을 받고 적합한 의약품을 처방받아야 한다.

> **Tip 식품의약품안전청 산하 건강기능식품 정보**
>
> 건강기능식품은 건강을 유지하는 데 도움이 되는 식품이므로 제품의 기능 정보를 충분히 이해한 후 사용해야 한다. 식약처에서는 특정 영양소와 질병과의 상관관계를 파악하여 개개인에게 맞는 건강기능식품을 선택할 수 있도록 정보를 제공하고 있다. 이를 참고하면 도움이 될 것이다.
> 홈페이지 http://www.foodnara.go.kr/hfoodi

알아두어야 할 영양소별 섭취 가이드

암을 치료하는 특별한 식품이나 영양소는 없다. 우리 몸에 필요한 영양소를 고루 갖춘 균형식을 꾸준하게 먹는 것이 중요하다. 정상 세포가 건강해야만 체력을 유지하고, 치료 부작용을 완화해 암 치료의 효과를 높일 수 있다. 따라서 암환자를 위한 식사는 건강한 사람이나 다른 질환 환자의 식사와 다를 수 있다. 식욕이나 입맛에 의존하는 식사가 아니라 매일 매일 영양적으로 균형 잡힌 식사를 의식적으로 해야 한다.

'영양'이란 음식물을 섭취하여 우리의 신체성분을 만들거나 보수하며, 에너지를 발생시켜 활동할 수 있게 하고 신체의 생리작용을 도와 생명을 유지하는 총체적 과정을 의미한다. 이런 과정에서 필요한 재료들을 영양소라고 한다. 현재까지 밝혀진 영양소는 탄수화물, 단백질, 지방, 비타민, 미네랄, 물, 섬유소 등 50가지가 있다. 모든 영양소가 충족되면 신체 활동이 원활해지고 건강을 유지할 수 있다. 올바른 영양소의 공급을 위하여 각 영양소별로 어떻게 먹는 것이 좋은지 알아보자.

탄수화물

탄수화물은 우리 몸에 에너지를 공급하는 주요 영양소이다. 특히 뇌와 신경세포는 탄수화물만을 에너지원으로 사용한다. 하루 섭취 칼로리의 50~75% 정도를 탄수화물로 공급받는 것이 바람직하다. 탄수화물이 많이 함유된 식품은 밥, 잡곡류, 떡, 빵, 감자, 고구마, 밤, 옥수수 등 주로 곡류 식품이다.

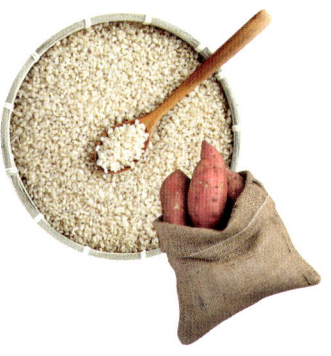

- 곡류는 가급적 도정되지 않은 상태로 섭취한다. 쌀밥보다는 현미, 보리, 조, 수수 등 잡곡밥 형태가 좋고, 빵류도 통밀빵, 보리빵 등 잡곡류가 혼합된 것이 좋다. 단, 소화가 안 되는 경우에는 잡곡밥이나 잡곡빵을 굳이 고집할 필요는 없다.
- 간식을 선택할 때는 빵이나 과자와 같은 가공식품보다는 감자, 고구마, 옥수수 등 자연식품을 선택한다.
- 밥 외에 국수, 빵, 과자 등을 통해 탄수화물을 과다하게 섭취하지 않는다.
- 초콜릿, 케이크, 사탕 등 당분 함량이 높은 식품의 섭취를 줄인다.
- 가급적 매끼 밥 1공기(210g = 300Kcal)를 섭취하는 것이 바람직하나, 그렇지 못한 경우에는 간식으로 옥수수, 밤, 감자, 떡, 빵, 죽 등을 나누어 자주 먹는다.

단백질

단백질은 체세포의 구성 요소일 뿐 아니라 세포 내에서 일어나는 각종 화학 반응의 촉매 역할을 한다. 또한 근육과 골격 등 신체를 구성하고 유지시키며 각종 효소, 호르몬, 면역체의 성분으

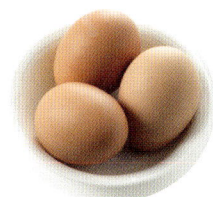
로도 사용한다. 단백질은 육류, 생선, 달걀, 우유 등의 동물성 단백질 식품과 콩, 두유, 두부 등의 식물성 단백질 식품에서 섭취할 수 있다. 곡류와 채소류에도 단백질이 함유되어 있지만 총 함량이 낮고 함유된 아미노산의 종류가 적기 때문에 단백질 식품으로는 적절하지 않다.

하루 섭취 칼로리 중 15~20% 정도를 단백질로 섭취하고, 그 섭취량의 1/3 이상을 동물성 단백질로 섭취할 것을 권장한다. 동물성 단백질에는 우리 몸에서 만들어지지 않아 반드시 음식으로 섭취해야 하는 필수아미노산이 골고루 함유되어 있다. 그러나 붉은색 고기는 대장암의 위험 요인이 되므로 과하게 섭취하는 것은 좋지 않다. 1주일에 300g 이하로 줄이고, 햄, 소시지, 베이컨과 같은 가공육의 섭취를 피한다. 직화구이는 피하고 불에 탄 부분은 떼어내고 먹는다.

- 단백질 식품은 한 끼에 몰아서 먹지 말고 끼니마다 적절한 양을 섭취한다.
- 대부분의 보신식품은 단백질이 풍부하지만 지방 함량 또한 높다. 칼로리 보충이 필요한 경우가 아니라면 보신식품을 자주 섭취하는 것은 좋지 않다.
- 등푸른생선은 단백질 외에 필수지방산인 오메가3 지방산의 함량이 높으므로 주 2~3회 정도 섭취한다.
- 육류 선택 시 포화지방산이 많은 갈비, 삼겹살, 닭 껍질 등은 피하고 가급적 지방 함량이 낮은 살코기 부위를 먹는다.
- 달걀, 치즈, 우유, 두부, 콩 등도 좋은 단백질 급원 식품이므로 다양하게 먹는다.
- 치료 시 입맛의 변화, 소화 등의 이유로 고기를 먹기가 어려운 경우를 대비하여 다양한 조리법을 배워둔다.

지방

지방은 탄수화물이나 단백질에 비해 두 배 이상의 칼로리를 내는 에너지원이다. 지방은 섭취한 지용성 비타민을 흡수시키기 위해서 반드시 필요하고, 세포막, 신경보호막, 호르몬 등 인체의 필수 구성 성분으로도 사용된다. 또한 지방산 특유의 고소한 맛과 향미는 식욕을 돋우며 오래도록 포만감을 유지해준다.

신체의 필수 구성 성분인 필수지방산은 체내에서 합성되지 않거나 합성되는 양이 부족하므로 반드시 음식을 통해 섭취해야 한다. 들기름, 콩과 콩기름, 생선(특히 등푸른생선류), 어유 등에 풍부하게 함유되어 있으며, 매일 찻숟가락으로 1~2스푼 정도의 식물성 기름을 섭취하면 충분하다. 일주일에 2~3회 등푸른생선(고등어, 삼치, 꽁치, 연어 등)을 섭취하면 심장질환 예방과 면역력 향상에도 도움이 된다.

지방이 몸에 좋지 않다고 해서 지방 식품 일체를 피할 필요는 없다. 특히 지방 식품은 적은 양으로 많은 칼로리를 내기 때문에 암 치료 시 식사량이 적을 때 좋은 칼로리 급원이 될 수 있다.

- 조리 시에는 쇼트닝 같은 포화지방산 대신 참기름, 들기름, 콩기름 같은 식물성 기름을 사용한다.
- 견과류나 씨앗류(호두, 잣, 콩, 땅콩, 아몬드 등)를 간식으로 이용할 때는 하루에 1~2회, 한 번에 2작은술이나 호두 2개, 아몬드 6알, 땅콩 10~12알 정도를 섭취한다.
- 산패된 기름은 먹지 않는다. 특히 길거리나 패스트푸드점에서 파는 튀김류는 대개 포화지방이 많은 기름을 이용하며 기름을 재사용해 산패의 우려가 크다. 기름과 견과류는 산패를 막기 위해 짙은 색 용기에 넣고 뚜껑을 잘 닫아 냉장고에 보관한다.
- 몸에 나쁜 트랜스지방의 섭취는 되도록 줄인다. 트랜스지방은 도넛, 패스트리, 케이크, 감자튀김, 팝콘 등에 많이 함유되어 있다.
- 포화지방 함량이 높은 가공식품의 섭취를 줄인다. 소시지, 베이컨, 햄 등 가공육류는 30%가 포화지방이며 대부분의 스낵류 역시 제조 과정에서 포화지방인 팜유, 코코넛유, 동물성 쇼트닝을 사용한다.

비타민

비타민은 소량만 먹어도 되는 미량 영양소지만 탄수화물, 단백질, 지방의 체내 대사 과정에 관여하기 때문에 꼭 필요한 영양소이다. 비타민은 크게 수용성과 지용성으로 구분된다. 수용성 비타민인 비타민 B군과 C는 몸에 저장되지 않고 땀과 소변으로 배출되기 때문에 매일 지속적으로 섭취해야 한다. 반면, 지용성 비타민인 비타민 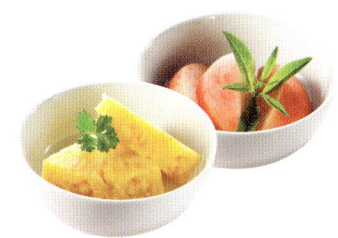 A, D, E, K는 과다 섭취할 경우 배출되지 않고 체내에 축적되어 독성을 띠므로 별도의 보충제로 먹을때 과잉이 되지 않도록 한다. 비타민은 식품을 통해 섭취해야 흡수율도 높고 과량 복용에 대한 부작용도 줄일 수 있다.

- 비타민은 가급적 보충제보다 다양한 자연식품을 통해 섭취한다.
- 하루 5가지 이상의 신선한 채소와 과일을 먹는다. 가능하면 제철 식품으로 먹으면 좋다.
- 식사량이 충분하지 않은 경우 종합비타민 섭취를 고려할 수 있다. 주치의와 상담 후 결정한다.

무기질

무기질은 비타민처럼 소량만 먹어도 되지만, 생명과 건강을 유지하는 데 반드시 필요한 영양소이다. 무기질은 뼈와 치아의 구성 성분이며, 연조직, 근육, 혈액, 신경세포의 구성 및 재생 과정에 필수적이다. 비타민과 같이 보조 효소 역할을 하며, 근육의 수축이나 자극에 대한 신경의 정상적 반응, 영양소의 대사와 이용, 호르몬 생성, 이외에 여러 가지 생리 작용에 필요한 영양소이다.

대표적인 무기질로는 칼슘, 인, 나트륨, 칼륨, 철분 등이 있다. 특정 무기질의 경우에는 함유량이 높은 식품들이 있다. 예를 들어 칼륨 제한이 필요한 경우에 과일이나 푸른색 채소류, 감자류 등을 과다 섭취하지 않도록 주의해서 섭취한다. 다양한 종류의 무기질을 섭취하기 위해서는 편식하지 말고 가급적 다양한 식품에서 섭취한다.

- 칼슘 섭취를 위해 하루 1컵의 우유 및 유제품을 섭취한다.
- 철분 보충을 위해 육류, 달걀노른자를 꾸준히 섭취한다.
- 녹황색 채소(시금치, 풋고추, 부추, 상추 등), 콩류, 견과류, 해조류 등에는 다양한 종류의 무기질이 함유되어 있으므로 골고루 섭취한다.

물

우리 몸의 70%가 물로 구성되어 있으며 물 없이 이루어지는 신진대사나 체내 반응은 거의 없다. 물의 섭취 권장량은 1Kcal 섭취 시 약 1ml이다. 정상적인 식사량을 유지할 때 하루 약 2ℓ 정도의 수분이 필요하다. 식사에 포함된 수분 외에 하루에 적어도 6~8잔 이상의 물을 따로 마셔야 한다는 의미다. 특히 암환자의 경우 식사량이 줄어들면 수분 섭취량도 줄어들기 때문에 수분 섭취에 신경 써야 한다.

- 개인에 따라 권장 섭취량에 다소 차이가 있지만 원활한 신진대사를 위해서는 하루 6~8잔의 물을 마신다.
- 커피나 알코올은 이뇨 작용을 촉진하므로 오히려 체내에서 수분 고갈 현상이 일어날 수 있다. 수분 보충은 차나 주스가 아닌 순수한 물이 좋다.

섬유소

섬유소는 소화효소에 의해 분해되지 않기 때문에 체내로 흡수되지 않는다. 하지만 배변 활동을 원활히 만들어 장내 유해물질이 빠르게 체외로 배출되도록 하며 포도당의 흡수를 지연시켜 혈당의 가파른 상승을 막을 뿐 아니라, 콜레스테롤과 중성지방의 수치를 감소시킨다. 따라서 건강과 암 예방을 위해서 섬유소의 섭취는 중요하다.

그러나 암 치료 시에는 약간 다르다. 갑작스럽게 섬유소 섭취를 늘리면 오히려 소화 불량이 나타나거나 배변이 더 어려워질 수 있다. 개개인의 소화 능력에 따라 섬유소의 섭취를 조절해야 한다. 또 섬유소는 물 섭취량이 부족하면 오히려 변비를 초래하거나, 변이 딱딱해져서 배변의 어려움이 생길 수 있으니 반드시 물과 함께 섭취해야 한다.

- 밥은 쌀밥보다는 잡곡밥으로 먹는 것이 좋으나, 소화 능력에 따라 양을 조절하거나 쌀밥을 먹는 것도 무방하다. 고구마, 옥수수, 두류 등은 좋은 섬유소 식품이므로 자주 이용한다.
- 과일은 깨끗이 씻어 가급적 껍질째 먹는다.
- 생채소로 만든 샐러드와 해조류를 자주 먹는다.

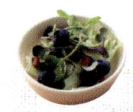

암 치료 중, 제대로 먹어야 한다

본격적으로 암 치료가 시작되면 많은 암환자들이 체중 감소를 경험한다. 치료 부작용으로 먹는 것 자체를 몹시 힘들어하고 견디기 어려워한다. 또한 심리적 스트레스와 육체적 피로로 인해 입맛을 잃어버리기도 한다. 가족들은 억지로라도 먹어야 한다고 강요하고, 주변에선 이게 좋다, 저게 좋다, 암에 좋은 온갖 음식을 조언한다. 그러나 암을 예방하는 식단은 오히려 치료 중인 환자에게 해가 될 수 있다. 환자가 잘 먹을 수 있는 음식들로 차려진 밥상이 가장 좋은 식단이다. 치료 과정 중 체중이 감소하거나 증가하지 않도록 칼로리를 조절하며 잘 먹는 것, 이것만 기억하자.

치료 중에는 무조건 잘 먹어야 암을 이길 수 있다

2010년 국립암센터와 서울대 보건대학원이 함께 조사한 결과, 암환자의 35% 정도가 '심한 영양 불량'이었으며, 30% 정도는 '영양 불량' 상태였다. 이것은 암환자 10명 중 7명이 영양 불량 상태라는 뜻이다. 심지어 암환자의 20%는 영양실조가 원인이 되어 사망에 이르렀다. 영양 불량 비율이 가장 높은 암으로는 간암 87%, 폐암 71%, 위암 70%, 자궁경부암 61%, 대장암 60%, 유방암 46% 순이었다.

일부 암종의 경우 암 진단 전부터 암으로 인해 체중 감소가 일어나곤 한다. 소화기계 암(위암, 식도암, 대장암 등)이 대표적인데, 폐암도 암세포 자체의 에너지 소모가 매우 크기 때문에 체중이 감소할 수 있다. 이 외에도 암 치료에 대한 불안감으로 음식을 섭취하지 못하면 체중이 감소할 수 있고, 암 치료가 본격적으로 시작되면 식사 섭취와 소화, 흡수와 관련된 부작용들이 나타나 체중 감소가 더욱 심해질 수 있다. 따라서 식사를 잘하는 것이 치료의 일부임을 이해하고 조금이라도 먹으려고 의식적으로 노력해야 한다.

체중 감소는 치료 효과를 감소시킬 수 있다

체중 감소는 암 자체로 인한 대사 작용의 변화로 나타나기도 하지만, 치료 과정 중 발생하는 식욕 저하, 메스꺼움, 구토, 설사, 탈수 등이 원인이 되기도 한다. 체중 감소는 환자의 체력을 저하시켜 암에 대한 저항력을 떨어뜨리고 치료시기를 지연시키며 치료 효과를 감소시킬 수 있다. 실제로 암환자는 체중이 감소하면 항암치료와 방사선치료 등을 잘 견디지 못하고 면역 기능이 떨어져 쉽게 감염에 노출되는 경향이 있다. 이러한 부작용을 방지하기 위해서도 충분한 영양 섭취는 매우 중요하다. 암 치료 중에는 식사와 직접적으로 관련된 부작용이 아니더라도, 피로감 때문에 식사가 힘들어지기도 한다. 피로감은 암 치료 중에 흔하게 나타나는 증상으로 피로감이 심하면 일단 휴식을 취하는 것이 좋다.

암 치료는 대부분 오랜 기간 주기적으로 반복해서 진행하기 때문에 치료 과정 중 발생하는 부작용들로 인해 치료를 포기하고 싶은 마음이 들기도 한다. 특히 심리적 스트레스가 심한 상태에서 무리하게 식사 조절까지 하면 입맛이 더 떨어져 체중 감소가 나타날 수 있고, 체중 감소는 체력 저하를 불러올 수 있다. 따라서 암 치료 중에는 잘 먹는 것에 초점을 맞추어 식사량을 유지한다거나, 단백질 식품을 지속적으로 먹는 것에 주의를 기울여야 한다.

간이 영양상태 평가표

체중 변화와 식사량 감소 두 가지 요소로 영양 불량의 위험 상태를 평가할 수 있다.

1 최근 6개월간 의도와 상관없이 체중이 감소하고 있습니까?
　① 아니오 → 0점　　　　　　　② 잘 모르겠음 → 2점
　③ 예 → 2번 문항으로 이동

2 만약 체중이 감소했다면, 얼마나 감소했습니까?
　① 1~5kg → 1점　　　　　　　② 6~10kg → 2점
　③ 11~15kg → 3점　　　　　　 ④ 16kg 이상 → 4점
　⑤ 정확한 수치를 잘 모르겠음 → 2점

3 최근 식욕 저하로 인해 식사량이 감소한 적이 있습니까? (평소 섭취량의 3/4 이하)
　① 아니오 → 0점　　　　　　　② 예 → 1점

합계 _____ 점

합계에 따른 평가 기준		평가 내용
0~1점	저위험군	영양 상태가 양호하다. 현재 섭취량이 양호하며 체중 변화 또한 없으므로 섭취량을 유지한다.
2~3점	중등위험군	영양 상태 불량이 우려된다. 평소보다 잘 먹지 못하거나 최근 체중이 감소한 상태 등으로 보아 영양 불량 위험이 우려된다.
4~5점	고위험군	영양 상태가 불량하다. 적극적인 영양 지원을 위한 영양 상담이 필요하다.

암환자가 잘 먹는 음식이 좋은 식단이다

암 진단을 받으면 좋은 음식으로 병을 낫게 하겠다는 생각을 하기도 하고, 너무 잘 먹으면 암세포가 활발히 자라서 암이 커지지 않을까 걱정을 하기도 한다. 어떤 암에는 어떤 음식이 좋고, 어떤 암에는 어떤 민간요법이 좋다는 잘못된 정보를 맹신해서 불균형한 식생활을 하는 경우도 있다. 하지만 어떤 암도 음식만으로는 고칠 수 없다.

의료진들이 환자와 가족들에게 가장 많이 받는 질문 중 하나가 암환자에게 좋은 식단에 관한 것이다. 환자에게 강조하는 것은 언제나 '잘 먹으라'는 것이다. 암을 치료하기 위한 특별한 음식을 먹으라는 말이 아니다. 암 치료를 견디기 위해서는 체력을 잘 유지해야 하는데, 이를 위해서는 적절한 식사량과 영양적으로 균형 잡힌 식사를 통해 필요한 영양소를 충분히 섭취해야 한다는 뜻이다.

환자가 잘 먹을 수 있는 음식으로 밥상을 차린다

암환자의 식사를 준비할 때 무엇보다 우선시되어야 할 것은 환자가 잘 먹을 수 있는 음식 위주로 밥상을 차리는 것이다. 아무리 몸에 좋은 음식이라도 환자가 먹고 나서 소화가 잘 되지 않는다고 느끼거나 구토나 설사 등 소화기계 불편감을 겪는다면 환자에게 좋은 음식이 아니다. 먹고 싶고, 먹을 수 있는 음식이 한두 가지뿐이라면 그 음식만이라도 충분히 먹어야 한다. 물론 구토나 설사 등으로 도저히 식사가 불가능할 때는 오히려 식사를 하지 않는 것이 좋다. 그렇지만 식사를 하지 않는 상태가 3일 이상 지속되면 주치의와 상담을 해서 필요시 식욕촉진제 처방, 영양보충음료나 영양제 주사 등의 방법을 고려한다.

환자 스스로 식사의 주체가 되자

또 하나 중요한 것은 환자가 암 치료 식사와 관련하여 주체적인 역할을 해야 한다는 것이다. 본인의 입맛이 어떤지, 선호하는 음식이 무엇인지 음식을 준비하는 사람이나 가족들에게 확실하게

Tip 식사 외에 개선해야 할 생활 습관

- **흡연 중인 환자라면 반드시 금연한다**
흡연자의 경우 폐암 수술 후에 폐 합병증 발생률이 높아지며, 또 방사선치료 효과를 떨어뜨릴 수 있다.
- **음주량을 줄이거나 금주한다**
방사선치료 부작용으로 구강 점막염이 생기면 소량의 술도 점막을 자극해 치료를 지속할 수 없게 한다.
- **적절한 신체 활동을 한다**
암 치료 중에는 무리한 운동을 할 수는 없겠지만 걷기 등과 같은 가벼운 신체 활동을 꾸준히 해서 심폐 기능을 유지하면 치료 효과를 높일 수 있다.

전달할 필요가 있다. 보호자는 환자의 상태를 이해하고, 환자의 입맛이 수시로 변한다는 것도 알아야 한다. 이전에 좋아하던 음식을 싫어할 수도 있고, 반대로 싫어하던 음식을 먹고 싶을 수도 있다.

가족들은 환자에게 지나친 관심을 갖거나 식사를 강요하지 말고, 환자 스스로 잘 먹을 수 있도록 미리 준비해주는 것이 좋다. 때로는 환자에게 억지로 음식을 먹게 하는 것보다는 옆에서 지켜보면서 격려하는 것이 더 나을 수 있다. 가족들과 함께하는 편안한 식사 분위기가 환자에게 도움이 된다는 사실을 기억하자.

식사와 관련해서 보호자와 환자는 확실한 신념을 가지고 있어야 한다. 주변에서 권하는 불분명한 식품과 건강기능식품에 흔들리다 보면 환자와 보호자 모두 혼란에 빠질 수 있다. 암에 좋다는 고가의 식품을 구하여 어려운 방법으로 조리하기보다는 환자가 좋아하고 일상에서 쉽게 구할 수 있는 식품으로 환자 상태에 맞는 조리법을 이용하는 것이 훨씬 더 바람직하다.

환자에게 좋은 식단이란 환자가 잘 먹을 수 있는 음식으로 영양소가 골고루 구성된 식단을 가리킨다는 사실을 잊지 말기 바란다.

암 치료 중, 어떤 음식을 얼마나 먹어야 할까?

암 치료 시에는 무엇보다 영양 균형이 중요하므로 우리 몸에 필요한 영양소를 '골고루 잘 먹어야 한다'고는 설명하였다. 그런데 막상 어떤 음식을 얼마만큼 먹어야 영양소를 골고루 섭취할 수 있는지 많은 사람들이 막막해한다. 지금부터 주식, 반찬, 간식으로 구분하여 적정 섭취량을 알아보도록 하겠다.

주식

대표적 주식인 밥은 개인에 따라 차이가 있지만 성인의 경우 매끼 밥 1공기 정도가 적당하다. 하지만 식욕 저하나 소화 장애 등으로 한 끼에 1공기를 먹을 수 없다면 간식으로 부족한 양을 보충한다. 밥 1/3공기(100kcal)에 해당하는 간식은 인절미 3개, 모닝빵(식빵) 1개, 감자 1개, 고구마 1/2개 등이다.

반찬

양질의 영양 섭취를 위해서는 주식보다 부식을 얼마나 다양하게 섭취하는지가 중요하다. 매끼 단백질 반찬 1~2종류와 채소 반찬 2~3종류를 준비한다. 반찬 한 종류당 적정량은 어육류는 약 50g, 채소류는 약 70g(1/3컵) 정도이다.

암 치료 중에는 식물성 단백질 식품보다는 우리 몸에 필요한 필수아미노산의 종류가 더 많은 질 좋은 동물성 단백질 식품을 먹고, 필수지방산인 오메가3 지방산이 풍부한 등푸른생선도 1주일에 2~3회 이상 먹도록 한다.

채소 반찬도 가급적 매끼 다른 종류, 다양한 색깔의 채소류와 해조류로 먹는다. 반찬을 만들 때 참기름이나 들기름 등을 듬뿍 사용하면 섭취 칼로리를 높일 수 있고 필수지방산도 섭취할 수 있다. 단, 질환에 따라 칼륨이나 섬유소 등 영양소가 제한되는 경우에는 채소류의 양과 종류가 제한될 수 있으므로 임상영양사와 상담을 받아보는 것이 좋다.

간식

암환자에게 간식은 단순한 주전부리가 아니다. 칼로리와 영양을 고려한 간식은 영양제가 될 수 있다. 식사를 잘할 경우에는 기본 간식으로 과일, 유제품, 견과류를 권장한다. 과일은 제철 과일로 최대한 다양하게 하루 1~2회

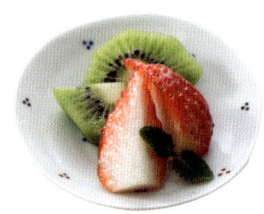

암 치료 시 적절한 식사 섭취 권장표

구분		내용
식사 시간과 횟수		• 가급적 규칙적으로 3회 식사하기 • 가벼운 간식 섭취하기
식단 구성 방법	주식	• 잡곡밥 또는 국수 • 누룽지 또는 영양죽 • 토스트 또는 샌드위치 • 일품요리
	어육류찬	**매끼 1~2종류의 단백질 반찬** • 육류 : 소, 돼지, 닭, 오리 등 • 생선류 : 흰살생선, 등푸른생선 등 • 난류 : 달걀, 메추리알, 오리알 등 • 콩류 : 콩, 두부, 연두부 등 • 해물 : 새우, 조개, 오징어 등
	채소찬	**매끼 2~3종류의 다양한 채소 반찬** • 나물, 쌈채소, 샐러드 등
	간식류	• 하루 1컵의 우유 및 유제품 • 하루 1~2회 제철 과일 1접시 • 견과류 : 하루 호두 1~2개, 땅콩 10~12알 정도 • 식사량이 부족하면 간식량을 늘린다.
기타		• 충분한 수분 섭취(하루 물 6~8잔) • 음식의 간은 가급적 짜지 않고 담백하게 한다. 찌개국물, 김치, 장아찌, 젓갈류는 피한다. • 당분이나 지방 함량이 높은 음식은 피한다. 케이크, 도넛, 튀김, 탄산음료 등이 해당한다. 단, 섭취량 부족 시 영양 밀도를 높이기 위해 활용할 수 있다.

섭취하되, 1회 섭취량은 귤 1개 정도가 적당하다. 과일밖에 먹을 수 없는 경우에는 어쩔 수 없지만, 과일에 너무 의존하게 되면 다른 영양소의 섭취가 부족할 수 있으므로 주의가 필요하다.

유제품은 200ml 기준으로 하루 1컵 정도가 적당하며, 요구르트 등으로 대체해도 좋다. 최근 웰빙식품으로 주목받고 있는 견과류는 많이 먹을수록 좋다고 생각하는 경향이 있다. 그러나 견과류가 고지방 식품이라는 사실을 간과해서는 안 된다. 체중 조절이 필요하거나 지방 섭취를 줄여야 하는 경우에는 견과류 섭취도 주의가 필요하다. 견과류의 1회 적정 섭취량은 호두 1~2개, 땅콩 10~12알 정도이다. 필요량에 따라 하루 1~2회 정도 섭취하면 적절하다.

제대로 잘 먹고 있는지는 체중이 말해준다

그렇다면 제대로 잘 먹고 있는지, 어떻게 알 수 있을까? 섭취하는 양이 적절한지를 확인해주는 가장 객관적인 지표는 체중이다. 당연한 이야기겠지만 체중이 줄고 있다면 섭취량이 부족하다는 신호고, 반대로 증가하고 있다면 섭취량이 너무 많다는 증거이다. 물론 암으로 인해 체내 대사 과정에 변화가 나타나면 불가피하게 체중 변화가 나타날 수 있다. 하지만 특별한 경우가 아니라면 정기적인 체중 측정은 섭취량의 적절성을 확인하는 가장 중요한 지표이다.

암 치료가 시작되면 가능한 체중을 유지해야 한다. 수많은 연구에 의하면 치료기간 동안 체중이 감소하면 환자의 면역 기능과 치료 효과가 떨어지는 것으로 나타났다.

반면 치료를 하는 동안에 체중이 늘어나는 사람도 있는데, 이 경우도 경계해야 한다. 우선, 섭취량이 과하지 않은지 점검해봐야 한다. 암 치료 중에는 잘 먹어야 한다는 인식이 일반적이라 간혹 평소보다 필요 이상으로 많이 먹는 경우도 있다. 식사량은 적지만 끊임없는 간식을 섭취해 본인도 알지 못하는 사이 섭취 칼로리가 높아지기도 한다. 과도한 칼로리 섭취는 체지방의 증가로 이어지고 체지방의 증가는 고혈압, 당뇨병, 고지혈증과 같은 여러 대사성 질환의 위험도를 높인다. 특히, 유방암환자의 경우 치료 시 체중 증가가 재발률을 높인다는 보고가 있다.

무엇보다 중요한 것은 암을 받아들이고, 치료에 대해 긍정적으로 생각하는 것이다. 치료에 대한 막연한 걱정과 두려움은 불안감을 높여 입맛을 떨어뜨릴 수 있다. 치료 과정 중 발생할 수 있는 부작용과 그에 다른 대응법에 관해 미리 의료진과 상담하고 해결책을 찾아두는 것이 좋다. 그래도 불안감이 해소되지 않는다면 암환자를 위한 전문적인 심리 상담을 받는 것도 도움이 된다.

적게 먹더라도 고칼로리, 고단백 식사를 한다

치료 중 환자의 섭취량이 점점 줄어든다면 여러 가지 조리법과 간식들을 활용해 칼로리와 단백질을 보충하는 것이 좋다.

섭취 칼로리를 높여라

대부분의 암환자들은 식욕 감퇴와 암 치료의 부작용으로 섭취량이 줄어들어 체중 감소로 이어지는 경우가 많다. 체중 감소는 체력 저하와 함께 면역력 감소 등을 초래하여 암 치료를 더욱 힘들게 만들므로 지속적으로 체중이 감소하고 있다면 섭취 칼로리를 높이는 방법을 찾아야 한다.

섭취 횟수를 늘려라 한 번에 많은 양을 먹기 어렵다면, 세끼 식사 외에 간식을 활용하여 섭취 횟수를 늘리도록 한다. 규칙적인 식사 시간을 정해놓고, 배고플 때까지 기다리지 말고 시간에 맞추어 뭐라도 먹도록 한다. 간편하게 먹을 수 있는 음식들을 준비해놓고 수시로 먹는 것도 좋다. 특히 식사량이 적을 경우를 대비하여 한 번을 먹어도 칼로리를 높이는 조리법이나 영양 밀도가 높은 식품을 알아둔다.

일품요리를 활용한다 식욕이 없으면 반찬을 다양하게 먹기 어려우므로 여러 가지 식품군의 재료를 골고루 사용하는 일품요리가 좋다. 예를 들어 육류, 달걀, 두부 등의 단백질 식품과 각종 채소류, 견과류 등을 고루 넣고 비빔밥, 볶음밥, 덮밥류 등을 만든다면 영양 밀도를 높일 수 있다.

간식의 영양 밀도를 높인다 간식을 먹을 때도 빵이나 떡에 꿀이나 잼, 버터, 크림치즈 등을 발라먹는다. 감자나 고구마, 옥수수 등에 버터를 발라 구워먹거나 으깨어 크림이나 마요네즈와 섞어 먹는 방법도 있다. 샐러드를 먹을 때는 마요네즈나 드레싱을 충분히 뿌리고, 땅콩, 잣, 아몬드 등 견과류를 다져서 섞어 먹는다.

식물성 기름을 이용하라 음식을 조리할 때에도 식물성 기름을 적절히 이용하면 칼로리를 높일 수 있다. 나물을 볶거나 무칠 때는 식용유, 참기름, 들기름 등을 넉넉히 넣고 찜이나 구이보다는 볶음이나 전, 튀김 등의 조리법을 이용한다.

영양보충음료를 활용한다 음식을 골고루 먹을 수 없거나 식사량이 늘지 않는 경우, 딱딱한 고형 음식이 싫을 경우에는 영양보충음료를 활용하는 것도 방법이다.

단백질 섭취를 늘려라

항암제는 암세포뿐 아니라 정상 세포도 파괴한다. 항암제에 의해 손상을 받는 정상 세포로는 점막세포, 모낭세포, 혈구세포 등이 있는데, 정상

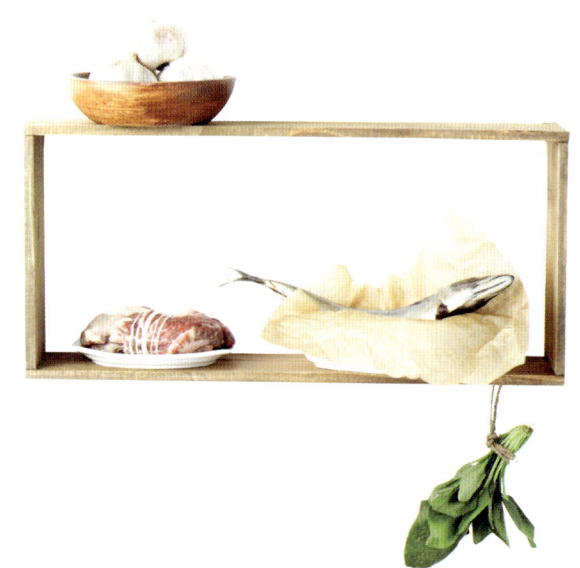

음식의 칼로리를 높이는 방법

식품류	요리법
버터, 마가린	• 빵에 발라 먹는다. • 찐 감자, 찐 고구마에 얹어 먹거나, 버터를 넣어 부드럽게 으깨 먹는다. • 수프, 카레라이스, 볶음밥을 만들 때 이용한다. 단, 너무 많이 사용하면 느끼할 수 있으니 양 조절이 필요하다.
생크림	• 밀크셰이크, 핫초콜릿, 커피 등의 음료에 추가하여 마신다. • 푸딩, 과일, 팬케이크, 와플 등에 얹어 먹는다.
우유	• 크림수프, 소스, 커스터드, 영양죽 조리 시에 첨가한다. • 시리얼, 미숫가루, 선식을 우유에 타서 먹는다. • 으깬 감자, 크로켓, 핫초콜릿에 첨가한다.
치즈	• 달걀말이, 오믈렛을 만들 때 잘게 썰어 넣는다. • 감자, 고구마, 단호박 등에 곁들여 먹는다. • 샌드위치, 샐러드에 넣어 먹는다. • 크림치즈의 경우 빵, 머핀, 과일, 크래커 등에 발라 먹는다.
사워크림	• 크림수프, 구운 감자, 마카로니, 치즈, 샐러드 등에 소스나 드레싱으로 사용한다. • 스튜, 구운 고기, 생선에 곁들여 먹는다. • 신선한 과일과 채소에 곁들여 먹는다.
샐러드 드레싱	• 올리브유 같은 식물성 기름이나 마요네즈를 베이스로 한 샐러드드레싱 외에도 한국인의 기호에 맞는 간장을 베이스로 하는 오리엔탈드레싱을 만든다. • 기호에 따라 과일이나 양파, 마늘을 섞어 먹는다.
꿀, 잼, 설탕, 물엿	• 빵, 시리얼, 우유, 과일, 요구르트 등의 후식에 첨가한다. • 소고기나 돼지고기의 양념류에 설탕이나 꿀을 충분히 넣는다. • 생선 조리 시 조청이나 물엿을 활용한다. • 후식으로 오미자차, 유자차, 꿀차, 모과차, 식혜, 수정과 등을 마신다. • 빵이나 크래커를 먹을 때 잼을, 떡을 먹을 때 꿀이나 조청을 곁들여 먹는다.
마른 과일	• 식사나 간식, 후식으로 이용한다. • 머핀, 쿠키, 빵, 파이, 케이크, 시리얼, 푸딩 등에 첨가한다. • 당근, 고구마 같은 채소와 함께 조리한다.
달걀	• 으깨거나 익혀 샐러드나 드레싱, 소스 등에 첨가한다. • 달걀이 들어가는 요리를 할 때 달걀의 양을 늘려서 조리한다.
견과류	• 샐러드에 넣거나 잘게 으깨 요거트에 첨가해서 먹는다. • 치아가 튼튼하다면 강정으로 만들어 먹는다. • 잣, 땅콩, 호두 등을 활용해 죽을 만든다. • 식탁 위에 두고 수시로 먹는다.

세포는 암세포보다 재생 속도가 빠르기 때문에 그 시간적 차이에 의해 암 치료가 진행된다.

정상 세포의 원활한 재생을 위해서는 세포의 재료가 되는 단백질 섭취가 충분해야 한다. 또한 충분한 단백질 섭취는 체력과 면역력 유지를 도와 항암치료 효과를 높여준다. 반면 단백질 섭취가 충분하지 않으면 백혈구의 재생이 늦어지기 때문에 감염 위험이 증가하고, 각종 부작용이 발생해 항암치료가 지연될 수 있다.

하지만 항암치료 중에는 미각도 변하기 때문에 예전의 맛을 느끼지 못하거나, 입맛이 써서 먹기 힘들 수 있다. 특히 주요 단백질 공급원인 육류 섭취가 더욱 힘들어진다. 이럴 때는 고기를 과일주스나 포도주 등에 재워서 요리하거나 오렌지, 레모네이드처럼 신 음식과 함께 조리하면 육류의 쓴맛을 줄일 수 있다. 마늘, 양파, 고추장, 카레, 케첩 등 다양한 맛과 향을 지닌 조미료를 첨가해 요리해도 훨씬 먹기가 수월하다.

식사 시에는 육류나 생선을 비롯해 달걀, 두부 등의 단백질 반찬을 반드시 한 가지 이상 준비

단백질 섭취량을 높이는 방법

식품류	요리법
치즈	• 치즈를 녹여서 샌드위치, 빵, 머핀, 햄버거, 채소, 핫도그, 달걀, 파이에 발라 먹는다. • 수프, 소스, 채소, 으깬 감자 등에 첨가해 먹는다.
우유	• 음료를 만들 때 물 대신 우유를 사용한다. • 시리얼을 먹을 때, 수프를 만들 때 우유를 사용한다. • 크림소스를 만들어 채소에 곁들여 먹는다
아이스크림, 요구르트	• 시리얼, 과일, 크래커, 케이크, 쿠키, 파이 등에 곁들여 먹는다.
달걀	• 으깬 달걀을 샐러드에 첨가한다. • 달걀이 들어가는 요리를 할 때 달걀의 양을 늘려 조리한다. • 우유나 두유를 넣어 달걀찜을 만든다. • 국을 끓일 때 마지막에 달걀을 풀어서 넣는다. • 전 요리(생선전, 호박전 등)에 달걀옷을 듬뿍 입혀 부친다. • 단, 유해한 세균이 있을 수도 있으므로 날달걀을 그대로 섭취하는 것은 피한다.
육류, 생선	• 고기 냄새가 싫을 때는 요구르트나 과일류로 만든 양념장에 재워 먹는다. • 하루에 1번 이상 생선이나 육류를 섭취한다. • 추어탕이나 장어, 삼계탕 등 보신음식을 먹는다.
콩, 두부	• 삶은 콩으로 콩물을 만들어 음료로 마신다. • 밥 지을 때 콩을 넣는다. • 된장, 청국장 요리를 자주 먹는다.
영양보충용 제품	• 간식이나 후식으로 영양보충음료를 마신다. • 요리 시 수분 대신 영양보충음료를 사용한다. • 파우더 제품은 요리 시 첨가하거나 우유 또는 두유에 섞어 마신다.

하고 반찬으로 단백질 섭취량이 부족할 경우에는 우유나 두유, 요거트, 치즈 등을 간식으로 자주 섭취한다. 평소 음식을 만들 때도 단백질 식품을 의도적으로 많이 사용한다. 예를 들어, 카레라이스나 하이라이스를 만들 때나 크림수프를 끓일 때 물 대신 우유를 사용한다. 과일, 샐러드, 빵, 크래커를 먹을 때도 요거트를 찍어 먹거나 치즈를 곁들여 먹는다. 채소샐러드에 삶은 달걀을 잘게 다져 넣거나 전이나 부침요리에 물 대신 달걀을 이용한다.

치료 방법에 따른 식사 가이드

암을 치료하는 방법에는 크게 수술, 항암약물치료, 방사선치료가 있다. 의사는 암의 종류와 환자의 상태, 병기, 발병 부위 등 다양한 요건을 고려해서 치료 방법과 순서를 결정하며, 상황에 따라 이 중 몇 가지 방법을 함께 사용하기도 한다.

어떤 치료든 모두 몸에 적잖은 부담을 주고, 원치 않은 부작용을 초래하기도 한다. 치료 과정 중 발생할 수 있는 이런 부작용을 완화시키고 치료 효과를 높이기 위해서는 제대로 된 적절한 영양 관리가 필요하다. 치료 방법에 따른 적절한 식사 원칙을 따른다면 치료로 인한 부작용을 최소화하고 치료를 잘 마칠 수 있도록 좋은 영양 상태를 유지할 수 있다.

수술

수술 후의 영양 관리는 수술 결과뿐 아니라 환자의 신체적, 정신적 건강에도 매우 중요한 역할을 한다. 수술 부위나 수술 방법, 수술 전 영양 상태 등에 따라 다르지만, 일반적으로 수술 후에는 피로감이 나타나고 상처 회복을 위해 칼로리와 단백질 요구량이 증가하며, 마취제 등에 의해 일시적인 식욕 및 장 기능 저하 증상이 나타날 수 있다. 수술 후에 영양 공급이 제대로 이루어지지 않으면 그만큼 상처 회복이 지연되고 유병률 및 사망률이 증가할 수 있다. 수술 후에는 다음과 같은 점에 주의하여 영양 관리를 한다.

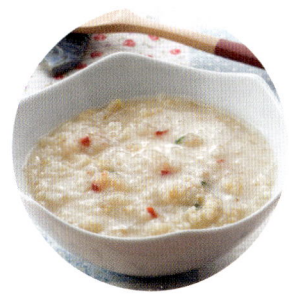 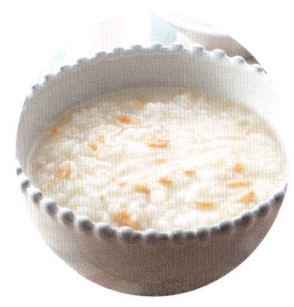

- 수술 후 상처나 체력에 따라 식사의 종류를 조절해야 한다. 빠르게 회복하고 싶은 욕심으로 너무 급하게 식사량을 늘리거나 보신음식을 섭취하는 것은 좋지 않다. 수술 부위나 회복 정도에 맞는 식사를 하도록 임상영양사의 상담을 받아야 한다.
- 입원 시에는 보통 수술 후 미음과 죽을 먹고 이상이 없으면 퇴원한다. 그러나 퇴원 후에도 지속적으로 죽을 먹어야 하는 것은 아니다. 죽은 수분이 많고 영양소 함량이 낮기 때문에 많은 양을 먹더라도 영양 섭취가 부족할 수 있다. 가급적 빨리 고형식을 먹기 시작하고 죽을 만들 때도 육류, 콩, 달걀, 우유 등을 활용하여 단백질 함량을 증가시킨다. 잣, 땅콩, 참기름 등을 적절히 사용해서 칼로리를 높인다.
- 비타민과 무기질은 상처 회복에 중요한 역할을 하므로 신선한 제철 채소와 과일을 충분히 섭취한다. 그러나 채소나 과일, 잡곡류 등에는 섬유소가 함유되어 있으므로 수술 후 초기에는 너무 질긴 식품은 먹지 않거나, 잘게 다져서 먹다가 섭취량을 서서히 증가시켜 나간다.

항암약물치료

항암치료 기간 내내 체력과 신체 기능을 최상의 상태로 유지하는 것이 매우 중요하다. 항암제는 암세포뿐 아니라 건강한 세포에도 손상을 입히므로 건강한 세포의 빠른 재생을 위해 영양소의 충분한 섭취가 중요하다.

항암치료 중에는 여러 가지 부작용이 나타날 수 있다. 구강염, 메스꺼움, 구토와 같은 부작용이 나타나면 식욕 저하나 설사, 변비 등이 생겨 음식을 먹기가 쉽지 않다. 각 부작용에 대한 자세한 식사 요령은 뒤에 소개하는 '부작용에 따른 식사 가이드'를 참조한다.

방사선치료

방사선치료 중에도 방사선치료 부위에 따라 식사를 어렵게 만드는 여러 가지 부작용이 나타난다. 위장관 아래쪽에 방사선을 쬈을 경우에는 설사가 나타날 수 있으며, 위장관 위쪽인 경우에는 구토와 메스꺼움이 나타날 수 있다. 흉부라면 식욕 저하 및 호흡 곤란으로 식사하기 어려울 수 있다.

방사선치료 후에 입안이 붓거나 인후, 식도에 염증이 생겼다면 쉽게 삼킬 수 있는 부드러운 음식으로 자극적이지 않고 담백하게 만들어 먹는다. 고형음식이 먹기 힘들다면 여러 가지 식재료를 골고루 넣어 주스나 수프로 만들거나, 시중에 나와 있는 영양보충음료 등을 이용한다. 요구르트, 우유, 두유 등에 과일, 아이스크림, 혹은 단백질 파우더 등을 섞어 마셔도 좋다. 부작용이 심하다면 음식을 갈아서 빨대로 마시는 것도 도움이 된다.

식후에 가슴이 답답하다면 음식을 소량씩 자주 먹고 과식은 피해야 한다. 기름지고 지방 함량이 높은 음식 역시 줄여야 한다. 지방은 탄수화물과 단백질보다 소화 속도가 느려 식후 불편감이 더욱 심해질 수 있다. 잠자리에 들기 직전에 음식 섭취를 해도 이와 같은 증상이 심해지니 주의가 필요하다.

위암·대장암·갑상선암 수술 후 식사 가이드

위암과 대장암은 평소 식습관과 관련이 많은 대표적인 암이며, 절제술을 행하는 경우가 많기 때문에 수술 후 영양 섭취에 어려움을 겪을 수 있다. 따라서 수술 후 적절한 영양 관리로 체중 감소와 영양 결핍을 예방하고 부작용을 최소화해야 원하는 치료 결과를 얻을 수 있다.

위암 수술 후 식사 가이드

위암을 진단받으면 병기에 따라 다르지만, 대부분 위절제술을 받는다. 위를 절제하면 위의 저장 기능이 떨어져 수술 직후에는 한 번에 많은 양을 먹을 수 없다. 수술 직후에는 하루 6회 이상 소량씩 자주 섭취해야 하지만 서서히 정상적인 식생활이 가능해진다. 위절제술을 받은 후에는 다음과 같은 점에 주의하여 식사 계획을 세운다.

소식만 고집할 필요는 없다 위를 잘라내서 혹은 아예 없어서 소화가 어렵다고 생각하기 때문에 수술 후 계속 소식만을 고집하는 경우가 있다. 이런 경우 충분한 영양 섭취가 이루어지지 않기 때문에 회복이 늦어지고 계속 체중이 감소할 수 있다. 기본적으로 많이 먹는 것은 좋지 않지만, 서서히 섭취량을 늘려가면서 일상적인 식사량으로 돌아가야 한다. 다만, 식사 후 속이 더부룩하다거나 불편하다면 섭취량을 억지로 늘리기보다는 영양 밀도가 높은 간식을 통해 부족한 식사량을 보충하는 것이 좋다.

위가 적응이 되었다고 식사량을 갑자기 늘리거나 제대로 씹지 않고 삼키면 위에 부담이 될 수 있다. 특히 분위기에 휩쓸려 갑자기 과식을 하거나 시간에 쫓겨 꼭꼭 씹지 않고 삼키면 바로 위에 탈이 날 수 있으므로 지속적인 주의가 필요하다.

짜고 매운 음식은 계속 피한다 위 수술을 받고 짧게는 1개월, 길게는 2~3개월 후부터는 음식에 크게 제한을 두지 않는다. 다만, 위 건강을 위해 맵고 짠 음식은 계속 피하는 것이 좋다. 매일 담백한 음식만 먹다 보면 때때로 자극적이고 매콤한 음식이 생각나기도 한다. 하지만 매운맛은 중독성이 강하기 때문에 한 번 먹기 시작하면 계속 찾게 되므로 처음부터 입에 대지 않는 것이 좋다. 수술 후 어느 정도 회복되면 다시 예전 식습관으로 돌아가기 쉽다. 짜고 매운 음식은 암환자뿐만 아니라 일반인의 건강에도 좋지 않으니 입맛과 식단을 바꿔보도록 한다.

간혹 소금은 절대 먹어서는 안 되는 금지 식품이라고 오해하는 경우가 있다. 그러나 소금은 우리 몸에 꼭 필요한 성분이다. 다만, 과도한 섭취가 위암이나 고혈압, 심장 질환의 발병률을 높일 수 있으니 주의하라는 것이다. 그러니 무조건 소금 사용을 줄이고 무염식을 할 필요는 없다.

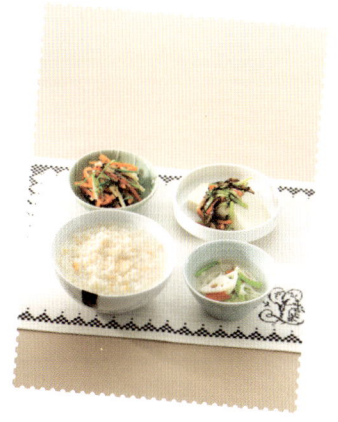

위 수술 후 식욕이 회복되지 않은 상태에서 지나치게 소금 섭취를 제한하면 입맛이 더욱 없어 식사량을 늘리기 어렵다. 식사량이 매우 적을 경우에는 전체적인 나트륨 섭취도 부족한 상태가 되므로 어느 정도 음식에 간을 해도 문제가 되지 않는다. 식욕 저하로 섭취량이 떨어지고 체중이 계속 감소한다면 음식에 적당히 간을 해서 식욕을 회복하는 것이 더 중요하다.

수술 후에는 철분 흡수율이 떨어지므로 충분히 섭취한다 철분은 위에서 흡수되기 쉬운 형태로 변해 십이지장에서 50% 정도 흡수되는데, 위 수술을 받으면 음식물이 십이지장을 우회하거나 십이지장을 빨리 통과하기 때문에 제대로 흡수되지 않는다. 그래서 위 수술 후에는 철결핍성 빈혈이 자주 나타난다. 철분 함량이 높은 간, 붉은색 육류, 달걀노른자, 녹황색 채소, 미역, 다시마 등의 해조류를 충분히 섭취하도록 한다.

철분은 식품에 함유된 형태에 따라서 흡수율이 다르다. 육류와 같은 동물성 식품에 함유된 철분은 체내 흡수율이 높지만 곡류나 채소에 함유된 철분은 흡수율이 떨어진다. 특히 단백질은 혈액을 만드는 중요한 구성 성분이므로, 이왕이면 식물성 식품보다 육류, 달걀 등의 동물성 식품을 먹는 쪽이 철분과 단백질 섭취에 더 유리하다.

평소 충분한 칼슘 섭취가 중요하다 위를 절제하면 장기적으로 칼슘 섭취가 부족해지고 흡수율이 저하되어 골다공증이나 골연화증 같은 골격계 질환이 발생하기 쉽다. 따라서 평소에 칼슘을 충분히 섭취하려는 노력이 필요하다. 칼슘이 풍부한 식품으로는 우유, 요거트, 치즈 등의 유제품과 뼈째 먹는 생선, 두부, 고춧잎, 무청 등이 있다. 이중 유제품은 칼슘 함량이나 흡수율 면에서 매우 우수한 식품이므로 매일 1회 이상 우유 1잔 정도를 마시도록 한다. 우유를 마시면 속이 불편하고 설사를 하는 경우에는 요거트, 요구르트, 치즈 등과 같은 발효 제품으로 대체해도 좋다. 간혹 우유 대신 두유를 마시는 경우가 있는데, 기본적으로 두유에는 칼슘 함량이 낮으므로 칼슘 성분이 강화된 제품을 선택해야 한다.

대장암 수술 후 식사 가이드

대장암 진단을 받으면 대부분 외과적 절제술을 시행하고, 병기에 따라 항암약물요법이나 방사선 치료를 병행한다. 대장의 일부분을 절제하는 수술을 받으면 수분과 전해질 흡수 기능이 떨어지기 때문에 배설물의 형태와 양, 횟수에 변화가 나타난다. 따라서 대장암 수술 후에는 배변을 조절할 수 있도록 음식 섭취에 주의를 기울여야 한다.

무엇보다 대장암은 체지방, 특히 복부의 지방 함량과 밀접한 연관이 있으므로 과식이나 칼로리가 높은 음식은 먹지 않는 것이 좋다. 이와 함께 금주와 운동도 대장암의 재발 예방을 위해 매우 중요하다.

대장절제술을 받은 후에는 다음과 같은 점에 주의하여 식사 계획을 세워야 한다.

규칙적인 배변 습관을 위해 음식 섭취가 중요하다 가장 중요한 것은 하루 세끼 이상 식사를 계획적으로 하고 규칙적인 배변 습관을 갖는 것이다. 음식은 충분히 씹으면서 천천히 먹어야 한다. 질기거나 딱딱한 음식을 잘 씹지 않고 삼키면 체내에서 덩어리를 형성해 장폐색을 일으킬 수 있다. 대장암은 특히 음식물의 소화 흡수를 돕고 수술한 부위가 막히지 않도록 음식을 천천히 꼭꼭 씹어 먹는 것이 매우 중요하다.

수술 초기에는 변의 양과 빈도를 줄이기 위해 저잔사식(장에 잔여물이 많이 남지 않는 식단)이 필요하다. 이를 위해서 섬유소 함량이 높은 잡곡류나 견과류, 생야채, 생과일의 섭취를 피해야 하다. 하지만 수술 1개월 후부터는 차츰 수술 부위가 회복되고 장의 기능도 적응되기 때문에 일상적인 식사가 가능해진다.

대장암에 현미가 좋다는 말을 듣고 수술 직후 장 기능이 제대로 회복되지 않은 상태에서 현미밥을 먹는 경우가 있다. 혹은 장이 회복된 이후에도 걱정이 앞서 장기간 저잔사식을 하는 경우도 있다. 둘 다 모두 좋지 않다. 수술 후 초기에는 부드러운 음식 위주로 섭취해 장의 휴식을 도와야 하지만, 어느 정도 장의 기능이 회복되어 배변이 정상으로 돌아오면 섬유소 섭취를 늘려 장 기능을 튼튼하게 해야 한다.

살코기를 적절히 섭취한다 붉은색 육류가 대장암의 원인이라고 알려지면서 육류를 완전히 금하는 경우를 종종 본다. 삼겹살, 갈비, 닭튀김 등 기름진 육류의 과다 섭취는 문제가 되지만, 적절한 양의 살코기는 우리 몸에 꼭 필요한 양질의 단백질을 공급하기 때문에 반드시 먹어야 한다. 대신 지방 섭취를 줄이기 위해 가급적 지방 부위는 떼어내고 조리하고, 기름을 사용하는 조리법보다 삶거나 찌는 조리법을 이용한다.

물을 충분히 마신다 장 수술 후에는 수분 흡수 기능이 떨어지기 때문에 탈수나 변비 증상이 일어나기 쉽다. 하루 8~10잔 정도의 수분 섭취가 필요하므로 물병을 가지고 다니며 수시로 마신다.

다양한 종류의 채소와 과일을 섭취한다 수술 직후에는 채소와 과일의 껍질이나 질긴 부위를 떼어내고 잘게 썰어 먹거나 부드럽게 조리해 먹는다. 배변이 정상으로 회복되어 설사나 잦은 배변의 문제가 없어지면 매끼 잡곡밥과 함께 채소 반찬과 과일을 충분히 먹는다. 저장식품이 아닌 가급적 제철식품으로, 색깔별로 다양한 종류의 채소, 과일을 섭취한다.

요오드가 많이 함유된 식품

주식류	• 인스턴트 곡류 식품(라면, 우동 등), 시리얼, 우유, 달걀을 사용한 빵이나 과자 • 호밀, 귀리, 기장 등과 같은 잡곡류
어육류	• 생선류, 조개류, 오징어, 건어물류, 젓갈류, 달걀노른자, 가공육류
채소류	• 김, 미역, 파래, 다시마, 과일통조림, 천일염으로 만든 김치, 장아찌류, 농축 즙류
우유류	• 우유 및 치즈, 아이스크림, 요구르트, 생크림 및 이를 이용한 식품류
양념류	천일염, 요오드 함유 소금(특히 외국산 소금), 화학조미료(미원, 다시마 등), 마요네즈, 천일염으로 만든 고추장, 된장류 등
기타	• 소금이 첨가된 견과류, 스낵류, 초콜릿 및 초콜릿 함유 가공품류, 아몬드 • 적색 식용색소가 함유된 음료나 가공식품류약제(기침시럽약), 종합비타민류 • 다시마 제품류, 상황버섯, 차가버섯, 홍삼 제품 등

갑상선암 수술 후 요오드 제한 식사 가이드

갑상선암환자는 갑상선암 수술 후 방사선 동위원소 요오드를 이용하여 치료나 검사를 받을 수 있다. 이 경우 방사선 요오드의 흡수가 잘 될 수 있도록 요오드가 많이 함유된 식품은 섭취를 제한해야 한다. 치료 전 많은 양의 요오드를 섭취하면 상대적으로 방사선 요오드의 흡수가 줄어들어 치료 효과가 떨어지기 때문이다. 따라서 요오드가 많이 함유된 식품은 치료 1~2주 전부터 섭취를 제한한다. 검사나 치료가 끝난 후에는 불필요하게 요오드 섭취를 제한할 필요는 없다.

항암치료 부작용에 따른 식사 가이드

항암치료를 받게 되면 식욕 부진이나 오심 및 구토, 설사 등과 같은 부작용이 나타날 수 있다. 이때 적절한 식사요법을 따른다면 부작용을 방지하거나 완화시킬 수 있으며, 항암치료를 잘 버텨낼 수 있는 체력을 유지할 수 있다. 식욕이 없더라도 먹는 것 자체가 치료의 일부임을 이해하고 치료 차원에서 먹어야 한다.

항암치료에 따른 부작용은 개인마다 다르게 나타날 수 있으며 항암치료는 한 번에 끝나는 것이 아니라 주기적으로 여러 차례 진행되므로 치료 시 나타나는 자신만의 부작용을 기억해두는 것이 중요하다. 그리고 당시 먹었던 것 중 좋았던 음식 등을 기록해두면 다음 치료 시 부작용을 극복하는 데 큰 도움이 된다.

식욕 부진

식욕 부진은 치료 과정에서 나타나는 가장 흔한 증상이다. 치료 중 동반되는 증상으로 암 자체에 의해 생길 수 있으며, 막연한 두려움이나 우울함과 같은 심리적 요인으로도 나타날 수 있다. 이 외에도 메스꺼움이나 구토, 입맛 변화 등이 원인이 되기도 한다.

식욕이 없을 때는 식사 시간에 얽매이지 말고, 먹고 싶을 때나 먹을 수 있을 때 조금씩 자주 먹는다. 그러기 위해서는 수시로 먹을 수 있도록 치즈, 크래커, 빵, 떡, 고구마, 감자, 옥수수, 견과류, 과일류 등을 준비해둔다. 식사 때 물을 많이 마시면 포만감 때문에 식사량이 줄어들므로 식사 때는 물을 조금만 마시고, 식전이나 식후 30~60분 간격을 두고 마신다. 항암 효과가 있다는 근거 없는 소문을 믿고 현미차, 야채수(야채수프), 약초 달인 물 등을 식전에 많이 마시는 경우가 종종 있다. 그러나 식전에 이런 물을 마시면 포만감이 생겨 오히려 식욕이 더 떨어질 수 있다.

가벼운 산책 등 규칙적인 운동을 하는 것도 식욕 촉진에 도움이 된다. 식사는 혼자하지 말고 가급적 가족들과 함께하는 것이 좋다. 이때 가족들은 환자에게 무조건 잘 먹으라고 강요하거나 지나치게 간섭하지 말고 부드럽고 긍정적인 이야기를 하면서 즐겁고 편안한 분위기를 만들어야 한다.

메스꺼움

항암치료 중에는 항암제가 뇌중추와 위점막에 영향을 미쳐 메스꺼움을 느끼게 된다. 치료를 시작하고 바로 메스꺼움을 느끼기도 하고 치료 후 2~3일부터 메스꺼움을 느낄 수도 있다. 최근에는 메스꺼움을 조절해주는 약제가 많이 개발되어 있으므로 메스꺼운 증상이 심해 일상생활에 지장을 줄 정도라면 약물 복용을 고려해본다.

메스꺼움이 나타나면 식사를 하기 어려우므로 메스꺼움을 방지하거나 완화시킬 수 있는 식사 요령을 터득하는 것이 좋다.

우선 배고프기 전에 소량씩 자주 먹는다. 항암치료 중에는 식욕이 저하되어 식사를 미루게 되지만 배가 고프면 메스꺼운 증상이 심해질 수 있다. 기본적으로 위에 부담을 주지 않은 식품들, 예를 들어 토스트, 크래커, 요구르트, 푸딩, 찐 감자, 쌀이나 국수 음식, 부드러운 과일이나 채소, 미음, 크림수프 등이 좋다. 기름지거나 튀긴 음식, 사탕, 과자, 케이크와 같이 달거나 맵고 짠 음식, 향이 강한 음식은 피하는 것이 좋다. 특정 음식에 대해서만 메스꺼움이 심하다면 억지로 먹지 말고 먹기 편한 다른 음식으로 대체한다.

뜨거운 음식 또한 메스꺼움을 유발할 수 있으므로 가능한 한 차갑게 식히거나 실온에 준비해둔다. 메스꺼움이 심할 때는 천천히 심호흡하거나 얼음 조각을 입에 물고 있는 것이 도움이 된다. 자극적인 냄새가 나거나 습하고 너무 따뜻한 방에서 식사를 하면 메스꺼움이 심해질 수 있으므로 되도록 자주 환기를 시킨다. 입안에서 느껴지는 쓴맛이나 신맛을 없애기 위해 가글액이나 맑은 물로 자주 헹군다. 식사 후에는 바로 눕거나 급하게 움직이지 말고 1시간 정도 앉아서 휴식을 취하고, 몸을 조이지 않는 여유 있는 옷을 입도록 한다. 만약 항암치료나 방사선치료 시 메스꺼움이 심해진다면 치료 2~3시간 전부터는 음식을 먹지 않는다.

구토

구토는 메스꺼움과 함께 나타나는 증상으로 항암치료, 음식 냄새, 장 속의 가스, 과민한 장의 움직임 등에 의해 발생할 수 있으나 메스꺼움과 마찬가지로 치료 직후 바로 구토를 하는 경우가 있는가 하면, 하루 이틀이 지난 후부터 구토를 하는 경우도 있다. 메스꺼움을 잘 조절하면 구토를 막을 수 있지만 메스꺼움이나 구토 모두 조절이 안 되는 경우도 있다. 구토가 심하거나 2~3일 이상 지속되면 의료진과 상의하여 항구토제를 복용한다.

구토가 심할 때는 증세가 가라앉을 때까지 음식물을 섭취하지 않는 것이 좋다. 구토가 가라앉기 시작하면 적은 양의 물이나 국 국물, 미음 등 맑은 유동식부터 조금씩 먹어가면서 차츰 양을 늘려간다. 맑은 유동식에 적응되면 죽처럼 부드러운 식사로 바꾸어 조금씩 자주 먹으면서 천천히 양을 늘려간다.

설사

설사는 항암치료, 세균 감염, 음식에 대한 과민반응, 불쾌감 등 여러 가지 원인으로 생길 수 있다. 설사가 나타나면 장에서 우리 몸에 필요한 비타민 및 무기질, 수분 등이 제대로 흡수되지 못하므로 탈수 및 체중 감소의 원인이 된다.

갑자기 심하게 설사를 하는 경우에는 음식 섭취를 중단하고 12~24시간 동안은 맑은 미음이나 보리차 등을 마신다. 탈이 난 장에게 휴식을 주고 설사로 손실된 수분을 보충하기 위해서이다. 설사 증상이 완화되면 소화가 잘 되는 부드러운 음식으로 식사를 시작하되 너무 차갑거나 뜨거운 음식, 자극적인 음식은 피해야 한다.

설사로 손실된 전해질을 보충하기 위해 스포츠음료를 마시거나 염분, 칼륨 등이 함유된 식품(고기 국물, 바나나, 삶거나 으깬 감자 등)을 먹는 것이 좋다. 이와 함께 수분을 충분히 섭취하고 조금씩 자주 식사를 한다. 커피, 홍차 등 카페인이 들어있는 음료와 초콜릿, 탄산음료 등은 장을 자극하므로 먹지 말고 기름지거나 거칠고 딱딱한 음식 역시 소화하기 어려우므로 먹지 않는다. 우유에 들어 있는 유당도 설사를 악화시킬 수 있으므로 우유를 많이 마시거나 유제품을 먹는 것은 좋지 않다.

섬유소는 소화되지 않으므로 설사를 하는 동안은 채소류를 먹을 때 섬유소가 많은 줄기나 껍질 부분은 제거하고 부드러운 부위만 익혀서 먹는다. 생과일도 먹지 않는 것이 좋고, 특히 껍질이나 씨앗 등을 함께 먹으면 안 된다. 정제되지 않은 곡류에도 섬유소가 많다. 현미, 보리, 통밀

등은 피하고 대신 흰쌀을 이용해서 음식을 만든다. 콩, 옥수수, 양배추 등도 탄산음료처럼 장을 자극하여 가스를 생성시키므로 주의가 필요하다. 시거나 매운 음식도 장을 자극하므로 섭취를 피하는 것이 좋다.

무엇보다 과식하지 말고 조금씩 자주 섭취해야 하며, 하루 3~4회 이상 설사를 계속할 때는 탈수 위험이 있으므로 반드시 주치의와 상의하여 약물 처방을 받는다. 특히, 항암제로 인해 유발된 설사는 일반 수액 치료만으로는 멈추지 않으므로 지사제를 복용해서 빨리 호전시켜야 한다.

심한 피로감과 우울감

피로는 암과 항암치료의 가장 흔한 합병증이다. 암 자체가 피로를 유발하기도 하고, 스트레스, 설사, 탈수, 감염, 항암치료, 방사선치료, 빈혈 등이 피로감을 가중시키기도 한다. 암 치료 중에는 체력 소모가 커서 일상생활이 힘들기도 하지만 심리적 스트레스로 우울감이 커져 일상적인 활동에 어려움을 겪기도 한다. 피로 정도를 측정할 수 있는 의학적인 검사법은 없지만 의사에게 이런 감정 상태를 알리는 것은 매우 중요하다.

피로의 원인을 파악하기 위해 피로감에 대한 일기를 작성해보는 것도 도움이 된다. 피로를 더 느끼게 하는 것이나 덜 느끼게 하는 것이 무엇인지 적고, 피로의 빈도와 기간을 적어본다. 피로가 너무 심할 때는 충분히 쉬고, 피로감이 덜 할 때는 가능한 범위에서 활동량을 늘린다. 낮잠은 밤에 충분한 수면을 취하는 데 방해가 되지 않을 정도로 45분 이내가 좋다.

가정주부의 경우 무리해서 집안일을 모두 하려고 하지 말고 다른 사람에게 도움을 구한다. 장보기나 식사 준비는 친구나 가족에게 부탁하고, 준비하기 쉽고, 바로 먹을 수 있는 식품들을 미리 준비해둔다. 신선한 과일과 채소, 삶은 달걀, 유제품, 음료, 통조림 식품, 빵류 등이 좋다. 탈수는 피로감을 더하므로 낮 동안에 충분히 물을 마셔야 한다.

숙면을 취하기 위해 잠자기 전에 긴장을 풀어주는 음악을 틀어놓거나 명상이나 기도로 마음을 가라앉히는 것도 좋다. 지나치게 신경이 예민해지고, 불안하거나 우울해서 잠을 잘 수 없다면 정신과 상담을 받아보는 것도 고려해본다. 불안이나 우울감을 적극적으로 치료해야 암 치료에도 도움이 된다.

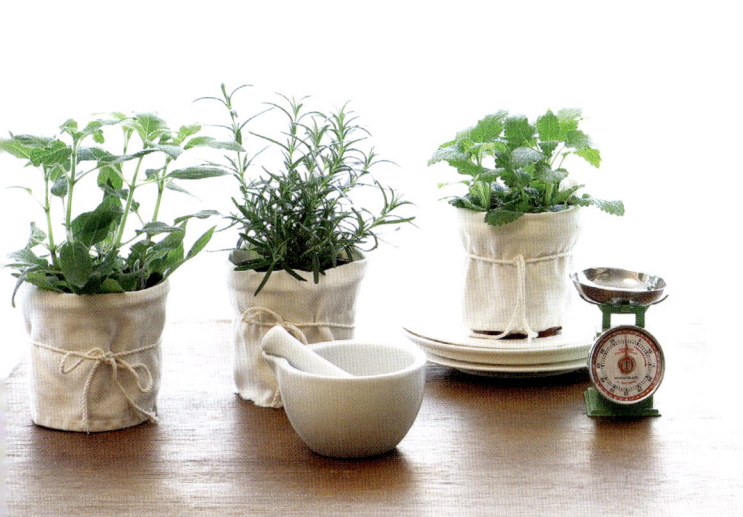

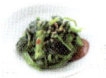

암 치료 후, 항암 식습관을 실천하라

치료를 무사히 마치고 나면 재발은 하지 않을까, 새로운 걱정이 시작된다. 암이 재발하지 않더라도 한 번 암을 겪었던 사람은 새로운 암이 생길 확률이 높다. 또한 치료 과정 중 없던 만성질환이 생기기도 하고, 있던 만성질환이 악화되기도 한다. 완치를 넘어, 그 이후까지 건강한 삶을 누리기 위해서는 그만큼 노력이 필요하며, 가장 기본이 되는 것은 건강한 식습관이다. 표준 체중을 유지할 수 있도록 적절한 칼로리의 식사량을 유지하여야 한다. 치료 후 무사히 사회에 복귀하고 평생 가져갈 생활 습관을 몸에 익히는 것이야말로 여러분이 지금부터 준비해야 할 것들이다.

표준 체중 유지를 위한 식사 계획을 세운다

힘든 치료 과정을 거치고 나면 이제부터는 재발을 막기 위한 또 다른 고민이 시작된다. 암이 재발하지 않더라도 한 번 암에 걸렸던 사람은 다른 부위에 암이 생길 이른바 2차암의 발생 확률이 증가한다. 또한 암 예후가 좋아 오래 살수록 암을 겪지 않은 사람들과 마찬가지로 고혈압, 당뇨병, 고지혈증 같은 만성질환 관리에 힘써야 한다.

미국암협회는 암 경험자에게 재발 예방을 위해 건강 체중을 유지하라고 권고하고 있다. 어떤 질환이든 정상 체중이 아닐 때 발생하기 쉽듯 암도 마찬가지이다. 정상 체중과 정상 체지방량을 유지하는 것은 암의 재발과 2차암 발생을 예방하는 데 도움이 된다.

치료가 끝나고 나면 치료 기간에 체중이 많이 감소하였으니까 원상태로 늘려야 된다고 생각하는 경향이 있다. 제대로 식사를 하기 힘들었던 힘든 치료 과정이 드디어 끝이 나면, 미각과 후각이 제 기능을 찾으면서 여러 가지 맛난 음식들이 생각나기 시작한다. 제대로 먹지 못하고 힘들었던 기간에 대한 보상 심리로 이것저것 입맛에 맞는 음식들을 찾아 먹게 된다. 그러면서 자연스럽게 섭취량이 늘어나고 체중도 증가한다. 하지만 활동량의 증가 없이 섭취량만 많아지면 체지방이 늘어난다. 체지방이 증가하면 고혈압, 당뇨병, 고지혈증과 같은 여러 대사적 질환과 암 발생률과 재발률이 증가한다.

반대로 치료 기간 내에 식사가 제대로 이루어지지 않아 체중이 많이 감소했다면 식사량을 조금씩 늘려가면서 체중을 회복시켜야 한다. 그러나 이 시기의 목표는 암 진단 이전의 체중이 아니라, 자신의 체격에 맞는 표준 체중이다.

그렇다면 암 생존자에게 표준 체중은 어느 정도일까?

> 표준 체중 = (신장-100cm) × 0.9
> 체질량지수 = 체중/신장$(m)^2$
> 표준 체중 범위 = 체질량지수 20~23에 해당되는 체중
> 23~25는 과체중, 25이상은 비만, 20이하는 저체중

만약 체중이 표준 체중의 110% 이상이라면 섭취 칼로리를 줄이고 규칙적인 운동을 통해 표준 체중을 유지해야 한다. 섭취 칼로리를 줄이라고 하면 식사는 조금씩 하면서 간식을 많이 먹는 경우가 있다. 식사를 적게 했으니까 간식은 먹어도 된다고 생각하는 것이다. 간식류는 기본적으로 당분이나 지방 함량이 높다. 실제로 한 끼 식사만큼의 칼로리를 가지고 있는 경우도 많다. 열심히 식사량을 줄이고도, 무의식중에 섭취하는 간식 때문에 오히려 섭취 칼로리가 늘어날 수 있으므로 주의가 필요하다.

항암 식품은 없어도 항암 식습관은 있다

암 치료가 끝나면 재발에 대한 두려움과 주변의 권유로 각종 항암 식품을 찾게 되는데, 거기에 매스컴까지 가세하여 각종 정보를 쏟아내니 더욱 혼란스럽다. 그래서 먹기가 두렵다고 호소하는 환자들이 많다. 유감스럽게도 유일한 항암 식품은 없다.

우리가 음식을 먹는 중요한 이유는 생명을 유지하는 데 필요한 영양 성분을 공급받기 위해서이다. 그러니 영양소 공급을 위해 다양한 음식을 먹되 발암 성분이 많은 식품은 되도록 적게, 항암 성분이 많은 식품은 가급적 자주 먹는 것이 정답이다. 이것이 바로 항암 식습관이다. '무엇을 먹느냐'만큼이나 '어떤 음식을 어떻게 조리하는가'도 중요하다. 음식을 강한 불에 굽거나 튀기면 발암물질이 발생할 수 있으므로, 굽거나 튀기는 조리법보다 찌거나 데치는 조리법을 이용한다.

체중 관리를 위해 기름이나 버터, 설탕, 소금 등이 많이 들어간 음식은 피하고 조리 시에도 많이 사용하지 않도록 한다. 트랜스지방으로 만들어진 마가린이나 포화지방이 많은 버터 등은 양식 요리에 많이 사용되므로 주의하고, 포화지방이 많은 햄, 소시지, 고기 등도 덜 먹는 것이 좋다.

매일 먹은 음식을 간단하게 메모해두는 것도 좋은 방법이다. 메모를 통해 본인이 섭취하는 음식을 파악하는 습관을 기를 수 있으며 과식을 방지하고 건강한 식습관을 유지하는 데 도움이 된다.

되도록 더 먹기		되도록 덜 먹기	
항암 영양소	식품	주의 영양소	식품
항산화 영양소	채소류, 과일류	트랜스지방산	감자튀김, 도넛, 크루아상 등
필수지방산	생선류, 식물성 기름	단순당류	사탕류, 음료수 등
섬유소	현미, 잡곡류, 채소류, 과일류	식품첨가물	인스턴트식품, 과자, 육가공품 등
비타민	채소류, 과일류	포화지방산	갈비, 마블링이 많은 등심, 삼겹살 등
수분	물, 보리차, 옥수수차	알코올	술

치료 후 재발 예방을 위해 건강한 식습관을 가져라

암에 좋은 특별한 식품이 무엇인지 궁금해하지만 특정 음식 1~2가지로 암 재발을 막을 수는 없다. 또한 우리 몸에 필요한 영양소를 다 갖추고 있는 완벽한 식품도 없다. 치료 기간에는 고단백, 고칼로리 식사가 필요했지만 치료가 끝난 후에는 활동량에 알맞은 칼로리와 고른 영양 섭취로 건강한 식습관을 유지하는 것이 가장 중요하다.

지방 섭취를 줄인다

지방의 기본 구조 단위는 지방산이며 화학적 결합 상태에 따라 포화지방산과 불포화지방산으로 나뉜다. 특히 포화지방산은 건강에 해로운 것으로 알려져 있는데, 쇼트닝, 고기기름, 버터 등에 많으며 혈관에 쌓여 고지혈증이나 심혈관질환을 일으킬 수 있다. 반면, 불포화지방산은 식물성 기름(옥수수기름, 참기름, 들기름 등)과 생선에 포함된 기름으로 우리 몸에 반드시 필요한 필수지방산을 포함하고 있다. 특히 등푸른생선에 풍부한 오메가3 지방산은 혈전증을 예방하고 암 발생 위험을 감소시킨다고 알려져 있다.

하지만 불포화지방산이 몸에 좋다고 해서 너무 많은 양을 섭취하면 체중 증가로 이어질 수 있으므로 지나친 섭취는 좋지 않다. 조리할 때는 반드시 식물성 기름을 사용하고 튀기거나 볶기보다는 가급적 찌거나 굽는 방법을 사용한다. 등푸른생선은 담백하게 조리하여 주 2~3회 이상 자주 섭취한다.

채소와 과일을 충분히 섭취한다

채소, 과일에는 각종 비타민과 무기질, 섬유소 외에 질병이나 발암물질로부터 우리 몸을 보호해주는 피토케미컬 성분이 많이 들어있다. 피토케미컬은 곡물이나 채소, 과일 같은 식물성 식품의 색소에 들어 있는데, 꾸준히 섭취하면 노화 방지 및 각종 성인병과 암 예방에 효과가 있다고 알

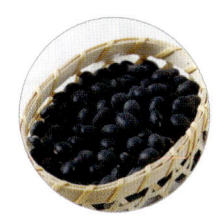
블랙푸드
검은콩, 검은깨, 미역, 다시마 등

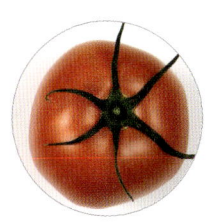
레드푸드
토마토, 딸기, 홍고추 등

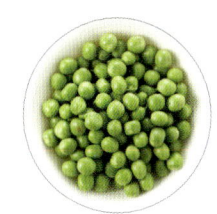
그린푸드
브로콜리, 미나리, 완두콩 등

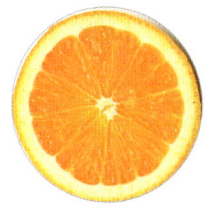
엘로우푸드
귤, 단호박, 옥수수, 고구마 등

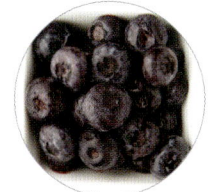
퍼플푸드
가지, 자두, 포도, 블루베리 등

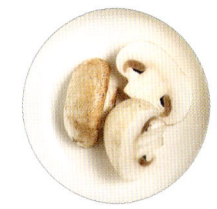
화이트푸드
양파, 버섯, 배, 바나나 등

려져 있다. 하지만 효과나 적절한 섭취량에 대해서는 아직 밝혀진 바가 없으므로 보충제처럼 농축된 상태로 먹기보다 자연식품 그대로 섭취하는 것이 바람직하다.

피토케미컬 성분은 종류가 다양하므로 골고루 섭취하기 위해서는 다양한 색깔의 컬러푸드를 먹는 것이 좋다. 다양한 색깔의 컬러푸드를 매끼 2~3가지 이상 섭취하고, 과일은 당분이 많이 들어 있으므로 간식으로 하루 1~2회 정도 적당히 섭취한다. 컬러푸드는 일반적으로 블랙, 레드, 그린, 엘로우, 퍼플, 화이트 6가지로 나누어진다.

적절한 양의 단백질 식품을 섭취한다

육류는 다른 식품에 비해 단백질의 질이 우수하고, 철분, 비타민 B_{12} 등 여러 비타민과 무기질이 풍부하므로 꾸준히 섭취해야 한다. 단, 기름기가 없는 살코기 위주로 주 1~2회, 1회 섭취량이 200g을 넘지 않도록 한다. 육류 외에도 생선, 달걀, 두부 등의 단백질 식품을 골고루 번갈아가며 섭취한다.

콩은 대표적인 식물성 단백질 식품이자 항암 식품으로 알려져 있다. 콩에 함유된 이소플라본이 유방암과 전립선암 등 호르몬 의존성 암 예방에 일부 효과가 있다는 연구가 있지만 아직까지 과학적인 근거는 부족한 상태이다. 하지만 콩은 심혈관질환의 발생을 감소시키고 골다공증 및 고지혈증에 도움이 되는 등 건강 개선에 도움이 된다. 단, 보충제 형태는 과량 섭취할 위험이 있으로 콩, 된장, 두부 등 자연식품으로 자주 섭취하는 것이 좋다.

 뼈 건강을 위한 칼슘과 양질의 단백질 섭취를 위해 유제품을 꾸준히 섭취하는 것도 중요하다. 우유를 과량 섭취할 경우 전립선암의 위험을 높인다는 연구 결과가 있지만, 하루 1~2잔은 대장암을 예방한다는 연구 결과도 있다. 결론적으로 하루 1~2잔의 유제품 섭취는 건강에 도움이 되므로, 체중 증가가 필요한 상황이 아니라면 가급적 저지방 우유를 하루 1잔 정도를 매일 마시도록 한다.

자극적인 음식은 피하고 담백하게 먹는다

치료 기간에는 기본적으로 식사량이 줄어들기 때문에 나트륨 섭취량도 감소한다. 따라서 식욕을 떨어뜨릴 정도로 염분 제한을 할 필요는 없다. 하지만 치료 후 식욕이 회복되면 가급적 싱겁게 먹는 것이 좋다. 자극적인 음식을 먹으면 위점막이 헐어 위벽에 상처가 나고, 이로 인해 발암물질과 같은 유해물질이 우리 몸에 침투하기 좋은 상태가 된다. 장아찌나 젓갈, 김치류, 자극적인 찌개 국물 등의 섭취는 되도록 줄이고 음식을 조리할 때도 소금이나 간장, 된장, 고추장, 고춧가루 등의 짜고 자극적인 조미료 사용을 줄인다.

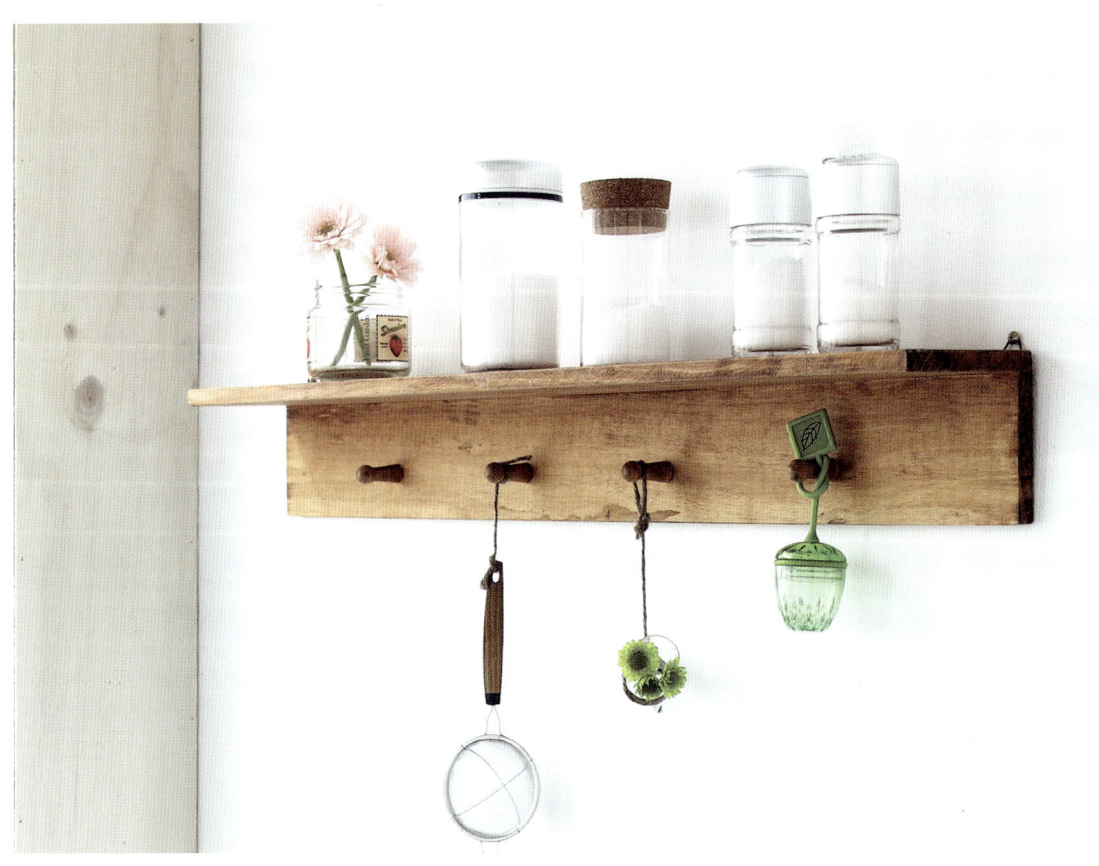

가공식품의 섭취를 줄인다

가공식품에는 각종 첨가물이 많이 함유되어 있고, 나트륨, 당분, 지방 함량도 자연식품보다 훨씬 높다. 가공식품이나 패스트푸드의 섭취를 가급적 줄이고 자연식품 위주로 식단을 구성한다.

만성질환이 있는 암 경험자의 식사 가이드

미국의 한 연구에 따르면 암 경험자 중 2/3가 고혈압, 당뇨병, 심혈관질환, 호흡기질환, 뇌혈관질환, 관절염 등 주요 만성질환을 적어도 하나 이상 가지고 있다고 한다. 암 발생 이전부터 만성질환을 앓고 있는 경우도 있지만 암 치료를 받으면서 없던 만성질환이 생기기도 한다. 암 치료에 주력하다 보면 콜레스테롤, 혈당, 혈압 등의 관리에 다소 소홀해지기도 하고 심지어 치료 목적의 약물조차 제대로 복용하지 않는 경우가 많다.

암에 한 번 걸렸다고 해서 다른 만성질환으로부터 자유로워지는 것은 아니다. 연구 보고에 의하면 암 진단 후 10년 이상 생존한 환자 중 40%는 암이 아닌 다른 이유로 사망한다. 그 원인은 뇌혈관질환, 당뇨병, 심혈관질환 순이다. 그런데도 대부분 암 경험자들은 암과 관련된 검사 결과에만 신경을 곤두세우고, 고지혈증이나 당뇨병, 고혈압 관리에는 상대적으로 필요성을 덜 느낀다.

암 치료 후 건강한 생활을 유지하고 삶의 질을 높이기 위해서는 만성질환의 관리가 필수적이라는 사실을 간과해서는 안 된다. 힘든 치료과정에서 해방되었다는 안도감에 자칫 소홀해지기 쉬운 식생활을 재정비하여 철저히 만성질환을 관리할 필요가 있다.

만성질환 관리의 첫 번째는 표준 체중의 유지이다. 연구 결과에 따르면 암 경험자들이 일반인보다 비만한 경향이 있으며, 활동성도 떨어진다. 물론 활동량이 떨어지는 것은 피로감이나 암 치료 후의 체중 증가, 신체적인 제한 등과 관련이 있다. 그렇다고 해도 과체중과 활동성 저하는 만성질환을 더욱 악화시킬 수 있으므로 생활 습관을 개선하기 위해 노력해야 한다.

심혈관질환

심혈관질환을 유발하는 고지혈증을 치료하기 위해 콜레스테롤 함량이 높은 기름진 육류, 달걀노른자, 장어, 치즈 등의 섭취를 줄이고 충분한 섬유소와 적절한 탄수화물 섭취, 규칙적인 운동을 통해 혈액 내 지방 수치를 정상으로 유지한다.

당뇨병

가벼운 증상이라고 관리에 소홀한 경우가 많지만, 합병증으로 이어지면 사망에까지 이를 수 있다. 탄수화물 섭취 조절과 적절한 칼로리 섭취, 꾸준한 운동으로 표준 체중을 유지하면서 지속적으로 혈당을 관리해야 한다.

고혈압

연구 결과에 의하면 고혈압이 암환자의 사망률을 높일 수 있다고 한다. 생활 습관 개선과 정기적인 혈압 측정을 통해 혈압을 철저히 조절할 필요가 있다. 나트륨은 고혈압이나 부종, 심장질환을 일으키는 주요 원인이므로 되도록 싱겁게 먹어야 한다. 또한 콜레스테롤 및 포화지방의 섭취는 줄이고 섬유소는 충분히 섭취한다.

직장 복귀 후 식사 가이드

항암 치료가 끝나고 체력이 회복되면 직장에 복귀하게 된다. 예전처럼 사회생활이 가능할지 두려움이 앞서기도 하지만 큰 병을 앓았다고 집에서 장기간 휴식만 취하기보다는 직장에 복귀해서 규칙적인 생활을 하는 것이 건강에 더 도움이 될 수 있다.

하지만 일반인보다 쉽게 지치고 피로감을 느끼게 되므로 가능하다면 너무 무리한 일은 하지 않는 것이 좋다. 사회생활을 시작하면서 다시 사람들과 어울리다 보면 긴장감이 풀어지고 예전의 나쁜 습관으로 돌아가기 쉬우므로 주의가 필요하다.

직장에 복귀하면 무엇보다 집 밖에서 먹는 식사가 걱정이다. 도시락을 싸가는 것이 가능하다면 다행이지만 혼자만 행동하는 것이 어려울 수도 있다. 이럴 때 좀 더 현명하게 음식점이나 식사 메뉴를 선택하는 방법이 있다.

외식 메뉴 중 영양적으로 가장 이상적인 것은 비빔밥이다. 여러 가지 채소류와 고기, 달걀 등 단백질 식품까지 함께 섭취할 수 있고 고추장 양도 조절할 수 있어 염분 섭취도 줄일 수 있다. 회식 등으로 고깃집을 가게 되면 고기만 열심히 먹지 말고 상추나 깻잎

> **Tip 술과 담배의 유혹을 끊자**
>
> 술과 담배는 강한 의지로 완전히 끊어야 한다. 담배에는 수많은 발암물질이 들어있으며, 폐암뿐만 아니라 후두암, 구강암, 식도암의 발병률을 높이며 뇌혈관질환, 심혈관질환에도 악영향을 미친다. 혼자만의 의지로 금연이 어렵다면 전문적인 상담이나 약물의 도움을 받도록 한다.
> 암 치료가 종료되면 술 한두 잔은 마셔도 되지 않느냐는 질문을 많이 받는다. 과음이 좋지 않다는 것은 알고 있지만, 소량의 술은 오히려 건강에 도움이 되지 않느냐고 반문하면서 말이다. 하지만 암 진단 전부터 술을 많이 마시던 사람은 한 잔이라는 양보다는 술을 마셔도 된다는 말에 더 큰 의미를 두는 경향이 있다. 그래서 1~2잔으로 시작한 술이 금세 1~2병으로 늘어나게 된다. 알코올도 담배와 마찬가지로 발암물질이며, 특히 간암, 두경부암, 식도암, 대장암, 유방암은 술과 직접적인 연관이 있는 암종이다.
> 사회생활을 하다 보면 술자리를 완전히 피할 수는 없겠지만, 가급적 양해를 구하고 낮은 도수의 술로 1~2잔만 마시도록 한다. 또한 술자리에서는 간접흡연에 노출되기 쉬우므로 되도록 술자리 자체를 피하는 것이 좋다.

같은 쌈채소도 먹고 밥과 함께 곁들여 나오는 반찬들도 골고루 먹도록 한다.

건강식을 주제로 한 음식점도 많이 생겨나고 있으므로 회사 근처에 이런 식당이 있는지 미리 알아두면 도움이 된다. 기본적으로 맵고 짠 음식은 위장질환과 심혈관질환을 악화시키므로 가급적 담백한 음식을 선택하고, 고추장이나 고춧가루가 많이 들어가는 매운 음식과 염분 섭취가 많아질 수 있는 찌개류는 피한다. 대신 여러 가지 반찬을 골고루 먹을 수 있는 백반이 좋다.

바쁘다는 핑계로 빵과 주스 등으로 식사를 대신하는 경우가 있는데 빵 종류를 선택하더라도 달걀이나 양상추, 토마토 등 여러 식품이 골고루 들어있는 샌드위치 종류가 좋다. 식사 외에도 간식으로 하루 1잔의 우유와 과일, 견과류 섭취가 권장된다. 직장에서는 간식을 챙겨 먹기 어렵다면 귀가 후 집에서라도 부족한 영양소에 해당하는 식품들을 챙겨 먹는다.

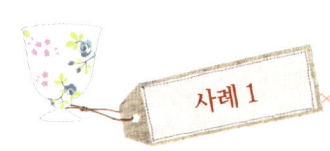

의사 선생님 말씀 열심히 듣는
모범생으로 살았어요!

– 양정은, 51세 –

　　지금 생각해보면 2001년 38세의 나이에 유방암 진단을 받았지만 크게 동요하지 않았던 것 같다. 하늘이 무너지는 것 같은 절망감이나 내가 살아온 인생에 대한 배신감 같은 건 느껴지지 않았다. 아니 느낄 틈이 없었다고 해야 맞겠다. 당장 수술을 받는 것이 중요했기 때문에 다른 생각이 머릿속을 파고들 여지가 없었다. 그저 하루하루 초조한 마음으로 수술만 기다렸다. 곧바로 수술 날짜가 잡혔고 왼쪽 가슴을 완전히 절개하는 수술을 받았다. 의사 선생님은 가슴 복원 수술을 권하셨지만 하고 싶지 않았다. 큰 수술 후라 그런지 수술 자체에 거부감이 들었던 것 같다. 건강한 걸로 충분하다 위로했고 실제로 수술을 받고 나서도 달라진 내 모습에 크게 실망하거나 우울하지 않았던 것 같다. 이럴 때 보면 난 참 긍정적이고 낙천적이다. 이런 성격이 두 번의 암을 이겨내는 데 큰 힘이 된 것 같다.

　　난 참 모범생이었다. 학창 시절이 아니라 병원 시절에 말이다. 의사 선생님이 하라는 대로만 했다. 다른 사람들 말은 귀에 들어오지도 않았고 다른 정보를 찾아볼 생각도 하지 않았다. 그저 병원에서 하라는 대로만 하고, 궁금한 점이 있으면 직접 물어봤다. 수술 후 항암 치료 6개월 동안 매일 고기 1근씩 먹으라는 말도 정말 그대로 지켰다. 말이 고기 1근이지, 매일 먹는 게 어디 그리 쉬운 일인가. 고기 1근, 달걀 3개, 치즈 2장. 의사 선생님이 먹으란 것만 챙겨 먹기에도 하루가 벅찼다. 그런데 언제 민간요법을 따라 할 수 있었겠는가. 그나마 체질적으로 식성이 좋은 편이라 다행이었지만, 육식을 좋아하지 않는 다른 환자들은 항암치료 과정 중 이런 식단대로 먹어야 한다는 것에 스트레스를 많이 받아 했다.

　　물론 항암치료 중에는 잘 먹히질 않는다. 나도 음식 냄새만 맡아도 속이 뒤집어져서 집에 있기가 힘들었다. 고맙게도 친정어머니, 시어머니, 동서들, 온 가족이 음식 준비를 대신 해주었다. 의사 선생님이 공기 좋은 데로 산책하러 가면 힘든 게 좀 가라앉는다고 해서 나는 매일 수목원 같은 곳으로 산책하러 갔다. 말이 산책이지, 오전에 차 타고 수목원에

가서 오후 4시까지 머물다 집으로 돌아오는 스케줄이었다. 가족들의 전폭적인 도움이 없었다면 쉽지 않았을 생활이다. 먹으라는 데로 잘 먹어서 그런지 큰 부작용 없이 항암치료를 끝낼 수 있었다. 항암치료를 받는 6개월 동안 백혈구 수치가 내려간 적도 한 번밖에 없었다. 체중이 20kg 정도 늘긴 했지만, 치료가 끝나고 식사 관리와 운동을 시작했더니 1년 동안 다시 16kg이 빠졌다.

치료 후에 가장 신경 썼던 것은 체중 관리였다. 매일 운동을 했고 채소와 과일을 많이 먹었다. 현미밥으로 완전히 바꾼 것도 이즈음이다. 몸에 좋다는 것도 이것저것 찾아 먹었다. 아침마다 채소와 과일을 갈아 먹었고, 감식초도 마셨다. 의사 선생님은 치료가 끝나면 먹던 대로 다시 먹어도 된다셨지만 큰 병을 치르고 나서 새삼 건강에 대한 소중함을 깨달아서 그런지 아무래도 좋은 음식을 챙겨 먹고 싶었다.

4년 전, 골 전이가 발견되어 다시 항암치료를 6개월 받았다. 그때도 큰 어려움 없이 치료를 잘 마쳤고 지금까지 아무 일 없이 건강하게 지내고 있다. 여전히 잘 먹고 열심히 운동하면서 긍정적으로 낙천적으로 살고 있다. 약간 통통한 몸매긴 하지만 성인병 관리도 잘되고 있으니 꽤 괜찮은 셈이다. 두 번의 암을 겪었다고 해서 내 삶이 크게 달라진 것은 없다. 오히려 건강한 생활 습관으로 바꾸게 된 계기가 되었다. 나는 앞으로도 열심히 그리고 편안한 마음으로 살아가려고 한다. 딱 지금처럼 말이다.

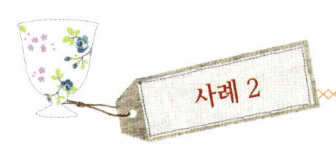

위암 말기,
시한부 인생에서 기적을 만들다!

– 김호철, 55세 –

　　가슴 명치 부근을 송곳으로 찌르는 것 같은 통증이었다. 잠을 자다가도 몇 번씩 깨어났다. 2008년 1월, 나는 위암 말기라는 진단을 받았다. 2개월 시한부 판정이었다. 수술하면 7개월을 살 수 있다고 했다. 병원 몇 곳을 돌아다녔지만 모두 같은 소리였다. 수술 같은 건 받고 싶지 않았다. 나 자신에게도 가족에게도 고통을 연장하고 싶지 않았다. 단지 원했던 건 죽음 앞에 찾아올 극심한 고통을 조금이라도 줄이는 것이었다.

　　그렇게 마지막을 준비하기 위해 연세암센터를 찾았다. 수술은 원치 않으니 고통 없이 죽게 해달라고 했다. 의사 선생님은 나의 이야기를 들으시더니 맺고 끊는 결단력으로 봤을 때 혹시 기적이 일어날지도 모르겠다며 항암치료를 받아보자고 하셨다. 죽음에 이를 때까지 고통 없이 지내게 해주겠다고 약속하면서 말이다. 의사 선생님의 그 말만 믿고 치료를 시작했다. 임상시험이었다. 그리고 2년간의 항암치료 끝에 완치 판정을 받았다. 내 몸 어디에서도 암세포가 발견되지 않았다. 2개월 후면 죽는다던 나는 지금 아주 건강하게 열심히 일하며 살고 있다.

　　항암치료를 시작하고 6개월은 정말 고통스러웠다. 구토가 너무 심해 음식을 먹을 수 없었다. 밥 한 톨도 삼킬 수 없을 정도로 식욕이 떨어졌다. 나는 생각했다. '아무리 좋은 약을 내 몸에 넣어도 내가 받아들일 수 없으면, 그런 힘마저 없다면 어떤 항암제도 내 몸을 치료할 수가 없다. 내가 기운을 차려야 약이 병을 죽인다. 그러니 어떻게든 먹자.' 울렁거림이 가라앉는 잠깐 사이를 놓치지 않았다. 얼른 밥 한 공기를 물에 말아 말 그대로 삼켰다. 음식을 먹을 수도 씹을 수도 없는 상태였지만 난 그렇게 매일 하루 세끼, 꼬박꼬박 밥 한 공기씩을 먹었다. 한 끼도 거른 적이 없었다. 먹고 싶은 음식이 생각나면 무조건 먹었다. 매운탕이 먹고 싶으면 바로 매운탕을 먹으러 갔고, 밀가루 음식이 먹고 싶으면 통밀가루로 수제비를 만들어 먹었다. 그렇게 먹고 싶은 음식을 먹고 나면 정말 너무 좋았다. 살아 있다는 데 감사했다.

　항암치료를 시작하고 6개월이 지나자, 내 몸은 신기할 정도로 좋아졌다. 부작용도 거의 사라지고 일상생활이 가능해졌다. 전과 다름없이 일도 하고 밥도 잘 먹었다. 15년 동안 일정했던 몸무게가 3kg 정도 늘어났다.

　항암치료를 받은 지 2년이 되자, 내 몸은 암세포로부터 완전히 자유로워졌다. 의사 선생님의 말씀을 전폭적으로 믿고 병원의 처치에 내 몸을 완전히 맡긴 결과였다. 병원 치료 외에 다른 민간요법을 시도해보거나 그 흔한 한약 한재 먹지 않았다. 그런데 나와 함께 임상시험에 참여했던 다른 암환자들을 보면 민간요법이나 한방 치료를 병행하는 경우가 종종 있었다. 담당의에게도 거짓말을 해가며 몰래몰래 다른 치료법을 찾았다. 항암치료가 원활하게 진행되지 못하는 경우가 많았다. 암과 고투 중인 사람들에게 내가 강조하는 말이 이것이다. 흔들리지 마라. 병원을 선택했다면 병원 치료에만 집중하라는 것이다.

　벌써 6~7년이 지났지만, 평생 혀에 익숙했던 맛을 바꾸기가 정말 쉽지 않다. 입맛을 돋우는 맵고 짭짤한 맛이 사실 아직도 그립다. 가끔 그런 음식을 먹으면 너무 맛있다. 지금도 열심히 노력 중이다. 한두 번 유혹에 못 이겨 한 숟가락 떠먹어도 금방 몸이 알고 거부를 한다.

　사람들은 내게 기적이 찾아왔다고 말한다. 하지만 기적은 찾아오지 않는다. 내가 무언가를 향해 죽을 힘을 다해 달려갔을 때 거기에 기적이 있는 것이다.

02
암 치료 중
암을 이기는 요리

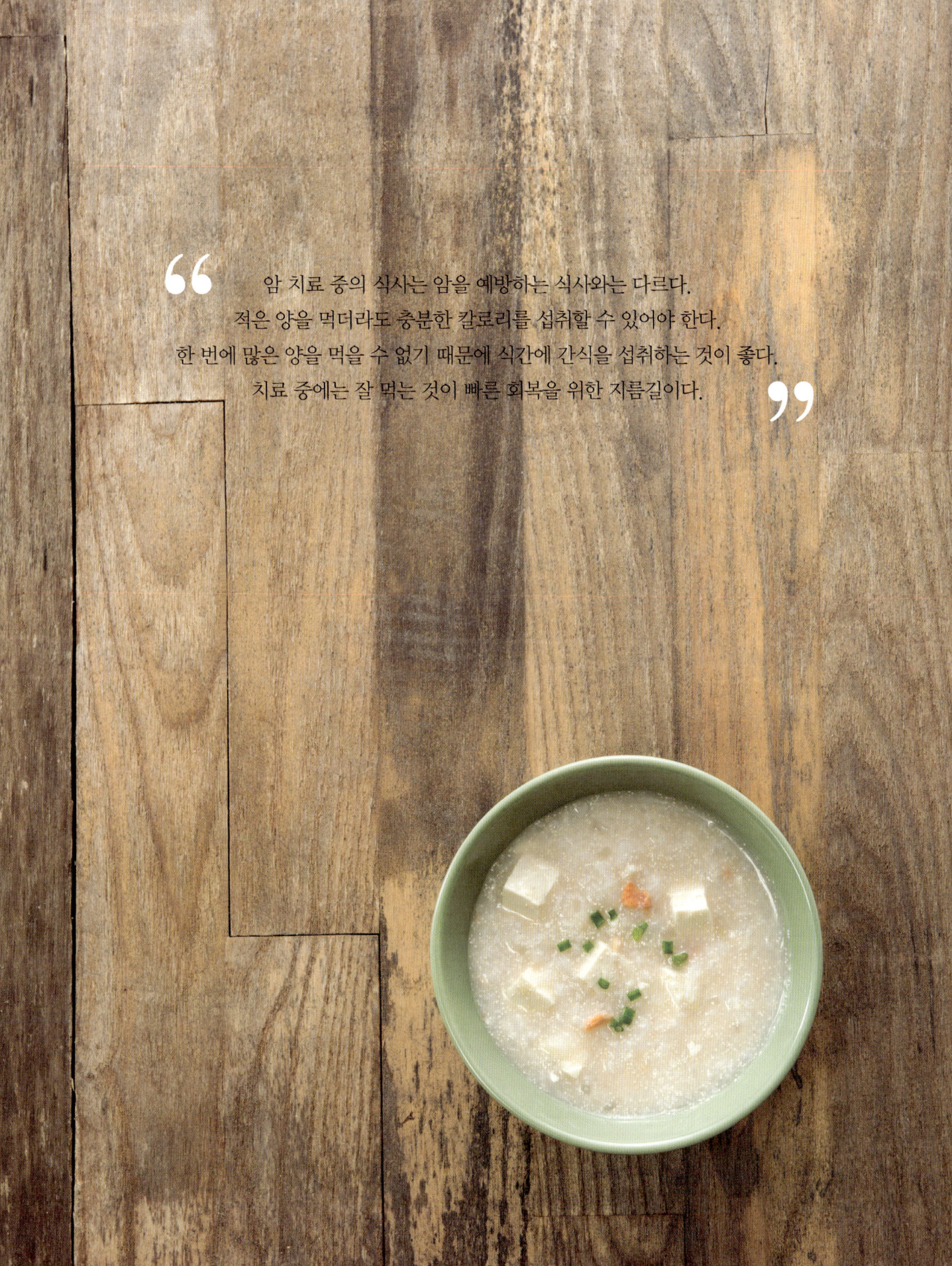

> 암 치료 중의 식사는 암을 예방하는 식사와는 다르다.
> 적은 양을 먹더라도 충분한 칼로리를 섭취할 수 있어야 한다.
> 한 번에 많은 양을 먹을 수 없기 때문에 식간에 간식을 섭취하는 것이 좋다.
> 치료 중에는 잘 먹는 것이 빠른 회복을 위한 지름길이다.

기본 가이드

자주 쓰는 재료의 50g 어림치

자주 쓰는 재료의 50g 어림치이다. 처음에는 저울로 계량하여 정확하게 요리하면서 재료량의 어림치를 눈이나 손으로 익히도록 하자.

• 사용된 접시는 9×9cm

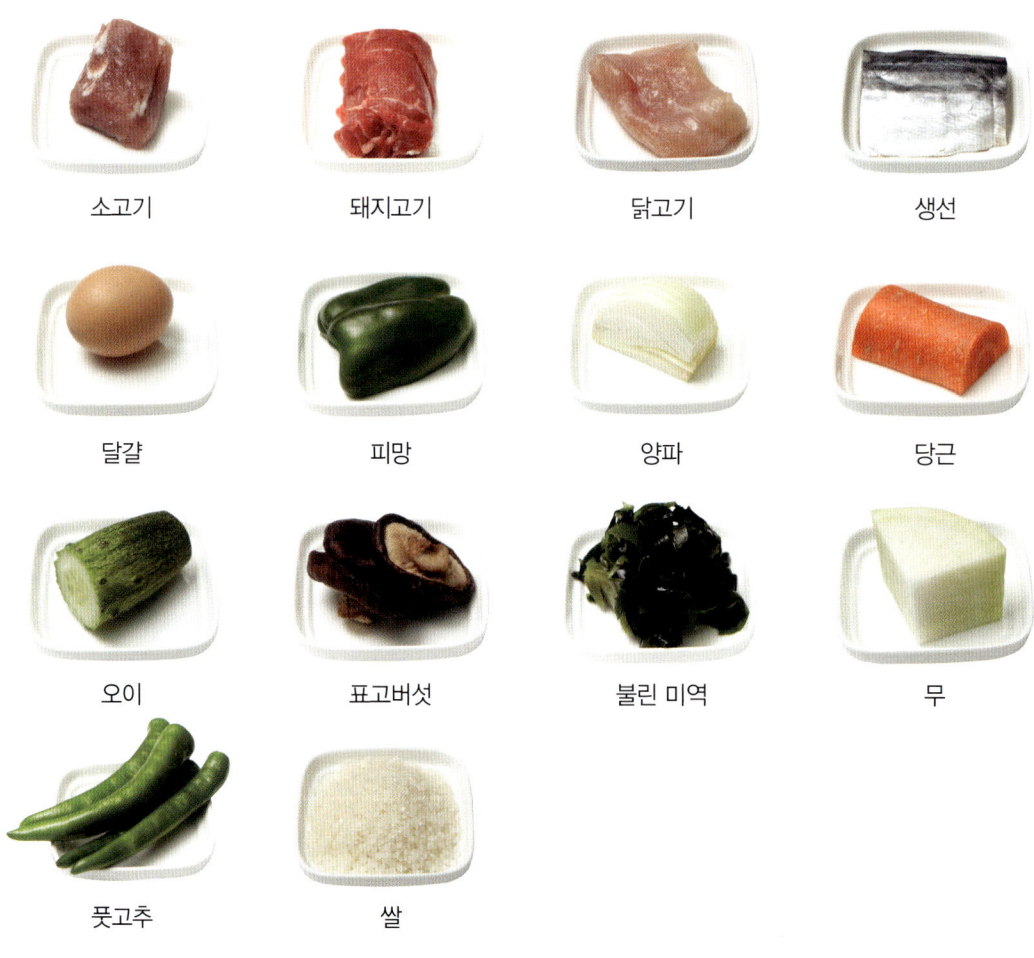

소고기　돼지고기　닭고기　생선

달걀　피망　양파　당근

오이　표고버섯　불린 미역　무

풋고추　쌀

• 사용된 접시는 지름 15cm

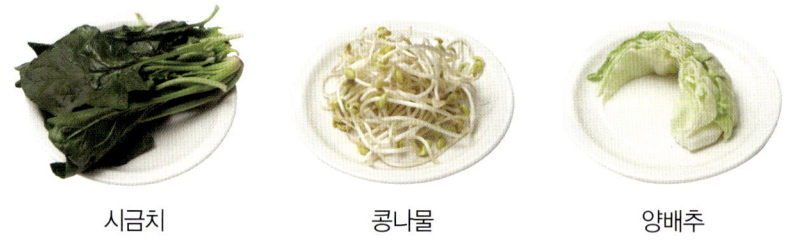

시금치　콩나물　양배추

요리의 깊은 맛을 내는 국물 만들기

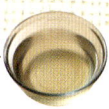

국물 요리를 만들 때 사용하는 육수를 미리 만들어두면 요리하는 시간이 한결 빨라지고 수월해진다. 멸치국물이나 다시마국물 등을 넣고 요리하면 한결 깊은 맛이 난다.

멸치국물

국, 찌개 등 여러 요리의 국물로 가장 많이 사용된다.

재료 마른 멸치 5g, 건다시마 2g, 무 10g, 대파 5g, 물 적당량
만들기 냄비에 분량의 재료를 넣고 5분 정도 끓여 체에 거른다.

다시마국물

깔끔한 국물 맛을 낼 때 이용하고, 양념장이나 소스에 다시마국물을 넣으면 깊은 맛을 낼 수 있다.

재료 건다시마 5g, 가다랑어포 2g, 물 적당량
만들기 냄비에 분량의 재료를 넣고 끓인 후 체에 거른다.

닭국물

담백한 국물 맛을 낼 때 사용하고, 면요리나 수프를 만들 때 사용한다.

재료 닭고기 40g, 셀러리 20g, 양파 · 월계수잎 · 통후추 약간씩, 물 적당량
만들기 냄비에 분량의 재료를 넣고 10분 정도 끓여 체에 거른다.

일러두기
피클과 김치 등을 제외한 모든 메뉴는 1인분을 기준이다.
가족들이 함께 먹을 때는 가족 수만큼 재료의 양을 늘려서 조리한다.

guide_1

암 치료는 몸 안의 나쁜 세포를 죽이는 과정으로 몸 안에서 전쟁이 일어나는 것과 같다. 아무리 성공적인 전쟁이라도 아군의 피해가 있듯 항암치료 중에는 나쁜 세포 외에 정상 세포도 손상을 받게 된다. 하지만, 다행인 것은 정상 세포는 암세포보다 빠르게 성장하여 항암치료의 부작용을 극복할 수 있도록 도와준다는 것이다. 정상 세포의 원활한 재생을 위해서는 충분한 단백질이 공급되어야 한다. 특히 육류, 생선, 달걀, 우유 등 동물성 단백질이 꼭 필요하다.

암 진단을 받고 붉은색 육류나 우유 등이 암을 더 키운다는 주변의 말만 듣고 채식 위주의 식사를 하는 경우를 흔히 볼 수 있다. 그러나 동물성 단백질을 먹지 않을 경우 체력이 너무 떨어지거나 백혈구의 재생이 늦어져 항암치료가 지연되는 경우가 많다. 항암치료를 잘 이겨내기 위해서는 일반인보다 단백질 요구량이 증가하기 때문에 매끼 단백질 식품을 챙겨 먹는 것이 좋다. 항암치료 중에는 여러 가지 영양소를 충분히 섭취하는 것이 무엇보다 필요하다.

- 매끼 동물성 단백질을 반드시 섭취한다.
- 볼륨은 작고 영양밀도가 높은 음식을 선택한다.
- 여러 가지 재료를 한 그릇에 담은 일품요리가 고른 영양 섭취에 도움이 될 수 있다.

암 치료 중
고칼로리 고단백 요리

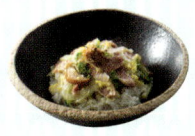

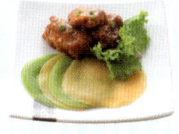

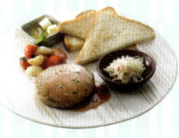

장어덮밥 + 연근피클

치료 중에는 고칼로리 고단백 음식을 먹는 것이 좋다.
장어는 단백질과 지방 함량이 많은 대표적인 보신 음식이다.
자극적이지 않는 데리야끼양념으로 밑간한 장어를 노릇하게 구워 밥 위에 얹어
여러 가지 채소와 아삭한 연근 피클을 곁들이면 든든한 한 끼가 된다.

열량	탄수화물	단백질	지방
501kcal	58g	20g	21g

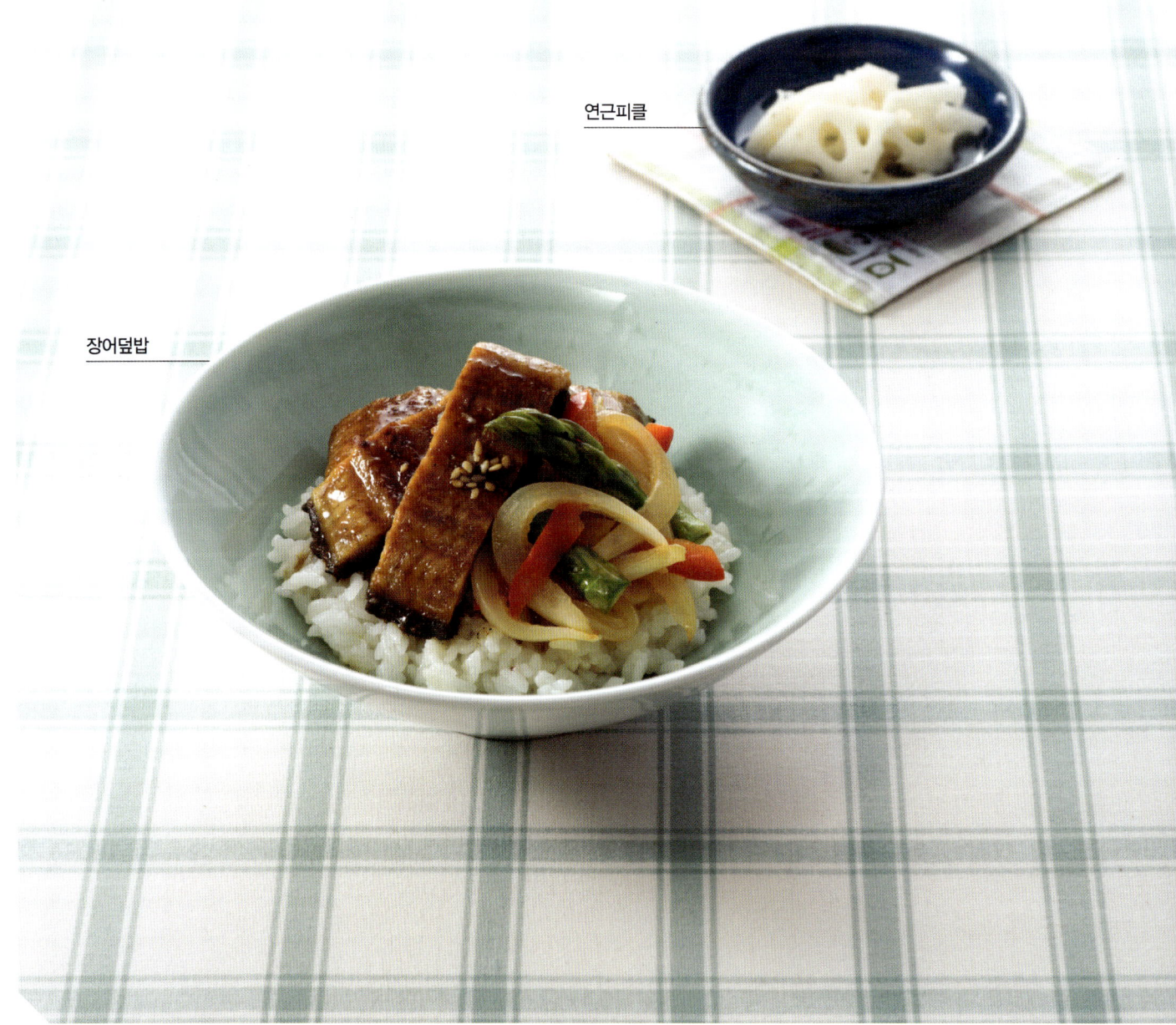

연근피클

장어덮밥

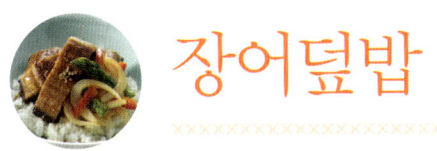
장어덮밥

열량 477kcal | **탄수화물** 53g | **단백질** 19g | **지방** 21g

재료
- 밥 · · · · · · · · · · · · · · · 140g
- 장어 · · · · · · · · · · · · · · 100g
- 양파 · · · · · · · · · · · · · · · 30g
- 홍피망 · · · · · · · · · · · · · · 15g
- 아스파라거스 · · · · · · · · · · · 10g
- 식용유 · · · · · · · · · · · · · · 2ml
- 소금 · · · · · · · · · · · · · · · 약간

데리야끼양념
- 간장 · · · · · · · · · · · · · · 12ml
- 맛술 · · · · · · · · · · · · · · 12ml
- 물 · · · · · · · · · · · · · · · 12m
- 다시마 · · · · · · · · · · · · · · 3g
- 전분 · · · · · · · · · · · · · · · 3g
- 참기름 · · · · · · · · · · · · · · 2ml
- 다진 마늘 · · · · · · · · · · · · · 2g
- 다진 생강·후추 · · · · · · · · · 약간씩

만들기
1. 장어는 먹기 좋게 손질한다.
2. 전분을 제외한 분량의 데리야끼양념 재료를 냄비에 넣어 조린 후 전분을 넣고 농도를 맞춘다.
3. 양파, 홍피망은 채썰고, 아스파라거스는 5cm 길이로 썬다.
4. 팬에 식용유를 두르고 3의 채소를 센불에서 볶다가 소금을 넣고 재빨리 볶는다.
5. 장어에 데리야끼양념을 발라가며 팬에서 구워 먹기 좋은 크기로 썬다.
6. 그릇에 밥을 담고 볶은 채소와 장어를 올려낸다.

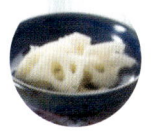
연근피클

열량 24kcal | **탄수화물** 5g | **단백질** 1g | **지방** 0g

재료 _10인분, 1인 30g
- 연근 · · · · · · · · · · · · · · 300g
- 피클소스 · · · · · · · · · · · · 100ml
- 통후추 · · · · · · · · · · · · · · 약간

피클소스
- 식초 · · · · · · · · · · · · · · 65ml
- 물 · · · · · · · · · · · · · · · 35ml
- 설탕 · · · · · · · · · · · · · · · 15g
- 소금 · · · · · · · · · · · · · · · 5g
- 통후추 · · · · · · · · · · · · · · 2알

만들기
1. 연근은 얇게 동글썰기한다.
2. 냄비에 분량의 피클소스 재료를 넣고 끓인다.
3. 연근에 피클소스를 붓고 고루 뒤적여준다. 실온에 6시간 정도 두었다가 냉장고에 넣어 보관한다.

새우오므라이스 +무비트피클

새우, 감자, 버섯 등을 기름에 볶아 만든 볶음밥에 달걀과 소스를 곁들여
영양가를 높여보자. 오므라이스를 좀 더 부드럽게 만들고 싶다면 달걀에 우유를 섞는다.
오므라이스의 토핑은 그때그때 환자가 좋아하는 고기나 채소를 다양하게 넣어 즐길 수 있다.

열량	탄수화물	단백질	지방
602kcal	74g	27g	22g

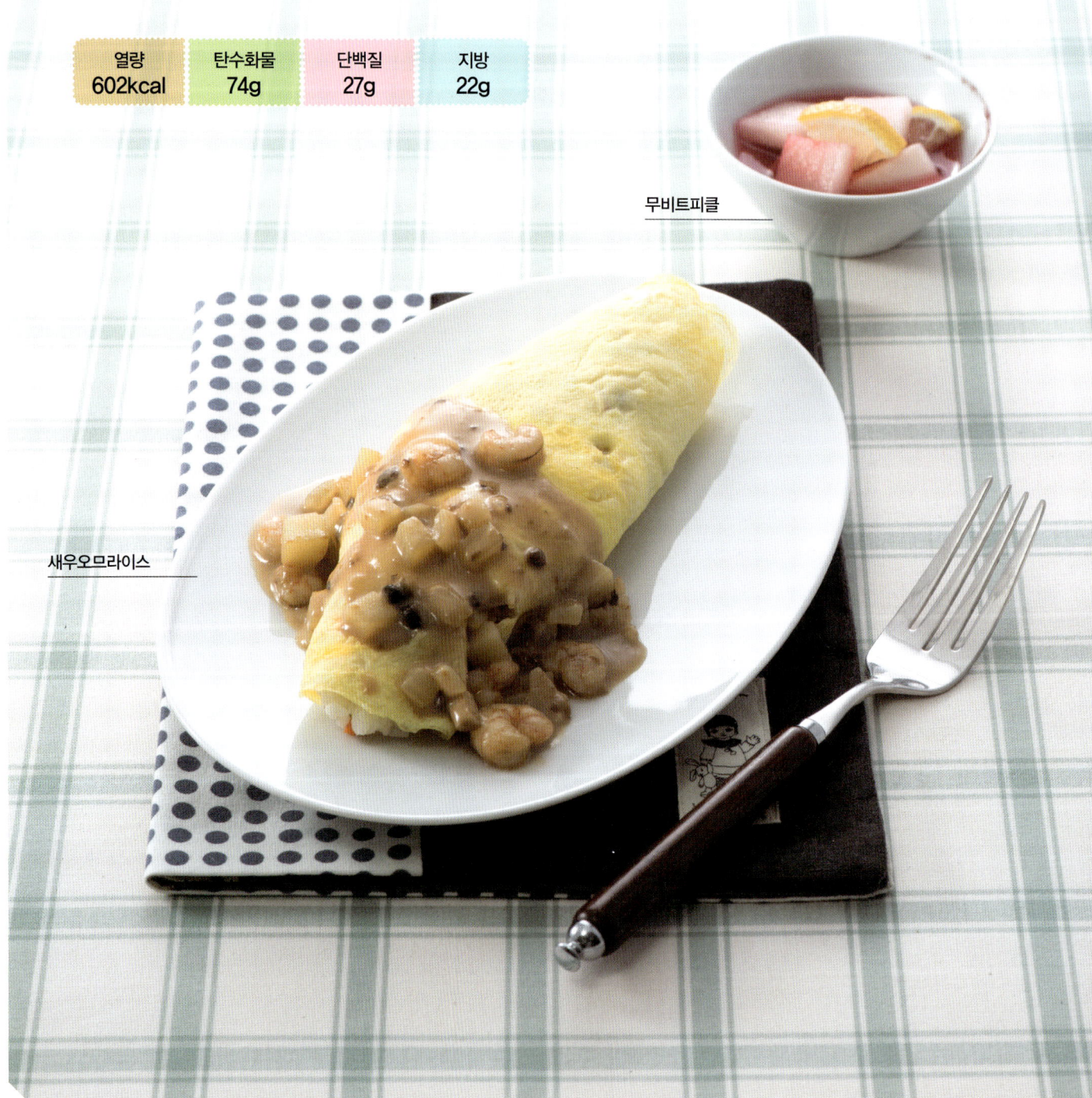

무비트피클

새우오므라이스

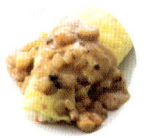

새우오므라이스

열량	탄수화물	단백질	지방
590kcal	71g	27g	22g

재료

밥 · · · · · · · · · · · · · · · · 140g
양파 · · · · · · · · · · · · · · · 20g
호박 · · · · · · · · · · · · · · · 10g
당근 · · · · · · · · · · · · · · · 10g
표고버섯 · · · · · · · · · · · · 10g
식용유 · · · · · · · · · · · · · · 3ml
소금 · 후추 · · · · · · · · · · 약간씩

달걀지단
달걀 · · · · · · · · · · · · · · · 55g
우유 · · · · · · · · · · · · · · · 15ml
식용유 · · · · · · · · · · · · · · 2ml

하이라이스소스
새우살 · · · · · · · · · · · · · · 50g
감자 · · · · · · · · · · · · · · · 30g
양파 · · · · · · · · · · · · · · · 20g
양송이버섯 · · · · · · · · · · · 10g
브로콜리 · · · · · · · · · · · · 10g
하이라이스 · · · · · · · · · · · 10g
우유 · · · · · · · · · · · · · · · 100ml
식용유 · · · · · · · · · · · · · · 5ml

만들기

1 양파, 호박, 당근, 표고버섯은 굵게 다진다.
2 팬에 식용유를 두르고 **1**의 재료들을 볶다가 밥을 넣어 볶고 소금, 후추로 간한다.
3 달걀에 우유를 넣어 잘 풀고 식용유를 두른 달군 팬에서 달걀지단을 부친 후 **2**의 볶음밥을 올리고 달걀로 밥을 감싸 오므라이스를 만든다.
4 하이라이스소스 재료 중 감자, 양파, 양송이버섯, 브로콜리는 먹기 좋은 크기로 썬다.
5 냄비에 식용유를 두르고 새우살과 **4**를 넣고 볶다가 우유와 하이라이스를 넣어 끓인다.
6 오므라이스에 하이라이스소스를 곁들여낸다.

· · · 조리 포인트 ·
달걀지단을 부칠 때 우유를 넣으면 부드러운 달걀지단을 만들 수 있다.

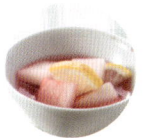

무비트피클

열량	탄수화물	단백질	지방
12kcal	3g	0g	0g

재료 _10인분, 1인분 30g

무 · · · · · · · · · · · · · · · · 300g
비트 · · · · · · · · · · · · · · · 30g
레몬 · · · · · · · · · · · · · · · 15g
피클소스 · · · · · · · · · · · · 100ml
통후추 · · · · · · · · · · · · · · 약간

피클소스
식초 · · · · · · · · · · · · · · · 65ml
물 · · · · · · · · · · · · · · · · 35ml
설탕 · · · · · · · · · · · · · · · 15g
소금 · · · · · · · · · · · · · · · 5g
통후추 · · · · · · · · · · · · · · 2알

만들기

1 무, 비트, 레몬은 적당한 크기로 썬다.
2 냄비에 분량의 피클소스 재료를 넣고 끓인다.
3 **1**에 피클소스를 붓고 고루 뒤적여준다. 실온에 6시간 정도 두었다가 냉장고에 넣어 보관한다.

오리불고기덮밥 +파프리카피클

입맛이 없어 특별한 요리를 찾는다면 감칠맛이 일품인 오리불고기덮밥을 추천한다.
몸에 좋은 불포화지방산 함량이 많은 오리고기에 부드럽게 달걀을 풀어서
일본식 간장양념으로 만들었다. 다양한 컬러의 파프리카피클을 곁들이면
상큼한 맛에 '한 수저' 더 먹을 수 있다.

열량	탄수화물	단백질	지방
454kcal	55g	18g	18g

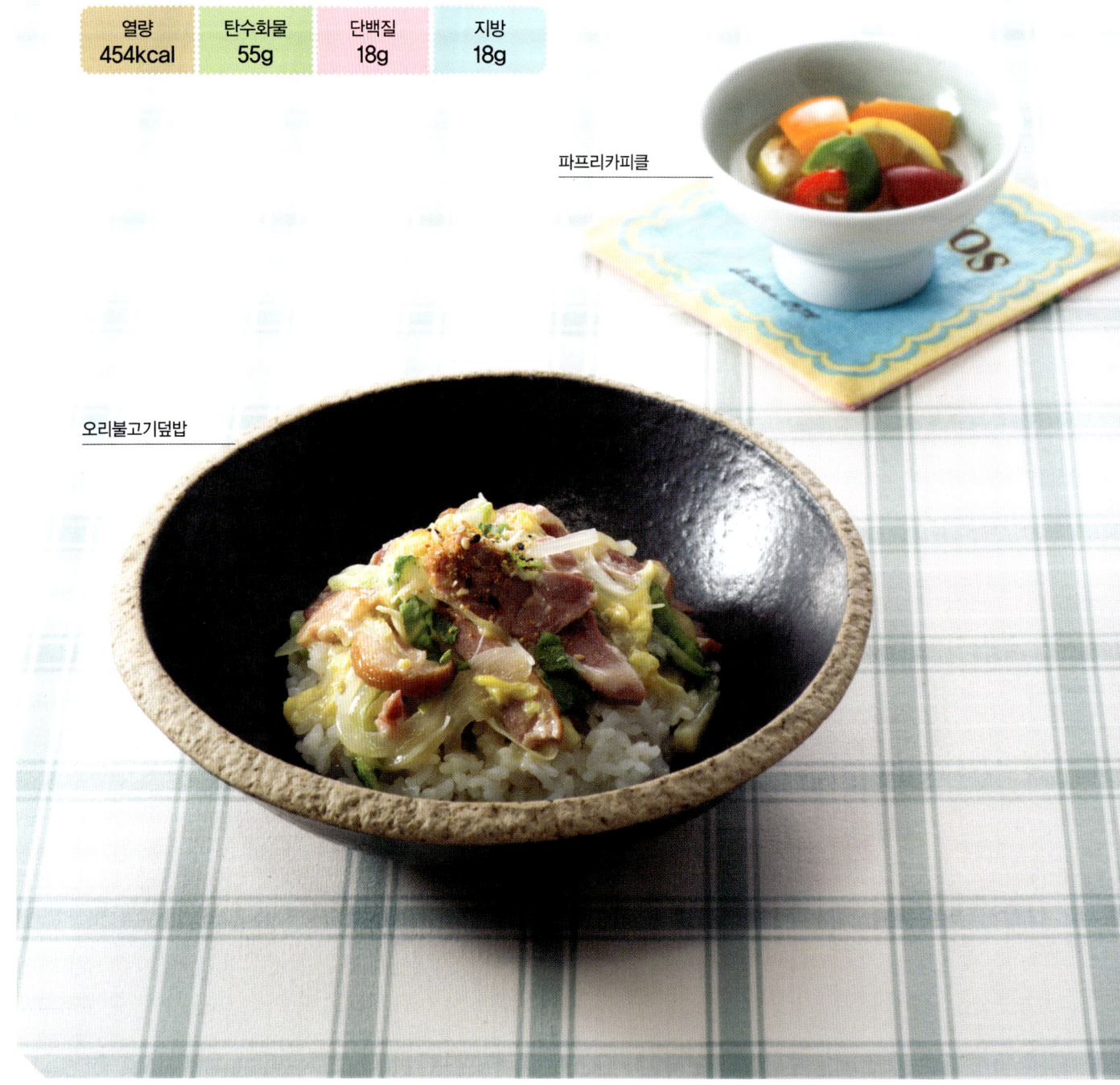

파프리카피클

오리불고기덮밥

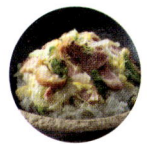
오리불고기덮밥

| 열량 446kcal | 탄수화물 53g | 단백질 18g | 지방 18g |

재료
- 쌀밥 140g
- 훈제 오리고기 40g
- 달걀 55g
- 양파 40g
- 청경채 10g
- 대파 10g
- 다시마국물 120ml
- 쯔유 10g
- 소금·후추 약간씩

고명
- 다진 잣 2g
- 시치미 약간

만들기
1 오리고기는 먹기 좋은 크기로 채썬다.
2 양파는 채썰고, 청경채는 반으로 길게 썰고, 대파는 어슷하게 썬다.
3 달군 팬에 오리고기와 채소를 넣어 살짝 볶은 후 다시마국물, 쯔유, 소금, 후추를 넣어 한소끔 끓인 다음 달걀을 풀어서 넣는다.
4 그릇에 밥을 담고 3의 오리불고기를 올리고 다진 잣과 시치미를 뿌린다.

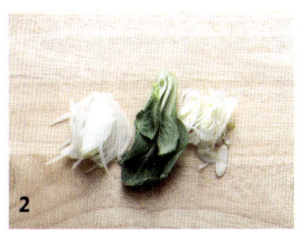
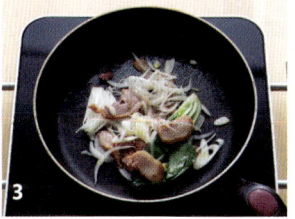

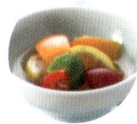
파프리카피클

| 열량 8kcal | 탄수화물 2g | 단백질 0g | 지방 0g |

재료 _10인분, 1인분 30g
- 빨강·노랑·주황 파프리카 100g씩
- 피클소스 100ml
- 통후추 약간

피클소스
- 식초 65ml
- 물 35ml
- 설탕 15g
- 소금 5g
- 통후추 2알

만들기
1 파프리카는 먹기 좋은 크기로 썬다.
2 냄비에 분량의 피클소스 재료를 넣고 끓인다.
3 파프리카에 피클소스를 붓고 고루 뒤적여준다. 실온에 6시간 정도 두었다가 냉장고에 넣어 보관한다.

061

전가복 + 채소볶음밥

전복은 '바다의 산삼'이라 불리는 보양 식품이지만, 비타민이 부족하므로
채소와 함께 먹는 게 좋다. 채소에 따라 다른 항산화 영양소를 함유하고 있으므로
청경채, 홍피망, 표고버섯, 죽순 등 다양한 컬러의 채소를 사용하여 전가복을 만들었다.

열량	탄수화물	단백질	지방
506kcal	65g	30g	14g

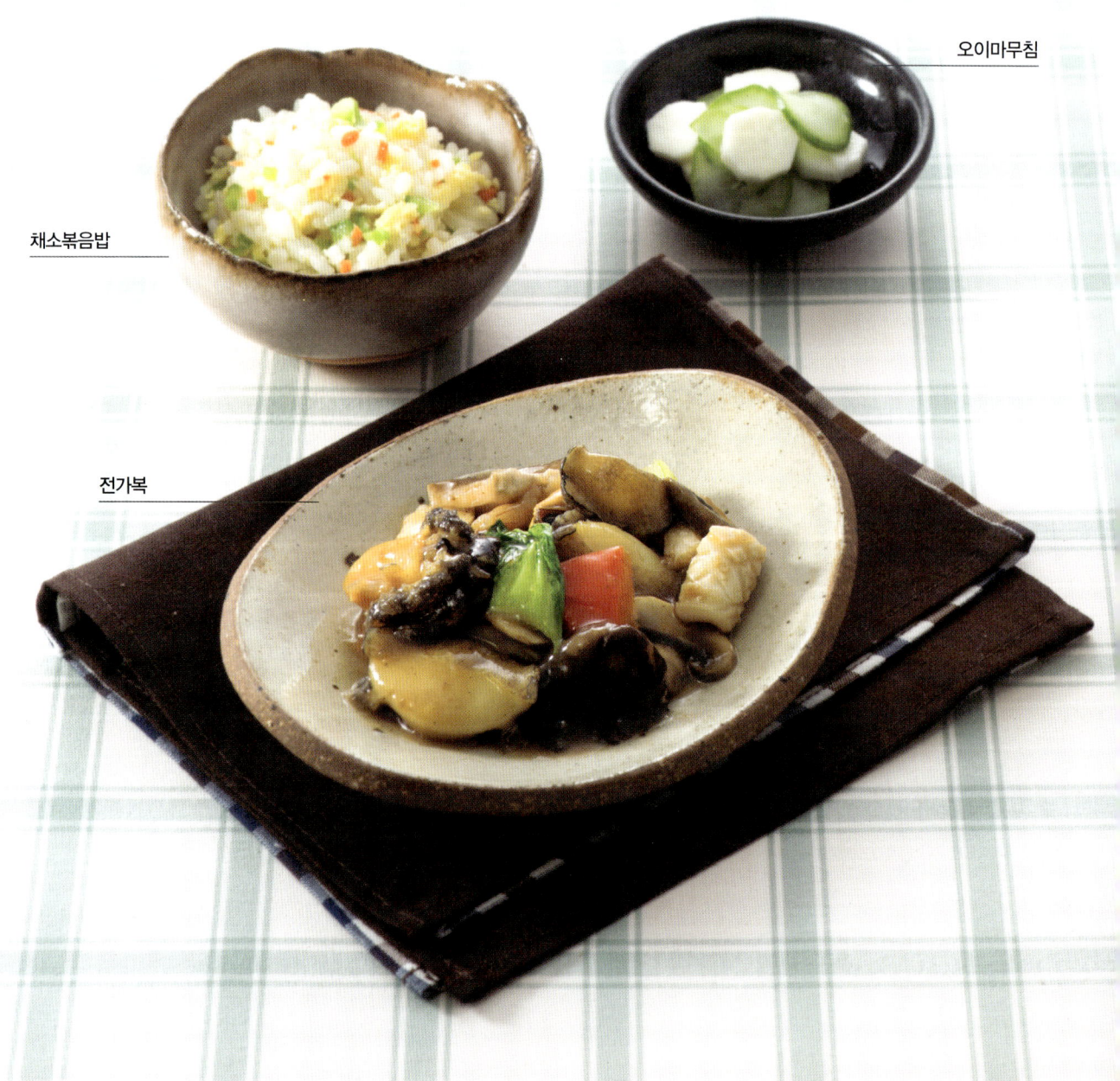

채소볶음밥

오이마무침

전가복

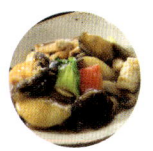

전가복

열량	탄수화물	단백질	지방
174kcal	9g	21g	6g

재료

전복	70g	**양념**	
새우(중하)	25g	간장	5ml
오징어	25g	굴소스	3g
청경채	10g	다진 대파	3g
홍피망	10g	다진 마늘	1g
표고버섯	10g	청주	1ml
양송이버섯	5g	**녹말물**	
죽순	10g	전분	3g
식용유	5ml	물	50ml

만들기

1 해산물은 손질하여 깨끗하게 씻어 한입 크기로 썬다. 채소도 한입 크기로 썬다.
2 달군 팬에 식용유를 두르고 해산물을 볶다가 채소와 분량의 양념 재료를 넣고 볶는다.
3 2에 녹말물을 풀어 넣어 농도를 맞춘다.

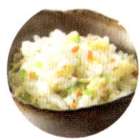

채소볶음밥

열량	탄수화물	단백질	지방
312kcal	52g	8g	8g

재료

쌀밥	140g
달걀	35g
양파	15g
당근	5g
청피망	5g
대파	5g
식용유	5ml
소금	약간

만들기

1 달걀은 곱게 풀고, 양파, 당근, 청피망은 굵게 다지고, 대파는 송송 썬다.
2 팬에 식용유를 살짝 두르고 풀어놓은 달걀을 스크램블한다.
3 팬에 식용유를 두르고 준비한 채소들을 볶다가 밥과 2의 달걀 스크램블을 넣고 고루 섞은 후 소금으로 간한다.

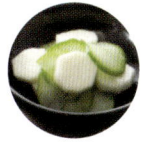

오이마무침

열량	탄수화물	단백질	지방
20kcal	4g	1g	0g

재료

오이	20g
마	10g
양념	
식초	1.5ml
설탕	1.5g
소금·다진 마늘·참기름	약간씩

만들기

1 오이는 통썰기해서 소금에 절인 후 물기를 빼고, 마도 통썰기한다.
2 볼에 절인 오이, 마를 넣고 분량의 양념 재료를 넣어 버무린다.

돼지고기청경채찜 + 뿌리채소밥

식욕이 떨어진 환자의 깔깔한 입맛을 돋울 수 있도록 부드러운 중식 스타일의 찜을 만들었다. 단백질과 비타민 B가 풍부한 돼지고기를 여러 가지 양념을 가미하여 삶으면 특유의 냄새를 제거할 수 있다. 중국 요리에 많이 사용되는 청경채를 넣어 풍미와 영양소를 더했다.

열량	탄수화물	단백질	지방
473kcal	62g	18g	17g

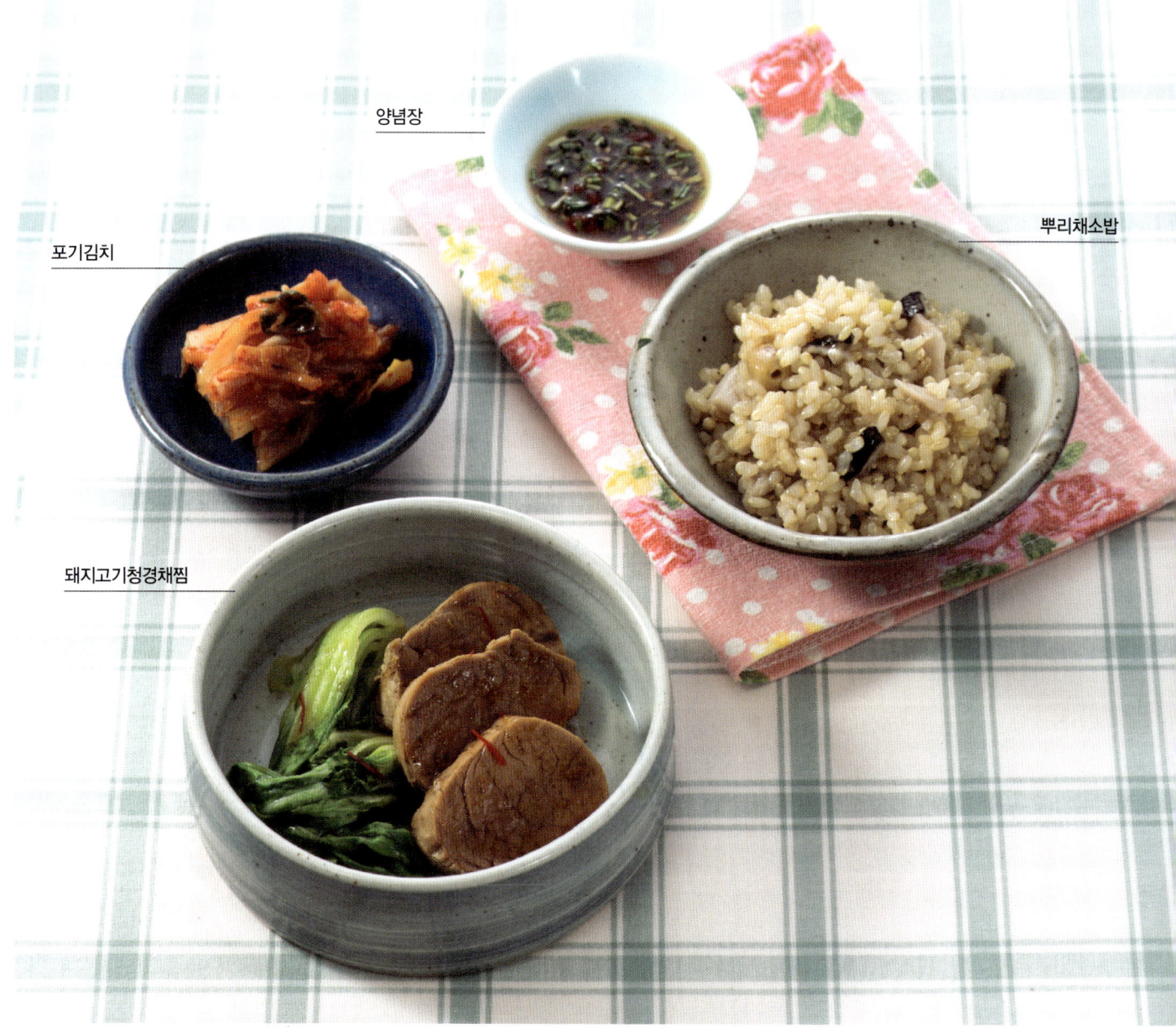

양념장

뿌리채소밥

포기김치

돼지고기청경채찜

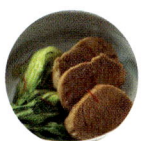

돼지고기청경채찜

| 열량 244kcal | 탄수화물 12g | 단백질 13g | 지방 16g |

재료

돼지고기(안심) · · · · · · · 80g	**소스**	다진 마늘 · · · · · · · · · 1g
청경채 · · · · · · · · · · · 30g	물 · · · · · · · · · · · 100ml	다진 생강 · 후추 · · · · · 약간씩
양파 · · · · · · · · · · · · 10g	굴소스 · · · · · · · · · · 10g	설탕 · · · · · · · · · · · · 4g
실파 · · · · · · · · · · · · 5g	간장 · · · · · · · · · · · · 5ml	참기름 · · · · · · · · · · · 5ml
홍고추 · · · · · · · · · · · 2g	맛술 · · · · · · · · · · · · 3ml	전분 · · · · · · · · · · · · 3g

만들기

1 청경채는 깨끗이 손질하여 통으로 준비하고, 양파, 실파, 홍고추는 다진다.
2 냄비에 분량의 물, 굴소스, 간장, 맛술, 다진 마늘, 생강, 후추를 넣어 끓이다가 돼지고기를 넣고 푹 삶는다.
3 돼지고기가 익으면 건져 한입 크기로 썬다.
4 냄비에 설탕, 돼지고기, 1의 채소를 넣어 조리다가 참기름을 넣고 전분으로 농도를 맞춘다.

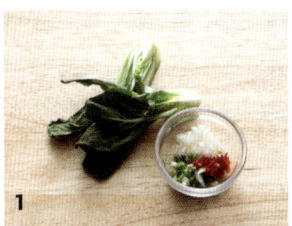
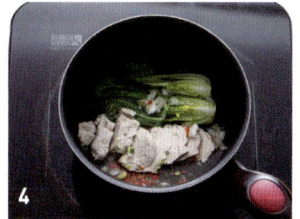

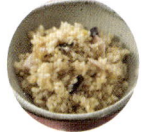

뿌리채소밥

| 열량 229kcal | 탄수화물 50g | 단백질 5g | 지방 1g |

재료

현미찹쌀 · · · · · · · · · · · · · 60g
우엉 · · · · · · · · · · · · · · · 5g
밤 · · · · · · · · · · · · · · · · 5g
표고버섯 · · · · · · · · · · · · · 5g
은행 · · · · · · · · · · · · · · · 3g
물 · · · · · · · · · · · · · · · 적당량
양념장
간장 · · · · · · · · · · · · · · 10ml
맛술 · · · · · · · · · · · · · · · 1ml
다진 마늘 · · · · · · · · · · · · · 1g
대파 · · · · · · · · · · · · · · · 3g
부추 · · · · · · · · · · · · · · · 5g
참기름 · 통깨 · · · · · · · · · 약간씩

만들기

1 현미찹쌀은 불리고, 우엉, 밤, 표고버섯은 작게 채썬다.
2 냄비에 현미찹쌀과 채썬 우엉, 밤, 표고버섯, 은행을 넣고 물을 부어 밥을 짓는다.
3 대파는 다지고, 부추는 송송 썬다. 분량의 양념장 재료를 섞어 밥에 곁들인다.

치킨롤구이 + 메시고구마

닭다리살은 닭가슴살보다 지방 함량이 높아 칼로리가 높고, 맛과 식감이 좋다.
닭다리살을 발라 편편하게 펴서 여러 가지 채소를 넣어 돌돌 말아 오븐에 구워
먹기 좋게 한입 크기로 썰어낸다. 버섯은 타지 않게 살짝 구워 곁들인다.
냄새가 적어 환자들이 좋아하는 요리다.

열량	탄수화물	단백질	지방
576kcal	58g	23g	28g

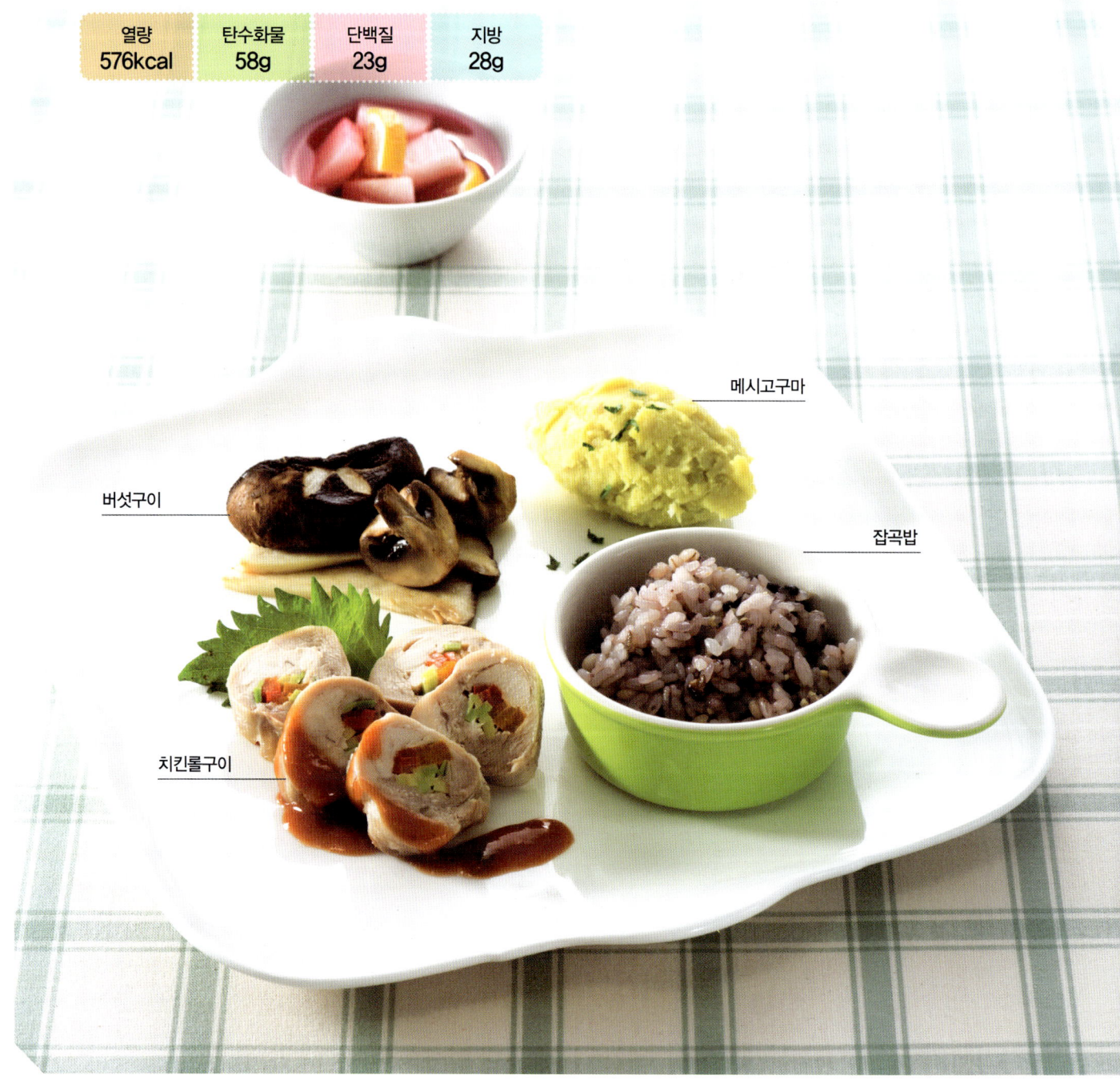

- 메시고구마
- 버섯구이
- 잡곡밥
- 치킨롤구이

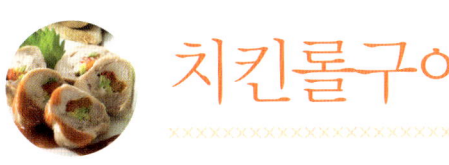

치킨롤구이

열량	탄수화물	단백질	지방
220kcal	9g	19g	12g

재료

- 닭다리(껍질 제거) · · · · · · · 80g
- 호박 · · · · · · · · · · · · · · · · 10g
- 홍피망 · · · · · · · · · · · · · · 10g
- 양파 · · · · · · · · · · · · · · · · 10g
- 주황 파프리카 · · · · · · · · · 5g
- 모차렐라치즈 · · · · · · · · · 15g

토마토소스

- 토마토홀 · · · · · · · · · · · · · 30g
- 다진 양파 · · · · · · · · · · · · 10g
- 다진 마늘 · · · · · · · · · · · · · 5g
- 버터 · · · · · · · · · · · · · · · · · 5g
- 올리브유 · · · · · · · · · · · · 3ml
- 물 · · · · · · · · · · · · · · · · · 40ml
- 핫소스 · · · · · · · · · · · · · · · 5g
- 바질 · 소금 · 후추 · · · · · · 약간씩

만들기

1 닭다리는 얇게 저며 채소를 넣어 말 수 있도록 손질한다.
2 호박, 홍피망, 양파, 주황 파프리카는 5cm 길이로 채썬다.
3 손질한 닭고기 위에 2의 채소와 모차렐라치즈를 올리고 돌돌 말아준다.
4 오븐 팬에 유산지를 깔고 3의 치킨롤을 올리고 180도로 예열된 오븐에서 15~20분간 익혀 먹기 좋은 크기로 썬다.
5 토마토홀은 손으로 으깬다. 냄비에 버터와 올리브유를 넣고 다진 양파와 다진 마늘을 넣어 볶다가 준비한 토마토홀을 넣어 볶는다.
6 물을 붓고 끓이다가 핫소스, 바질, 소금, 후추를 넣어 끓여 치킨롤구이에 곁들인다.

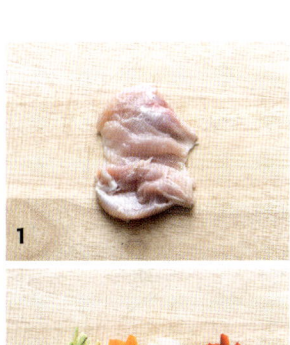

1

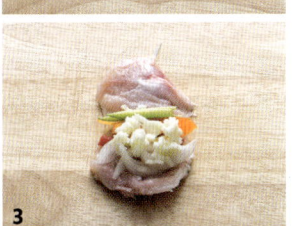

2

3

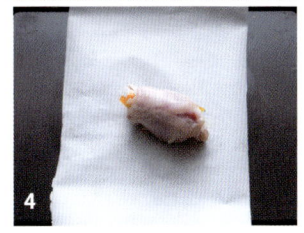

4

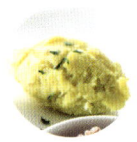

메시고구마

| 열량 177kcal | 탄수화물 23g | 단백질 1g | 지방 9g |

재료
고구마 · · · · · · · · · · · · 70g
양파 · · · · · · · · · · · · · · 10g
마요네즈 · · · · · · · · · · · 10g
생크림 · · · · · · · · · · · · · 5g
소금·후추 · · · · · · · · · 약간씩

만들기
1 고구마는 삶아서 곱게 으깨고, 양파는 곱게 다진다.
2 볼에 으깬 고구마, 다진 양파, 마요네즈, 생크림, 소금, 후추를 넣고 고루 섞는다.

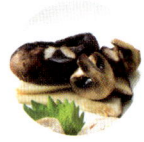

버섯구이

| 열량 79kcal | 탄수화물 3g | 단백질 1g | 지방 7g |

재료
양송이버섯 · · · · · · · · · 15g
새송이버섯 · · · · · · · · · 15g
표고버섯 · · · · · · · · · · · 15g
버터 · · · · · · · · · · · · · · 5g
올리브유 · · · · · · · · · · · 3ml

만들기
1 양송이버섯은 4등분하고, 새송이버섯은 길이로 자르고, 표고버섯은 밑동만 잘라낸다.
2 달군 팬에 올리브유를 두르고 버섯을 굽다가 버터를 넣고 살짝 더 굽는다.

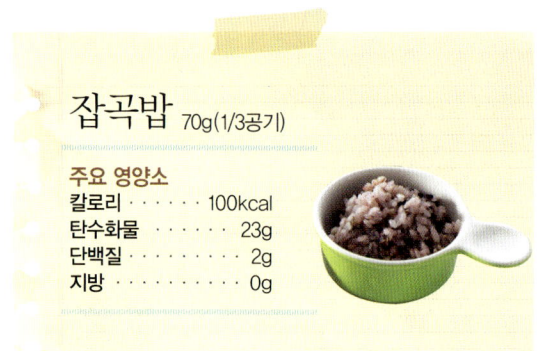

잡곡밥 70g(1/3공기)

주요 영양소
칼로리 · · · · · · 100kcal
탄수화물 · · · · · · 23g
단백질 · · · · · · · · 2g
지방 · · · · · · · · · · 0g

갈비구이 + 곤드레나물밥

섭취 칼로리를 높일 때는 살코기보다는 갈비가 더 좋다.
갈비는 간장양념에 부드럽게 재워서 굽고, 감자를 곱게 채썰어 전처럼 부쳐서 곁들이면
갈비의 쫄깃함과 감자의 부드러움이 잘 어울리는 고칼로리 음식이 된다.
부족한 비타민과 무기질은 곤드레나물밥과 과일겨자채로 보충한다.

열량	탄수화물	단백질	지방
663kcal	84g	21g	27g

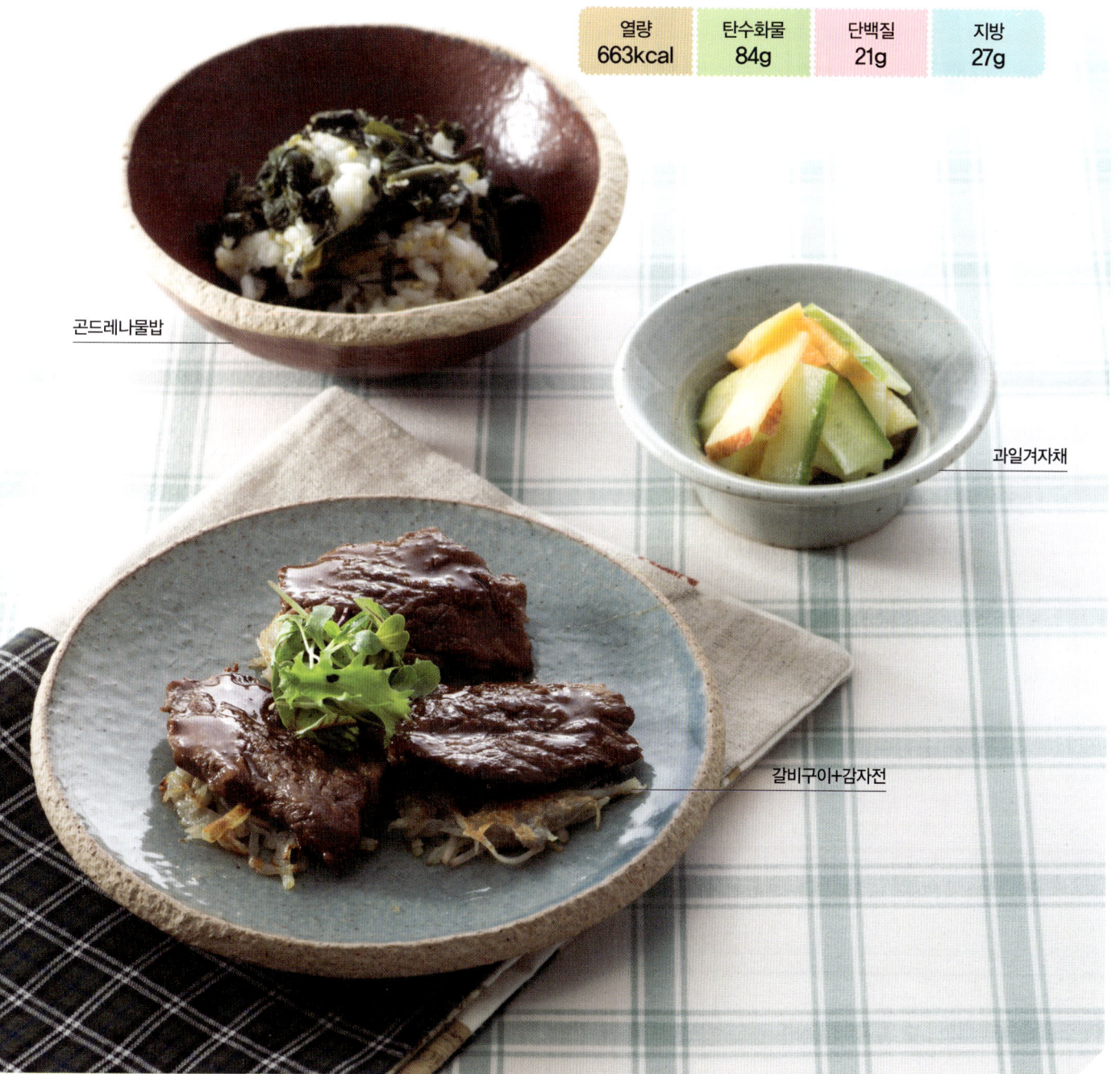

곤드레나물밥

과일겨자채

갈비구이+감자전

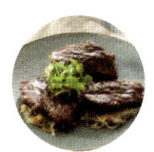

갈비구이 + 감자전

열량 365kcal **탄수화물** 19g **단백질** 16g **지방** 25g

재료

- 소고기(갈빗살) · · · · · · · · · · 80g

갈비양념
- 간장 · · · · · · · · · · · · · · · · · 5ml
- 설탕 · · · · · · · · · · · · · · · · · 5g
- 물엿 · · · · · · · · · · · · · · · · · 5g
- 맛술 · · · · · · · · · · · · · · · · · 1ml
- 배 · · · · · · · · · · · · · · · · · · · 2g
- 양파 · · · · · · · · · · · · · · · · · 1g
- 대파 · · · · · · · · · · · · · · · · · 0.5g
- 다진 마늘·다진 생강·참기름·통깨
  · · · · · · · · · · · · · · · · · · 약간씩
- 물 · · · · · · · · · · · · · · · · · · · 20ml

감자전
- 감자 · · · · · · · · · · · · · · · · · 20g
- 생크림 · · · · · · · · · · · · · · · 10g
- 녹말가루 · · · · · · · · · · · · · 5g
- 밀가루 · · · · · · · · · · · · · · · 2g
- 식용유 · · · · · · · · · · · · · · · 5ml

만들기

1 갈빗살은 물에 담가 핏물을 제거한다.
2 냄비에 분량의 갈비양념 재료를 넣고 끓여 식힌다.
3 갈빗살을 2의 갈비양념에 넣어 하루 정도 재운다.
4 달군 팬에 양념에 재운 갈비를 굽는다.
5 감자는 곱게 채썬다. 감자에 생크림, 녹말가루, 밀가루를 넣고 고루 섞어 감자반죽을 만든다.
6 팬에 식용유를 두르고 감자반죽을 올려 앞뒤로 노릇노릇하게 지져낸다.
7 갈비구이에 감자전을 곁들인다.

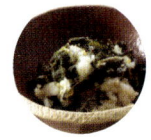

곤드레나물밥

열량 245kcal **탄수화물** 55g **단백질** 4g **지방** 1g

재료

- 쌀 · · · · · · · · · · · · · · · · · · · 60g
- 데친 곤드레나물 · · · · · · · · 20g
- 소금 · · · · · · · · · · · · · · · · · 1g
- 참기름 · · · · · · · · · · · · · · · 약간
- 물 · · · · · · · · · · · · · · · · · · · 60ml

양념장
- 간장 · · · · · · · · · · · · · · · · · 5ml
- 실파 · · · · · · · · · · · · · · · · · 10g
- 다시마국물 · · · · · · · · · · · 10ml
- 통깨·참기름·고춧가루 · · · · 약간씩

만들기

1 쌀은 씻어서 20분 정도 불린다.
2 냄비에 불린 쌀, 데친 곤드레나물, 소금, 참기름, 물을 넣고 밥을 짓는다.
3 실파는 송송 썰어 분량의 양념장 재료와 섞어 밥에 곁들인다.

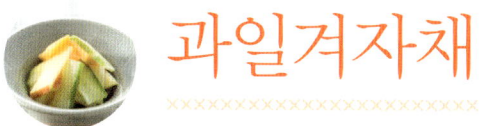
과일겨자채

| 열량 53kcal | 탄수화물 10g | 단백질 1g | 지방 1g |

재료

- 배 · · · · · · · · · · 15g
- 사과 · · · · · · · · · 15g
- 단감 · · · · · · · · · 15g
- 오이 · · · · · · · · · 15g
- 잣가루 · · · · · · · · 1g

겨자소스
- 겨자가루 · · · · · · · 1g
- 배즙 · · · · · · · · · 5ml
- 식초 · · · · · · · · · 3ml
- 설탕 · · · · · · · · · 1g
- 소금·다진 마늘·통깨 · · · · 약간씩

만들기

1 배, 사과, 단감, 오이는 1×3×0.2cm 크기로 썬다.
2 분량의 겨자소스 재료를 섞는다.
3 볼에 채썬 배, 사과, 단감, 오이를 넣고 겨자소스를 넣어 버무린다.

대추고기완자 + 우엉밥

대추를 곱게 갈아 넣고 고기완자를 빚었더니 은은한 대추의 향으로 고기 맛이 좋아진다.
당근, 표고버섯, 피망 등도 함께 넣으면 고기를 잘 먹지 못하는 환자도 좋아하는 음식이 된다.
우엉밥, 시금치땅콩무침, 나박김치를 곁들여 한 끼 식사로 만들었다.

열량	탄수화물	단백질	지방
652kcal	89g	29g	20g

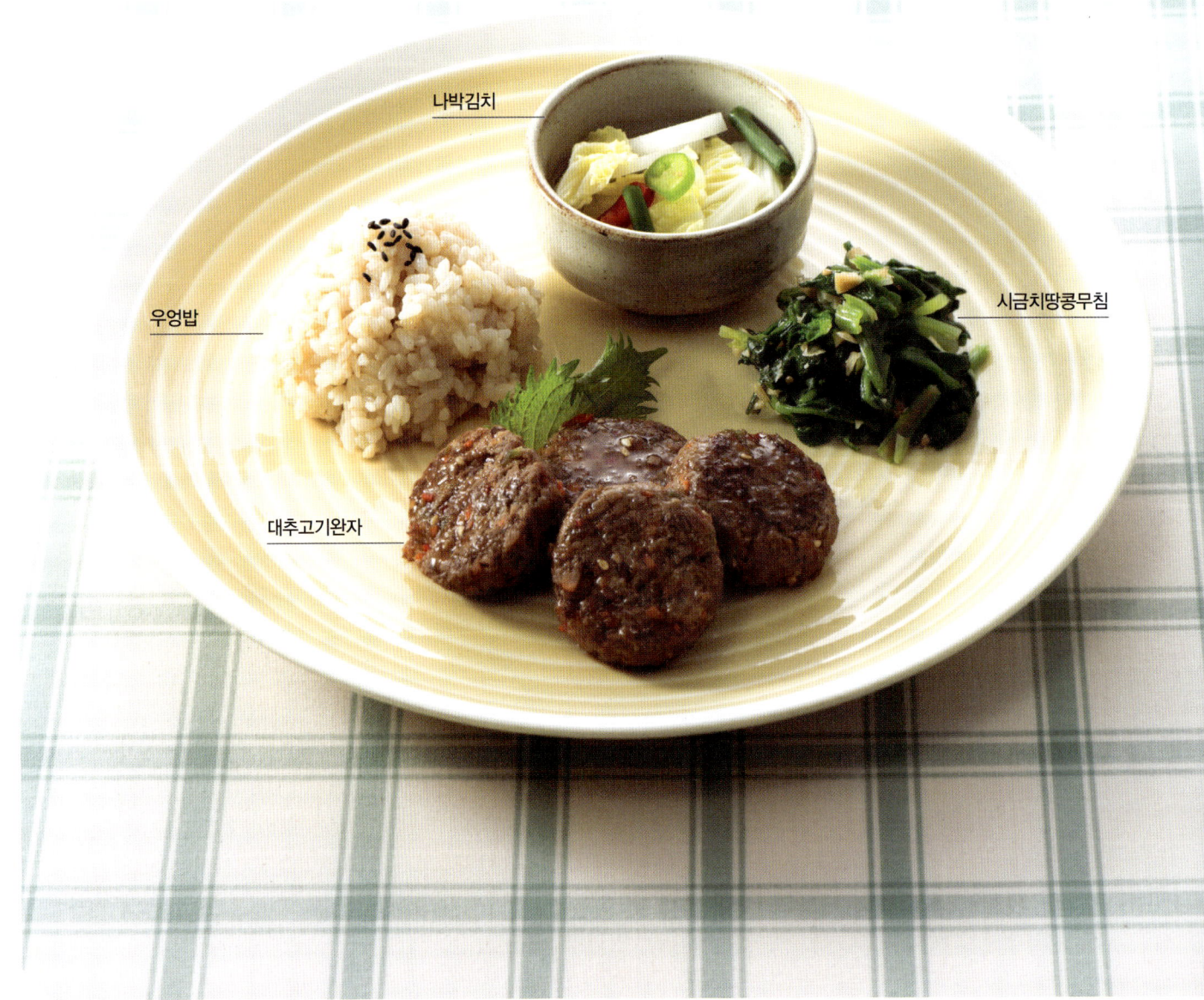

나박김치
우엉밥
시금치땅콩무침
대추고기완자

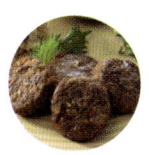 # 대추고기완자

열량	탄수화물	단백질	지방
349kcal	27g	22g	17g

재료

재료		양념	
다진 소고기	80g	간장	15ml
건대추	20g	올리고당	10g
달걀	15g	참기름	5ml
당근	10g	통깨	3g
표고버섯	10g	물	30ml
청피망	10g	후추	약간
홍피망	10g		
소금	3g		
식용유	5ml		

만들기

1 건대추는 따뜻한 물에 30분간 불린다.
2 불린 대추, 당근, 표고버섯, 청피망, 홍피망은 곱게 다진다.
3 볼에 다진 소고기, 2의 다진 재료, 달걀, 소금을 넣어 손으로 치댄다.
4 치댄 고기반죽을 적당한 크기의 완자모양으로 만든 후 팬에 식용유를 두르고 완자가 부서지지 않도록 고루 잘 익힌다.
5 4에 분량의 양념 재료를 섞어 넣고 살짝 조린다.

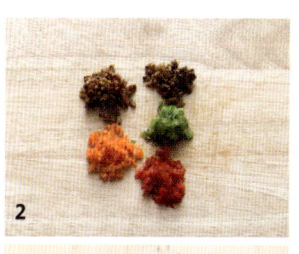
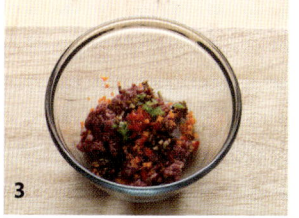
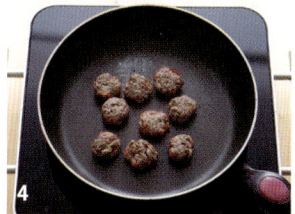
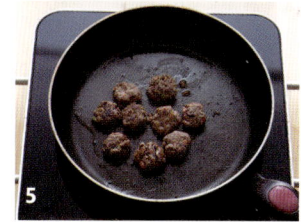

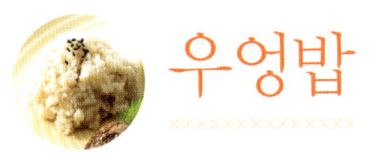

우엉밥

| 열량 256kcal | 탄수화물 59g | 단백질 5g | 지방 0g |

재료
쌀밥·············140g
우엉··············30g
참기름·통깨······약간씩
우엉조림양념
간장·············10ml
물엿··············4g
설탕··············2g
다진 마늘·통깨·후추····약간씩
물············적당량

만들기
1 우엉은 잘게 다진다.
2 냄비에 분량의 우엉조림양념 재료를 넣고 끓이다가 우엉을 넣어 조린다.
3 밥에 우엉조림을 넣어 섞은 후 참기름, 통깨를 넣고 섞는다.

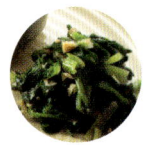

시금치땅콩무침

| 열량 43kcal | 탄수화물 2g | 단백질 2g | 지방 3g |

재료
시금치············30g
땅콩··············5g
양념
간장············0.5ml
소금············0.5g
참기름··········0.5ml
다진 마늘·통깨······약간씩

만들기
1 시금치는 끓는 물에 데쳐 찬물에 헹군 후 물기를 꼭 짠다.
2 땅콩은 끓는 물에 살짝 삶아서 다진다.
3 볼에 시금치와 다진 땅콩을 넣고 분량의 양념 재료를 넣어 무친다.

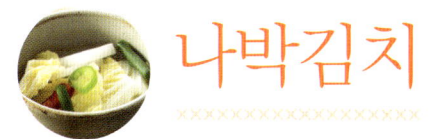

나박김치

열량 4kcal	탄수화물 1g
단백질 0g	지방 0g

재료 _10인분, 1인분 30g

- 배추 · · · · · · · · · · · 150g
- 무 · · · · · · · · · · · · · 80g
- 미나리 · · · · · · · · · · 6g
- 생강 채 · · · · · · · · · 4g
- 홍고추 · · · · · · · · · 2.5g
- 물김치국물 · · · · · · 600ml

물김치국물
- 물 · · · · · · · · · · · · 600ml
- 식초 · · · · · · · · · · · 30ml
- 다시마 · · · · · · · · · · 6g
- 설탕 · · · · · · · · · · · · 6g
- 밀가루 · · · · · · · · · · 3g
- 소금 · · · · · · · · · · · · 3g

만들기

1 배추와 무는 1.5×1.5×0.2cm 크기로 썬다.
2 냄비에 분량의 물김치국물 재료를 넣고 끓인다. 뜨거운 물김치국물에 홍고추를 넣고 곱게 갈아 국물을 만든다.
3 보관용기에 배추, 무, 생강 채를 담고 물김치국물을 붓는다. 실온에서 6시간 정도 둔 후 냉장고에서 보관한다.
4 상에 내기 전에 1.5cm 길이로 썬 미나리를 넣는다.

생선강정 +2색 전병

생선을 바삭하게 튀기고, 덜 매운 고추장소스를 발라 강정을 만들었다.
튀겨서 칼로리를 높이고, 고추장소스로 기름진 맛을 잡았다.
시금치즙과 당근즙으로 화사하게 색을 낸 전병에
생선강정과 깻잎양파무침을 올려 말아 먹으면 그 맛이 별미다.

열량	탄수화물	단백질	지방
449kcal	83g	27g	1g

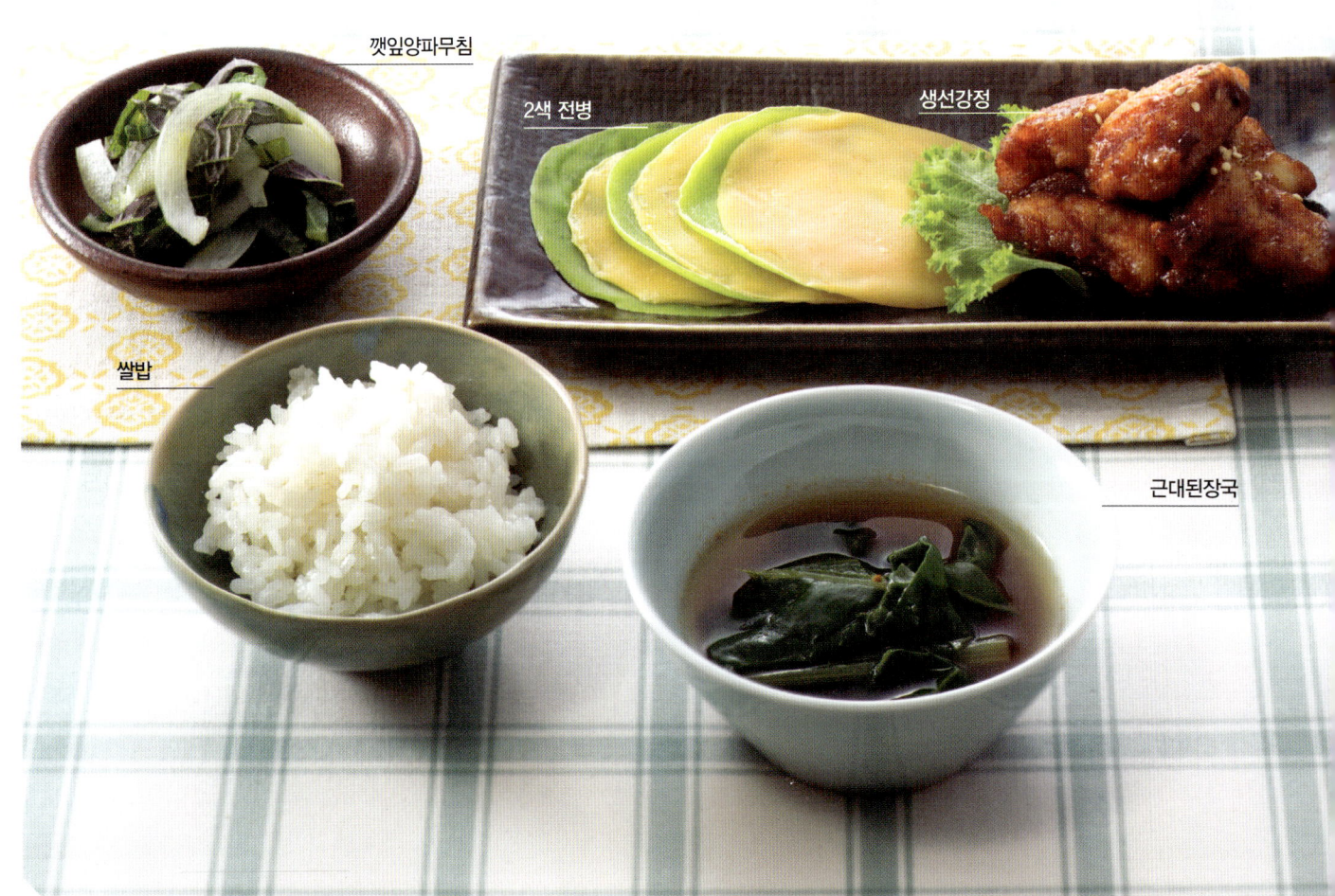

깻잎양파무침
2색 전병
생선강정
쌀밥
근대된장국

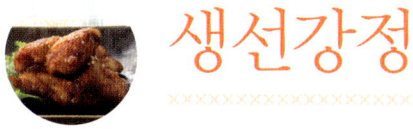

생선강정

열량	탄수화물	단백질	지방
185kcal	26g	18g	1g

재료
- 동태살 · · · · · · · · · · · · · · · 100g
- 튀김옷 · · · · 튀김가루 10g+물 약간
- 밀가루 · · · · · · · · · · · · · · · · · 5g
- 소금 · 후추 · · · · · · · · · · · · · 약간씩
- 튀김기름 · · · · · · · · · · · · · 적당량

소스
- 고추장 · · · · · · · · · · · · · · · · 15g
- 물엿 · · · · · · · · · · · · · · · · · · 4g
- 간장 · · · · · · · · · · · · · · · · · 4ml
- 케첩 · · · · · · · · · · · · · · · · · · 4g
- 설탕 · · · · · · · · · · · · · · · · · · 3g
- 다진 마늘 · · · · · · · · · · · · · · · 1g
- 다진 생강 · 통깨 · · · · · · · · 약간씩
- 물 · · · · · · · · · · · · · · · · · · 30ml

만들기
1 동태살은 먹기 좋은 크기로 썰어 소금, 후추로 간한다.
2 1의 동태살에 밀가루를 묻힌 후 가볍게 털어내고 튀김옷을 입혀 열이 오른 튀김기름에 바삭하게 튀긴다.
3 냄비에 분량의 소스 재료를 넣어 조리다가 튀긴 생선을 넣고 버무린다.

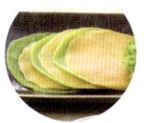

2색 전병

열량	탄수화물	단백질	지방
124kcal	27g	4g	0g

재료
- 당근 · · · · · · · · · · · · · · · · · 10g
- 시금치 · · · · · · · · · · · · · · · · 10g
- 물 · · · · · · · · · · · · · · · · · · 50m
- 식용유 · · · · · · · · · · · · · · · · 약간

반죽
- 밀가루 · · · · · · · · · · · · · · · · 20g
- 찹쌀가루 · · · · · · · · · · · · · · 10g
- 전분 · · · · · · · · · · · · · · · · · · 2g
- 소금 · · · · · · · · · · · · · · · · · 약간

만들기
1 시금치와 당근을 각각 믹서기에 물(25ml)을 넣고 간다.
2 분량의 반죽 재료를 섞어 반으로 나누고 갈아놓은 시금치와 당근을 각각 넣어 섞는다.
3 달군 팬에 식용유를 살짝 두르고 반죽을 올려 평평하게 펴서 타지 않게 약불에서 부쳐낸다.

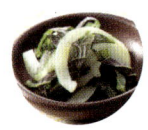

깻잎양파무침

열량	탄수화물	단백질	지방
20kcal	4g	1g	0g

재료

깻잎	10g
양파	20g

겨자소스

겨자가루	1g
배즙	5ml
식초	3ml
설탕	1g
간장	1ml
레몬즙	1ml
다진 마늘 · 통깨	약간씩

만들기

1 깻잎, 양파는 채썰고, 분량의 겨자소스 재료를 섞는다.
2 볼에 채썬 깻잎, 양파를 넣고 겨자소스를 넣어 가볍게 버무린다.

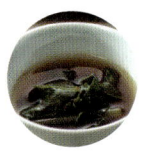

근대된장국

열량	탄수화물	단백질	지방
16kcal	2g	2g	0g

재료

근대	30g
된장	8g
멸치국물	200ml
홍고추 · 풋고추	약간씩

만들기

1 근대는 손질하여 끓는 물에 살짝 데쳐 찬물에 헹궈 물기를 짜고, 홍고추, 풋고추는 어슷썬다.
2 냄비에 멸치국물을 붓고 끓이다가 된장을 푼다.
3 2에 근대, 홍고추, 풋고추를 넣고 끓인다.

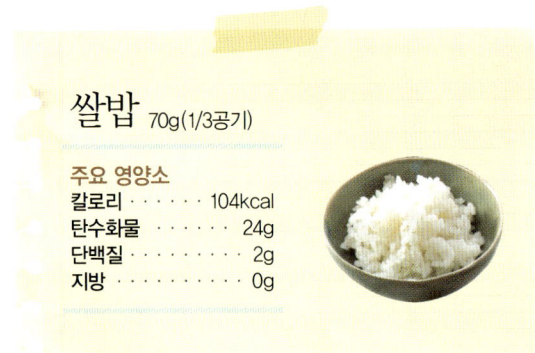

쌀밥 70g (1/3공기)

주요 영양소

칼로리	104kcal
탄수화물	24g
단백질	2g
지방	0g

두부스테이크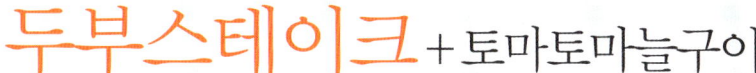

두부는 부드럽고 소화가 잘되는 단백질 식품이다. 많은 양을 먹기 부담스럽다면 두부스테이크를 만들어보자. 항암 식품으로 잘 알려진 마늘과 토마토에 함유된 항산화 성분의 흡수율을 높이기 위해 올리브유를 발라 구웠다.

열량	탄수화물	단백질	지방
575kcal	68g	24g	23g

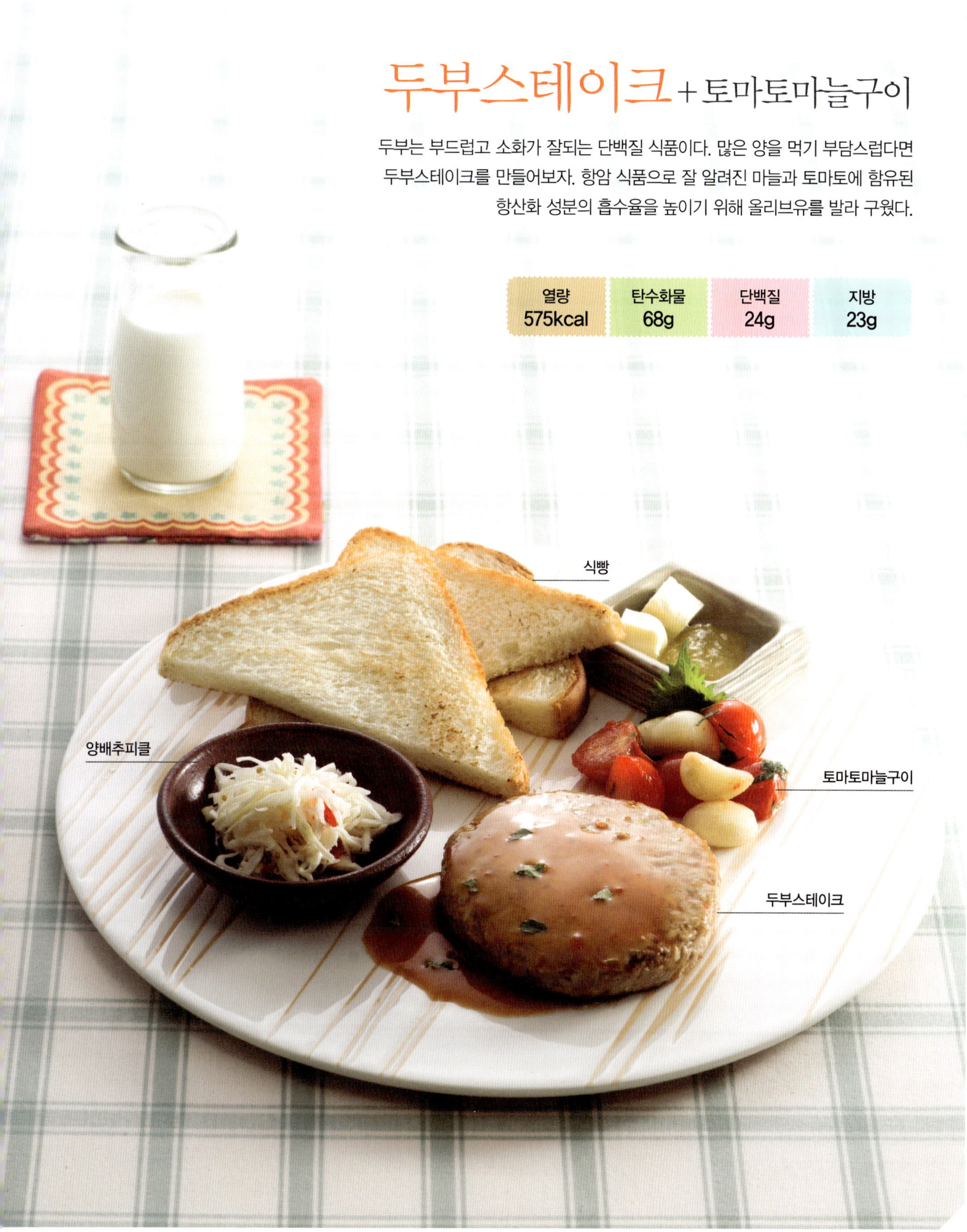

식빵

양배추피클

토마토마늘구이

두부스테이크

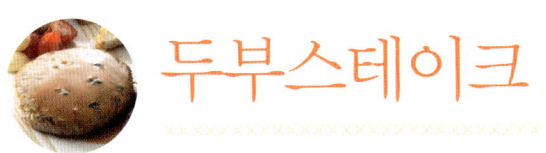

두부스테이크

열량 240kcal | 탄수화물 16g | 단백질 17g | 지방 12g

재료

두부	80g
소고기	30g
달걀	15g
당근	10g
대파	5g
밀가루	5g
소금	1g
후추	약간
식용유	5ml

소스

케첩	10g
우스터소스	10g
레드와인	10ml
올리고당	5g
월계수잎	1g
후추	약간

만들기

1 두부는 으깨어 물기를 제거하고, 소고기는 핏물을 제거하여 곱게 다진다. 당근, 대파는 곱게 다진다.
2 볼에 준비한 1의 재료, 밀가루, 달걀, 소금, 후추를 넣어 반죽해 동그란 패티 모양으로 만든다.
3 팬에 식용유를 두르고 두부스테이크를 굽는다.
4 냄비에 분량의 소스 재료를 넣고 끓인 후 두부스테이크에 곁들인다.

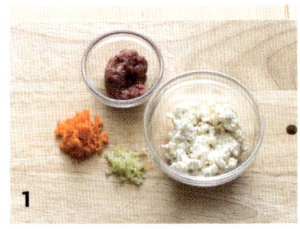

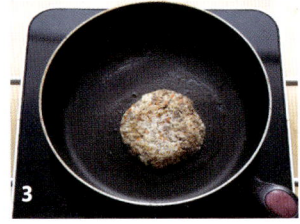

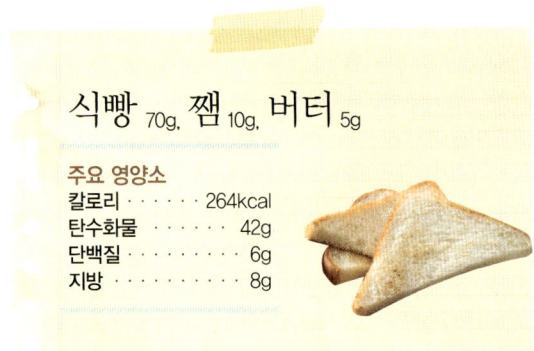

식빵 70g, 잼 10g, 버터 5g

주요 영양소

칼로리	264kcal
탄수화물	42g
단백질	6g
지방	8g

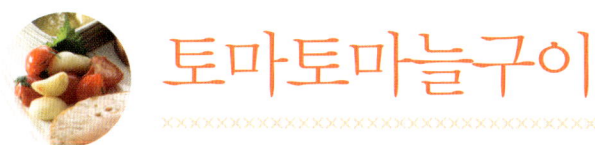

토마토마늘구이

열량 63kcal　**탄수화물** 8g　**단백질** 1g　**지방** 3g

재료
통마늘 · · · · · · · · · · 20g(4알)
방울토마토 · · · · · · · · 45g(3알)
다진 파슬리 · · · · · · · · · 약간
올리브유 · · · · · · · · · · · 3ml

만들기
1 통마늘과 방울토마토는 올리브유를 바른 뒤 200도의 오븐에서 10분 정도 구워 다진 파슬리를 뿌린다.

··· 조리 포인트 ···
오븐이 없는 경우 프라이팬에서 통마늘을 굽다가 익으면 방울토마토를 넣어 익힌다.

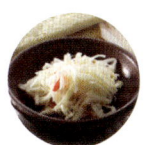

양배추피클

열량 8kcal　**탄수화물** 2g　**단백질** 0g　**지방** 0g

재료 _10인분, 1인분 30g
양배추 · · · · · · · · · · · · 300g
피클소스 · · · · · · · · · · 100ml
통후추 · · · · · · · · · · · · 약간
피클소스
식초 · · · · · · · · · · · · · 65ml
물 · · · · · · · · · · · · · · 35ml
설탕 · · · · · · · · · · · · · 15g
소금 · · · · · · · · · · · · · · 5g
통후추 · · · · · · · · · · · · · 2알

만들기
1 양배추는 채썬다.
2 냄비에 분량의 피클소스 재료를 넣고 끓인다.
3 양배추에 피클소스를 붓고 고루 뒤적여준다. 실온에 6시간 정도 두었다가 냉장고에 넣어 보관한다.

guide_2

수술 직후에는 상처 회복을 위해 단백질과 비타민, 무기질 등 영양소를 충분히 섭취해야 한다. 일반적으로 수술 후의 식사는 유동식, 연식으로 이행되며 그 이행 속도는 수술의 종류 및 환자의 회복 정도에 따라 달라진다. 위장관 수술을 받은 경우 우리 몸의 장기가 적응할 때까지 식욕 저하, 피로감, 복부 불편감, 답답함, 설사, 변비 등의 부작용이 나타날 수 있지만 시기별로 식사 원칙을 잘 준수하여 식사를 진행하다 보면 섭취상의 어려움을 쉽게 이겨내고 정상적인 식생활을 유지할 수 있다.

수술 후 원활한 식사 섭취를 방해하는 이유 중의 하나는 실제적인 불편감보다는 혹시 탈이 날까 하는 두려움이다. 특히, 위절제술을 받은 경우가 가장 식사를 어려워하는데 수술 직후 주의해야 할 사항을 수술 후 몇 달이 지나서도 유지하는 경우가 많다. 밥을 먹어도 되는 시기인데도 수술 후 몇 주가 지나도록 죽 위주로 먹는다거나, 점차 식사량을 늘려도 되는 상태인데도 일부러 밥을 반 공기 이상은 먹지 않는 경우가 있다. 수술 후 적응 과정을 살피며 단계적으로 진행하는 것도 필요하지만 지나친 걱정으로 식사를 엄격히 제한하는 것도 빠른 회복을 어렵게 할 수 있다.

여기서는 1단계 수술 직후와 2단계 진밥 단계로 나눠 메뉴를 제안한다.

- 수술 직후에는 장기의 기능이 회복되지 않은 상태이므로 부드럽고 소화 흡수가 잘되는 음식 위주로 식사를 준비한다.
- 죽을 주식으로 할 때 흰죽만으로는 다양한 영양 섭취가 어려우니 여러 가지 부재료를 활용한다.
- 빠른 회복을 위해 단백질 요구량이 증가하므로 어육류를 주재료로 한 반찬을 준비한다.
- 육류는 다질 필요는 없으나 기름기가 많거나 질긴 부분은 제거하고 조리한다.
- 육류 외에도 생선, 달걀, 두부 등의 단백질 식품을 번갈아 사용한다.

수술 후
회복 단계별 요리

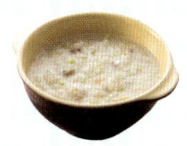

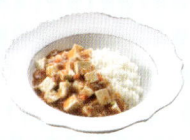

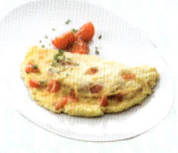

새우누룽지죽

수술 직후

누구나 좋아하는 누룽지에 단백질이 많은 새우를 넣고 죽을 끓였다. 새우의 감칠맛, 누룽지의 구수한 맛, 양파의 시원한 맛이 조화롭게 어우러져 식욕을 한층 돋울 수 있다. 환자의 기호에 따라 흰살생선, 닭고기 등 단백질 식품을 넣어 고단백식으로 만들 수 있다.

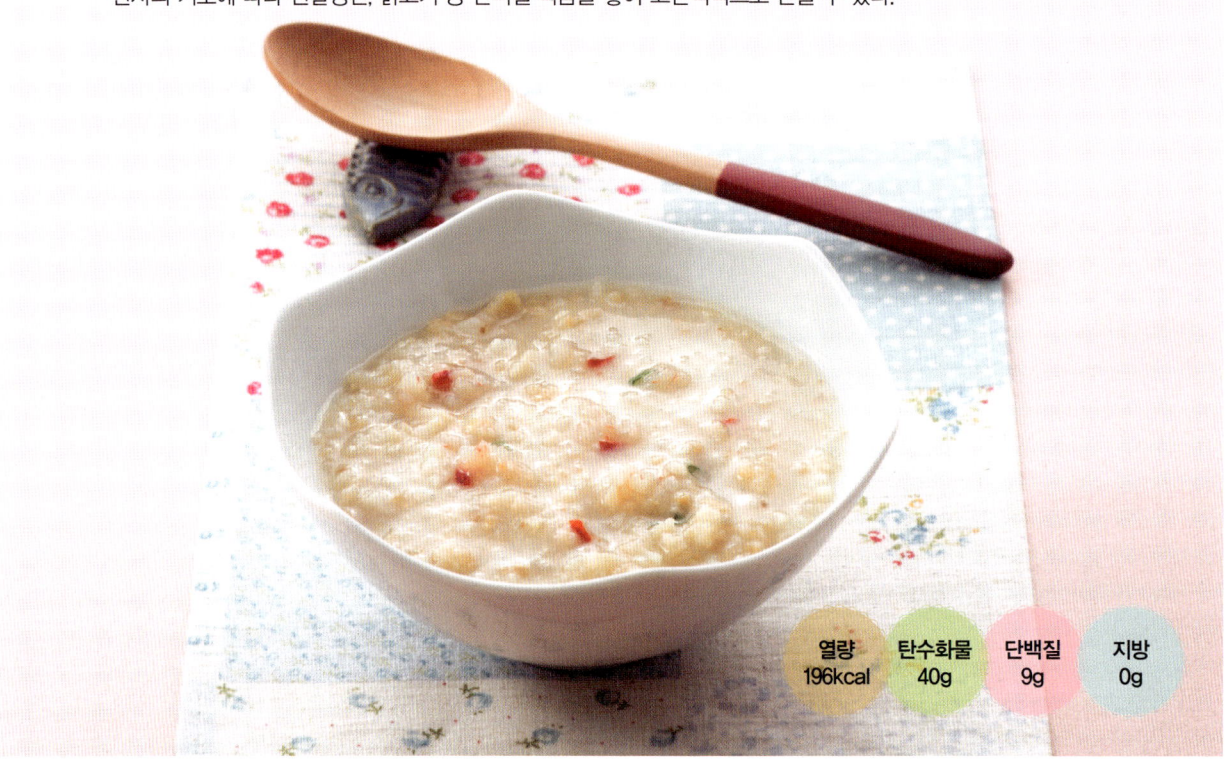

열량	탄수화물	단백질	지방
196kcal	40g	9g	0g

재료
- 누룽지 · · · · · · · · · · 45g
- 새우 · · · · · · · · · · · 25g
- 양파 · · · · · · · · · · · 10g
- 실파 · 홍고추 · · · · · · 약간씩
- 참기름 · 소금 · · · · · · 약간씩

육수
- 무 · · · · · · · · · · · · 10g
- 건다시마 · · · · · · · · · 1g
- 물 · · · · · · · · · · · · 300ml

만들기
1 새우는 손질해 잘게 다지고, 양파, 실파, 홍고추도 잘게 다진다.
2 냄비에 분량의 육수 재료를 넣고 10분간 끓인다.
3 달군 팬에 참기름을 두르고 새우, 양파를 볶다가 육수를 1/2만 붓고 끓인다.
4 육수가 끓으면 누룽지를 넣고 남은 육수를 조금씩 붓는다. 누룽지가 푹 익으면 다진 실파, 홍고추를 넣고 소금으로 간한다.

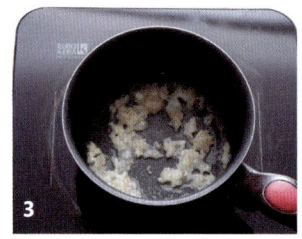
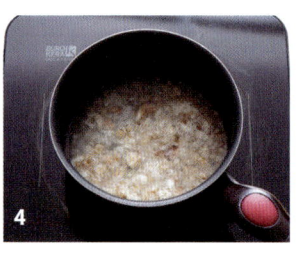

소고기장국죽

수술 직후

소고기와 채소를 함께 넣어 죽으로 끓이면 재료의 궁합이 안성맞춤이다.
수술 직후에는 호박, 양파, 당근 등과 같이 섬유소가 적은 채소를 이용하는 것이 좋고,
김가루, 참깨, 깨소금 등은 올리지 않는다.

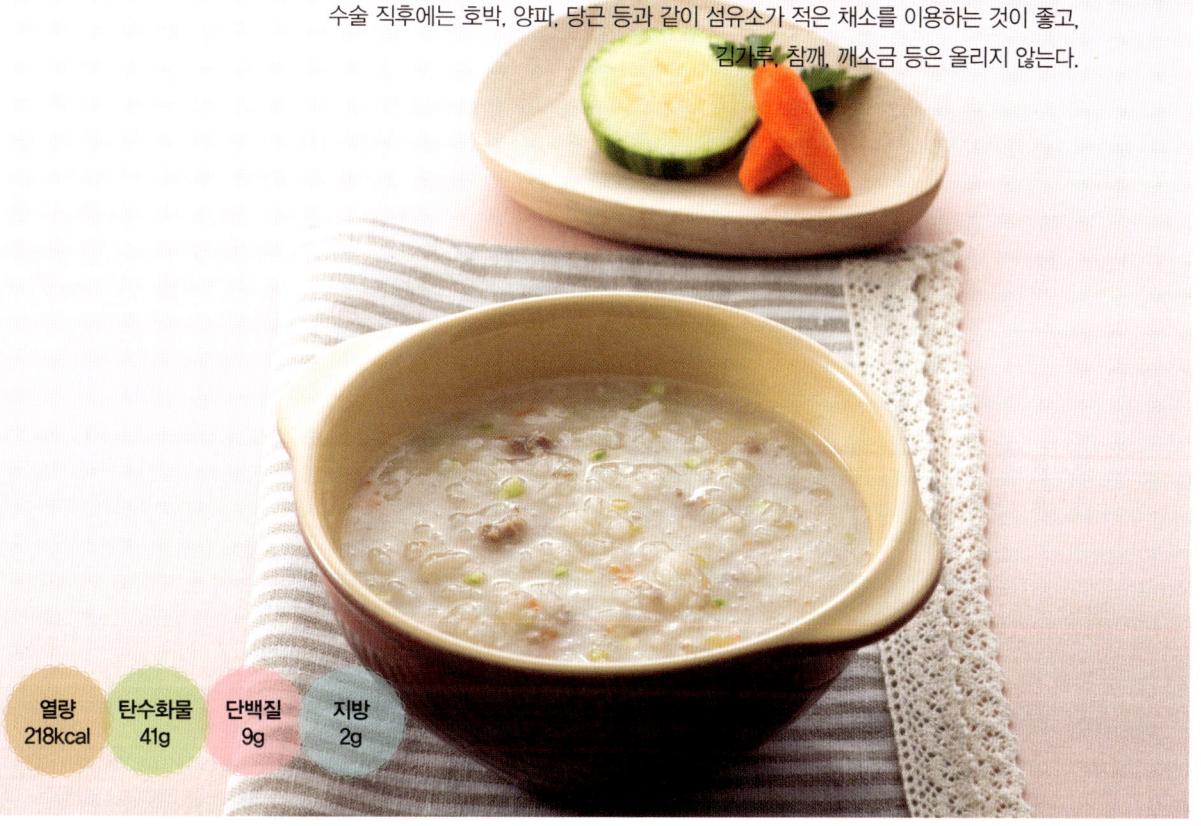

- 열량 218kcal
- 탄수화물 41g
- 단백질 9g
- 지방 2g

재료

- 쌀 ············· 45g
- 다진 소고기 ········ 20g
- 호박 ············· 20g
- 양파 ············· 10g
- 당근 ············· 10g
- 물 ············· 320ml
- 미소된장 ········· 5g
- 국간장 ············ 2ml
- 참기름·소금 ······ 약간씩

밑간
- 소금·맛술 ······· 약간씩

만들기

1. 쌀은 깨끗이 씻어 불리고, 다진 소고기는 분량의 밑간 재료로 양념한다.
2. 호박, 양파, 당근은 곱게 다진다.
3. 냄비에 참기름을 두르고 불린 쌀, 소고기를 볶다가 분량의 물을 붓고 끓인다.
4. 쌀알이 퍼지면 2의 다진 채소를 넣고 끓이다가 미소된장과 국간장을 넣어 잘 섞고 소금으로 간을 맞춰 한소끔 더 끓인다.

조리 포인트
고소한 맛과 칼로리 보충이 필요할 때는 먹기 전에 참기름을 몇 방울 떨어뜨린다.

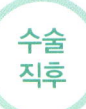
수술 직후

연어양파죽

등푸른생선인 연어는 단백질 외에도 오메가3 지방산이 풍부하다.
흰죽에 연어살을 넣어 감칠맛을 가미하였고, 양파를 넣어 생선의 비린 맛을 줄였다.
국물의 깔끔한 맛을 유지하기 위해 참기름은 넣지 않았다.

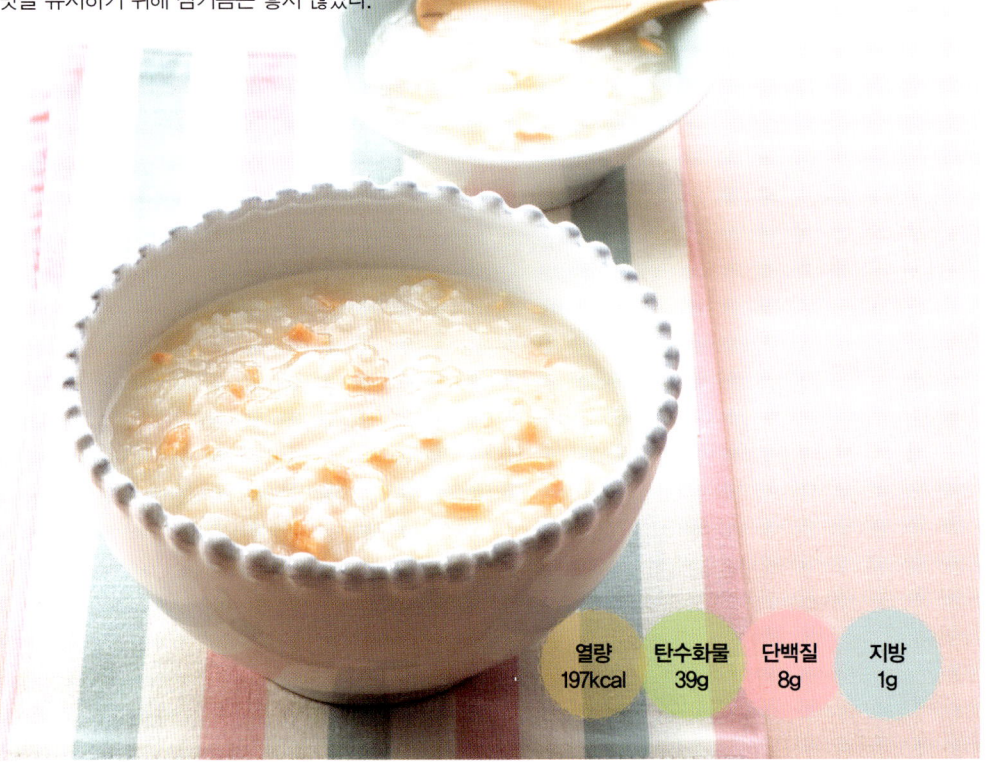

열량 197kcal | 탄수화물 39g | 단백질 8g | 지방 1g

재료
- 쌀 · · · · · · · · · · · · · · · · · 45g
- 연어 · · · · · · · · · · · · · · · · 25g
- 양파 · · · · · · · · · · · · · · · · 20g
- 물 · · · · · · · · · · · · · · · · · 300ml
- 소금 · · · · · · · · · · · · · · · · 약간

만들기
1 쌀은 깨끗이 씻어 불리고, 연어와 양파는 손질하여 작게 썬다.
2 냄비에 쌀, 양파, 연어를 넣고 살짝 볶다가 분량의 물을 부어 끓인다.
3 쌀알이 퍼지면 소금으로 간을 맞춰 한소끔 더 끓인다.

닭고기감자찜 (수술 직후)

닭가슴살은 저지방 고단백 식품이지만 특유의 퍽퍽한 질감 때문에 입맛이 없거나 입안이 껄끄러운 느낌이 있는 환자들은 다소 먹기 힘들 수 있다. 그래서 닭가슴살을 아주 작은 크기로 썰어 양념이 고루 배게 하고 충분히 조리면 부드럽고 담백하다.

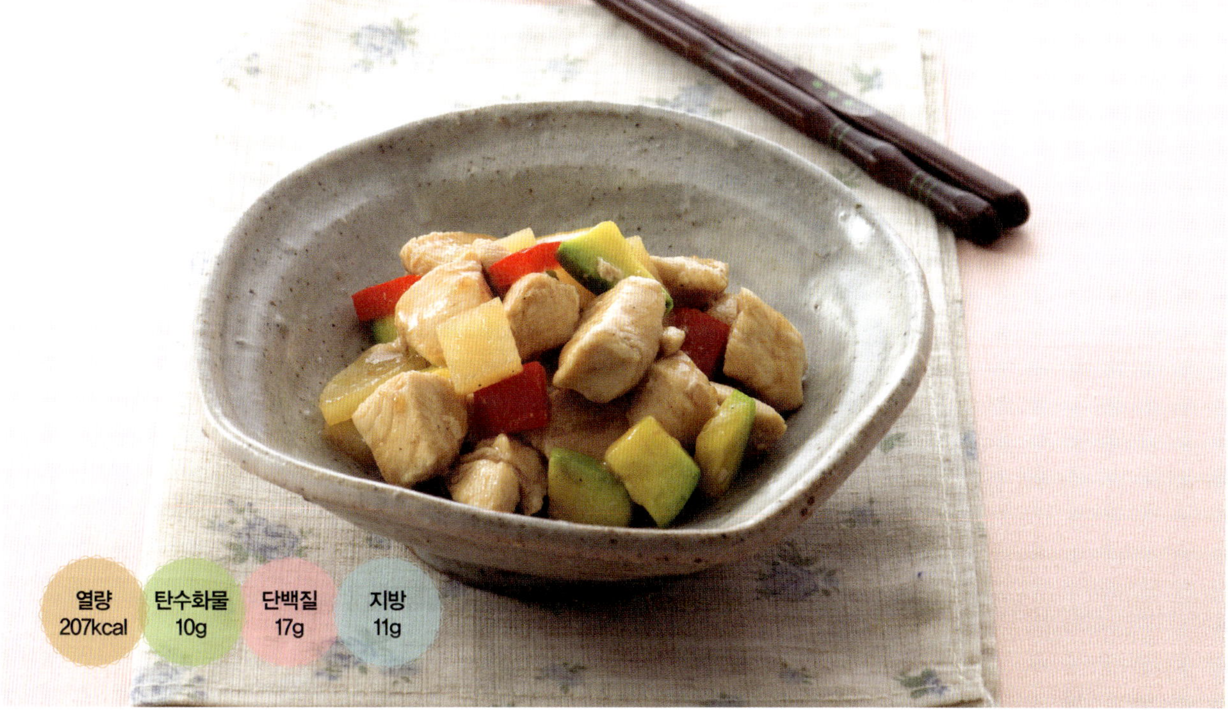

열량 207kcal · **탄수화물** 10g · **단백질** 17g · **지방** 11g

재료
- 닭가슴살 ··· 80g
- 감자 ··· 30g
- 호박 ··· 10g
- 양파 ··· 10g
- 홍피망 ··· 5g

양념
- 간장 ··· 10ml
- 물엿 ··· 2g
- 설탕 ··· 1g
- 맛술 ··· 1ml
- 다진 파 ··· 3g
- 다진 마늘 ··· 1g
- 물 ··· 30ml

만들기
1. 닭가슴살은 사방 1.5cm 크기로 깍둑썬다.
2. 감자, 호박, 양파, 홍피망은 손질하여 1×1cm 크기로 썬다.
3. 냄비에 분량의 양념 재료를 넣고 끓이다가 닭, 감자를 넣고 중불에서 끓인다. 닭이 어느 정도 익으면 호박, 양파, 홍피망을 넣고 충분히 조린다.

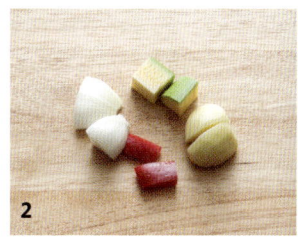
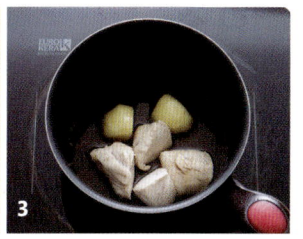

수술 직후

대구간장조림

대구는 고단백 저지방 흰살생선이라 소화가 잘되므로 회복기 식사에 안성맞춤이다.
자극적이지 않게 간장을 이용해 조려 수술 후 단백질 반찬으로 좋다.

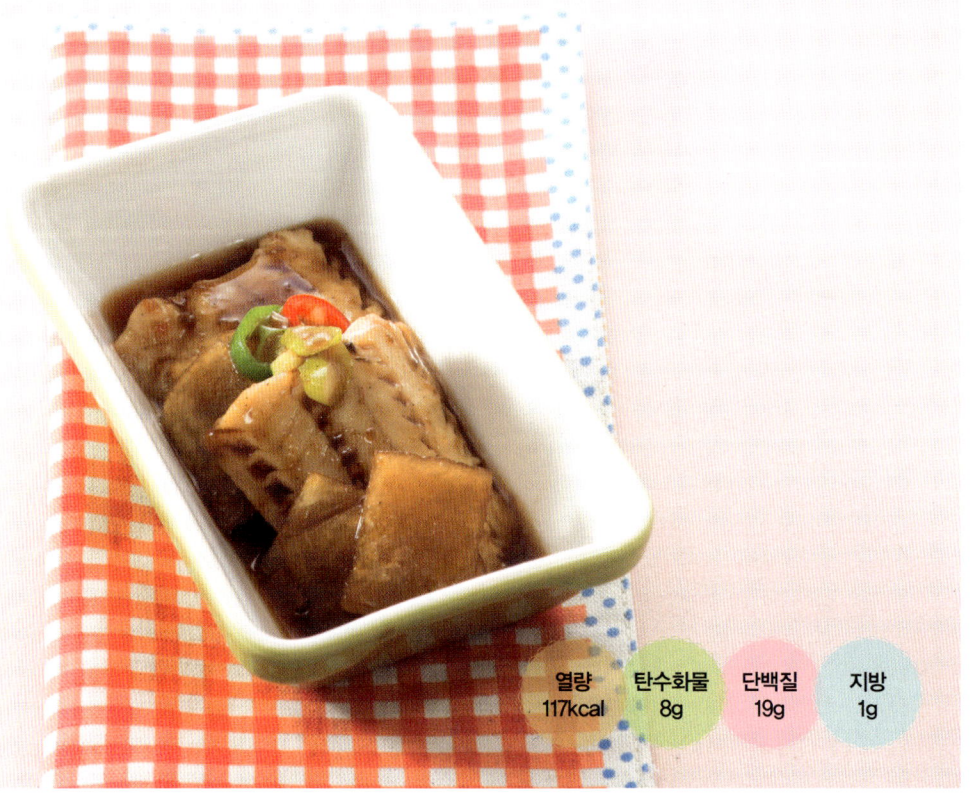

열량 117kcal | 탄수화물 8g | 단백질 19g | 지방 1g

재료

- 대구 · · · · · · · · · · · · · · · 100g
- 무 · · · · · · · · · · · · · · · · · 30g
- 대파·청고추·홍고추 · · · · · 약간씩

간장양념

- 간장 · · · · · · · · · · · · · · · 10ml
- 물엿 · · · · · · · · · · · · · · · · 4g
- 설탕 · · · · · · · · · · · · · · · · 2g
- 맛술 · · · · · · · · · · · · · · · · 2ml
- 다진 마늘 · · · · · · · · · · · · · 1g
- 다진 생강·후추 · · · · · · · 약간씩
- 물 · · · · · · · · · · · · · · · · · 60ml

만들기

1 무는 나박하게 썰고, 대파, 청고추, 홍고추는 어슷썬다.
2 냄비에 무, 대구를 넣고 분량의 간장양념 재료를 넣어 센불에서 끓이다가 약불로 줄여 조리고 대파, 홍고추, 청고추를 넣고 마무리한다.

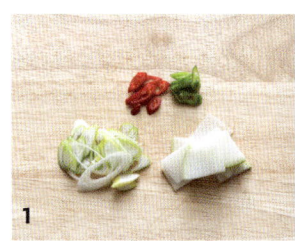
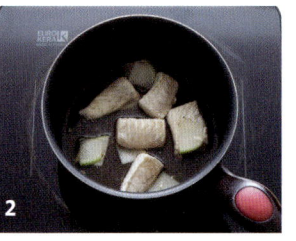

마파두부덮밥 진밥 단계

수술 후에는 여러 가지 반찬을 먹는 것이 부담스럽다. 이때는 한그릇에 필요한 영양소를 모두 담은 일품요리를 추천한다. 마파두부의 매운맛 대신 간장과 케첩으로 양념해 수술 후 부드럽게 먹을 수 있게 개발하였다.

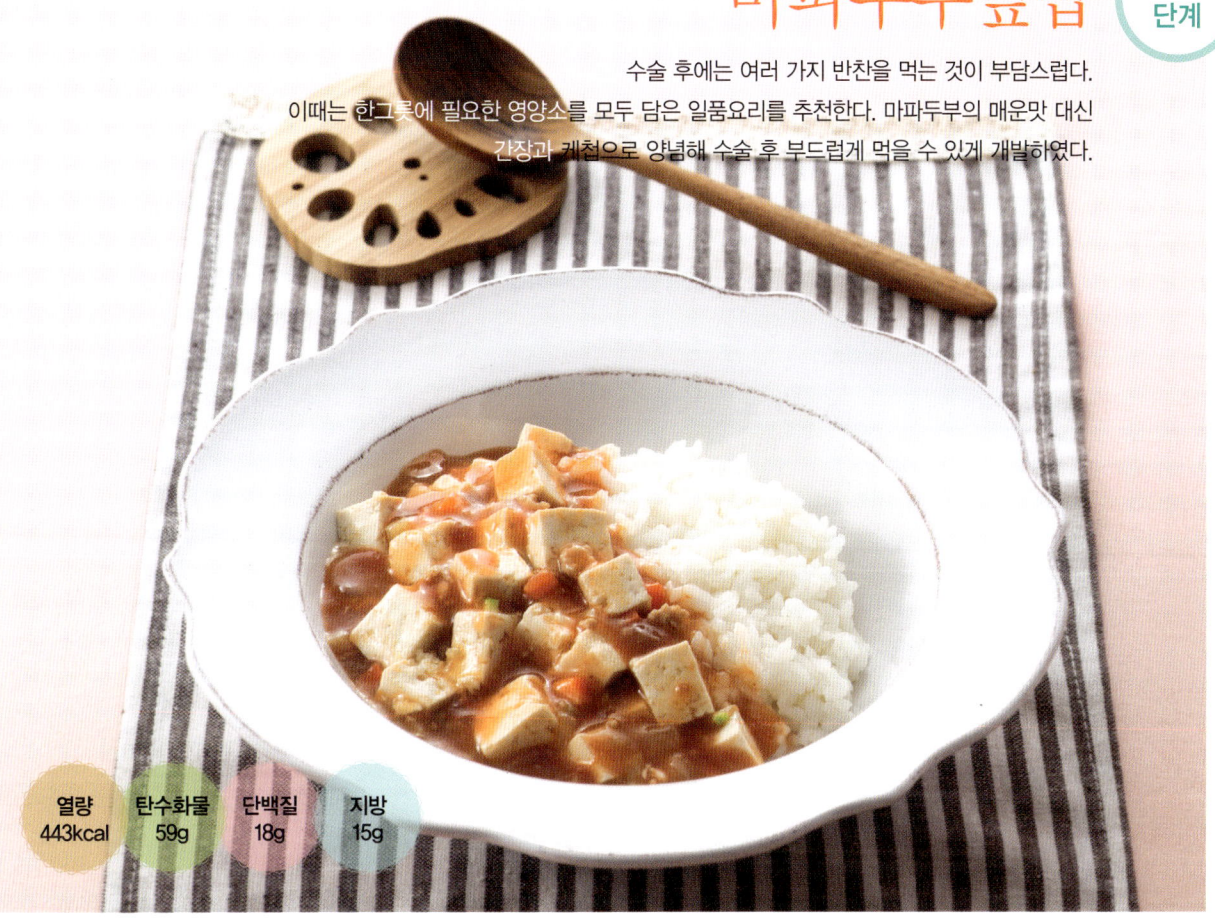

열량 443kcal | 탄수화물 59g | 단백질 18g | 지방 15g

재료

쌀밥	140g
두부	80g
다진 돼지고기	40g
가지	10g
양파	10g
당근	5g
호박	10g
대파	3g
간장	8ml
케첩	8g
맛술	2ml
식용유	5ml
옥수수전분	3g
다진 마늘	1g
물	200ml

만들기

1. 두부는 사방 1cm 크기로 썰어 끓는 물에 데친다. 돼지고기, 껍질 벗긴 가지, 양파, 당근, 호박, 대파는 굵게 다진다.
2. 냄비에 식용유를 두르고 다진 마늘을 볶다가 돼지고기를 넣고 충분히 볶는다.
3. 돼지고기가 익으면 준비한 채소와 간장, 케첩, 맛술을 넣어 볶다가 물을 붓고 끓인다.
4. 소스가 끓어오르면 전분을 풀어 농도를 맞추고 데친 두부를 넣어 가볍게 섞어 밥 위에 올려낸다.

진밥 단계

닭고기가지덮밥

닭가슴살을 굵게 다져서 불고기양념하고, 가지와 양송이버섯을 곁들인 일본식 덮밥으로 수술 후 먹기 편한 한그릇 음식으로 만들었다. 붉은색 고기의 맛과 냄새에 대한 거부감이 크다면 냄새가 적은 닭고기로 단백질 섭취량을 늘린다.

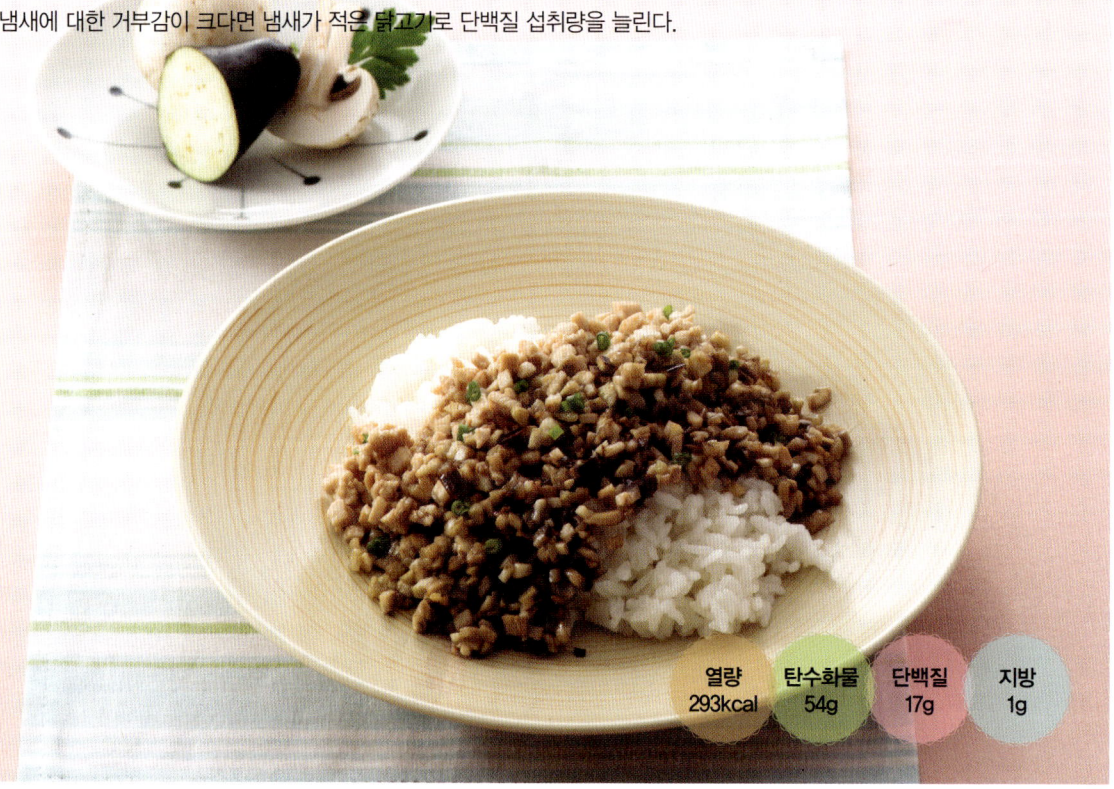

열량 293kcal | 탄수화물 54g | 단백질 17g | 지방 1g

재료

쌀밥	140g
닭가슴살	50g
가지	50g
양송이버섯	20g
후추	약간
식용유	약간
실파	약간

닭고기 밑간

간장	10ml
맛술	2ml
다진 마늘	1g
다진 생강	약간

만들기

1. 닭가슴살은 다진 후 분량의 닭고기 밑간 재료로 재운다.
2. 가지, 양송이버섯은 굵게 다진다.
3. 달군 팬에 식용유를 두르고 재워놓은 닭가슴살을 볶는다.
4. 3에 가지, 양송이버섯을 넣어 볶은 후 후추를 뿌려 밥에 곁들이고 실파를 뿌린다.

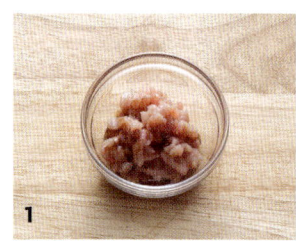
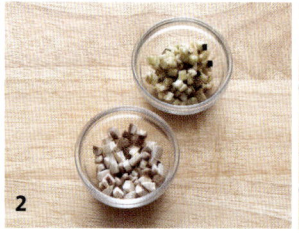
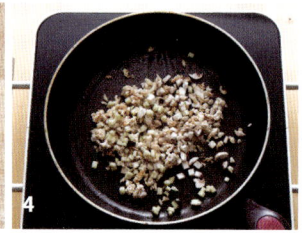

토마토오믈렛 _{진밥단계}

토마토에는 항산화 성분인 리코펜이 풍부한데,
리코펜은 지용성이므로 지방과 함께 섭취해야 흡수율이 높아진다.
그래서 토마토를 달걀과 기름을 사용해 오믈렛으로 만들었다.

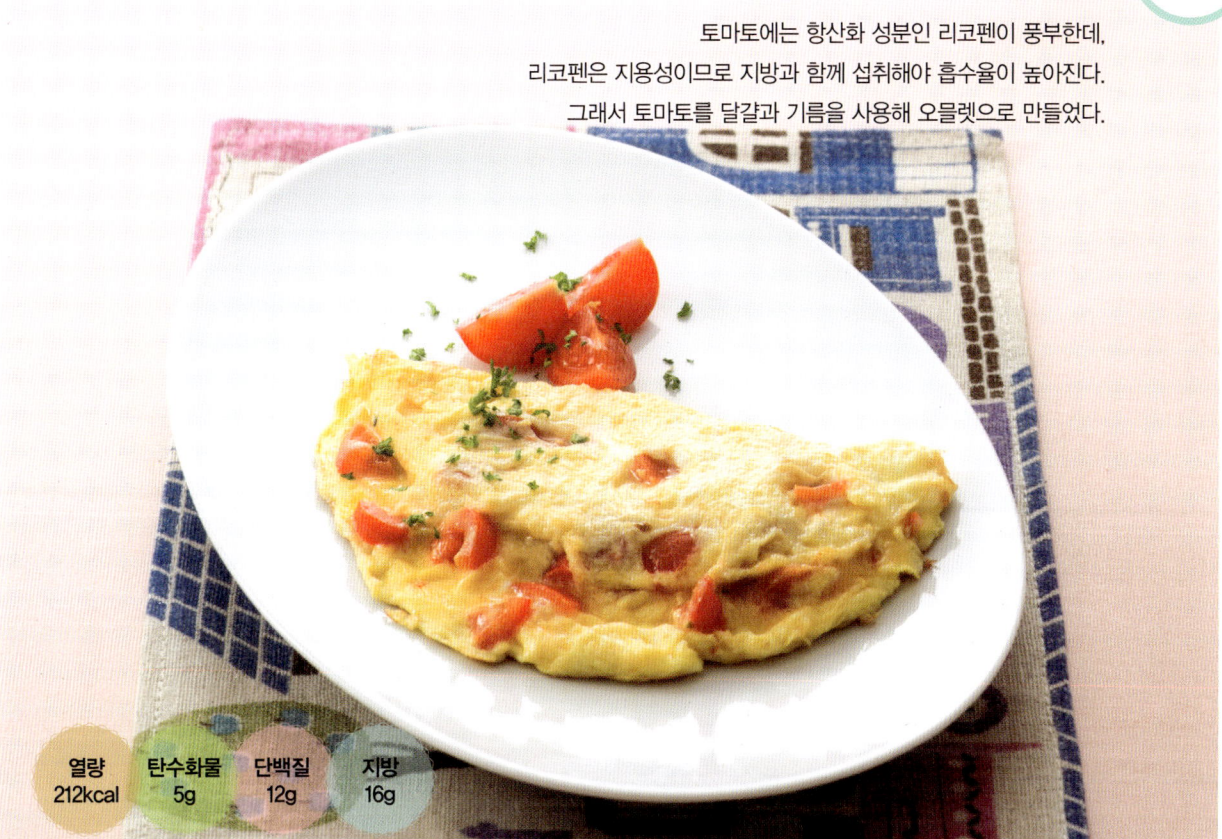

열량 212kcal | 탄수화물 5g | 단백질 12g | 지방 16g

재료
- 달걀 · · · · · · · · · · · · · 100g
- 토마토 · · · · · · · · · · · · · 20g
- 양파 · · · · · · · · · · · · · · · 5g
- 생크림 · · · · · · · · · · · · 20g
- 소금·후추 · · · · · · · · · 약간씩
- 식용유 · · · · · · · · · · · · · 5ml

만들기
1 토마토와 양파는 깨끗하게 손질하여 작게 썬다.
2 볼에 달걀, 생크림, 소금, 후추를 넣어 잘 풀어준 후 토마토, 양파를 넣어 섞는다.
3 달군 팬에 식용유를 두르고 달걀물을 부어 스크램블을 하면서 오믈렛 모양을 만든다.

가자미배즙구이

진밥 단계

생선류는 좋은 단백질 급원 식품이나 비린 맛 때문에 좋아하지 않는 사람들이 있다. 생선의 비린 맛을 제거하기 위해 배즙양념장으로 밑간해 양념이 잘 배게 반나절 정도 재워 생선의 촉촉한 느낌을 유지하면서 맛있게 먹을 수 있도록 했다.

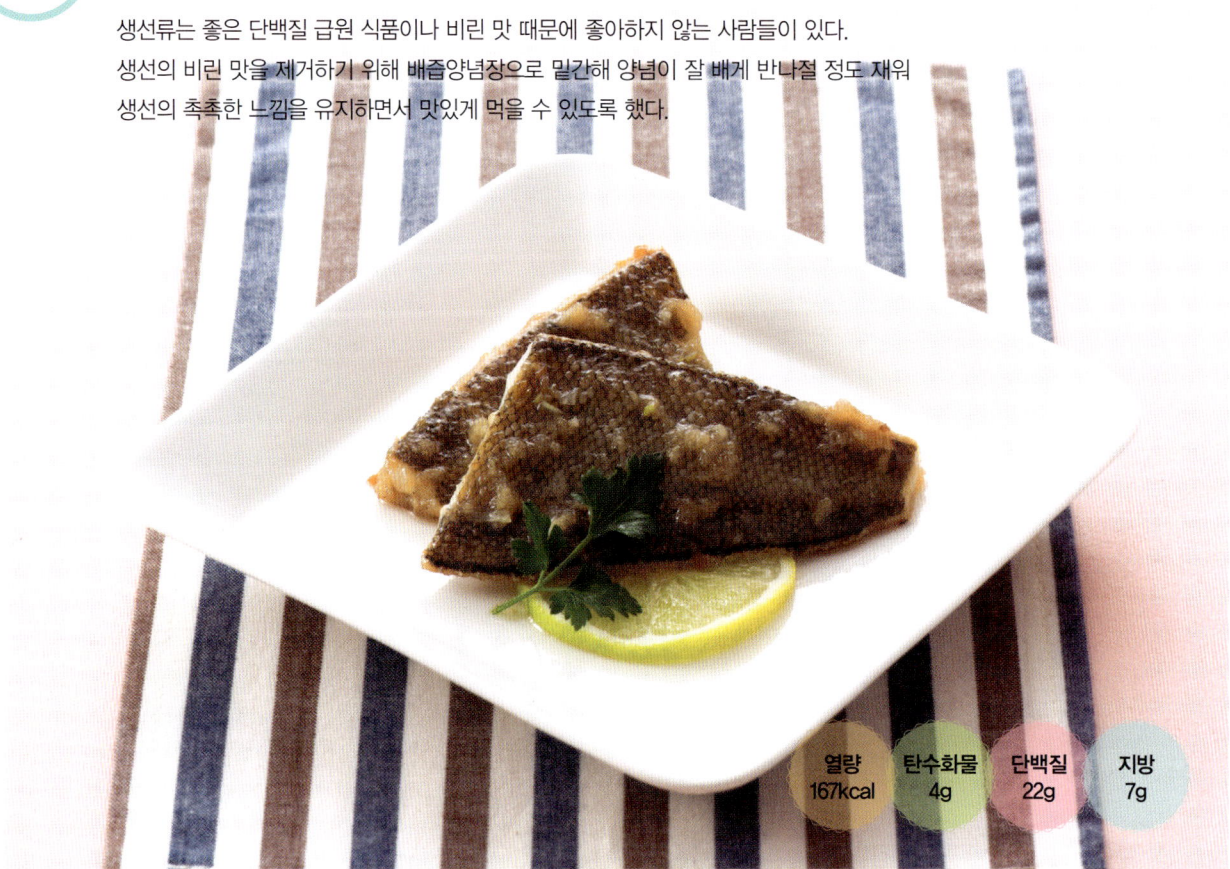

열량 167kcal | 탄수화물 4g | 단백질 22g | 지방 7g

재료

- 가자미 · · · · · · · · · · · 100g
- 식용유 · · · · · · · · · · · 3ml

밑간
- 맛술 · · · · · · · · · · · 1ml
- 소금 · · · · · · · · · · · 약간

배즙양념장
- 갈은 배 · · · · · · · · · · · 5g
- 식초 · · · · · · · · · · · 3ml
- 설탕 · · · · · · · · · · · 3g
- 소금 · · · · · · · · · · · 1g
- 다진 마늘 · · · · · · · · · · · 1g
- 물 · · · · · · · · · · · 10ml

만들기

1. 가자미는 깨끗하게 손질하여 칼집을 내고 소금, 맛술로 밑간한다.
2. 분량의 배즙양념장 재료를 섞어 가자미에 고루 발라 양념이 잘 배게 반나절 정도 재운다.
3. 팬에 식용유를 두르고 배즙양념장에 재운 가자미를 약불에서 양념장을 발라가며 윤기 나게 굽는다.

버섯불고기 _{진밥 단계}

소고기는 수술 후 세포의 재생과 회복을 위해 섭취해야 하는 좋은 단백질 식품이다. 소고기는 얇게 썰어 간장양념으로 연하게 재우고, 섬유소 함량이 적은 버섯, 시금치, 피망을 곁들여 비타민과 무기질을 보충하면 좋다.

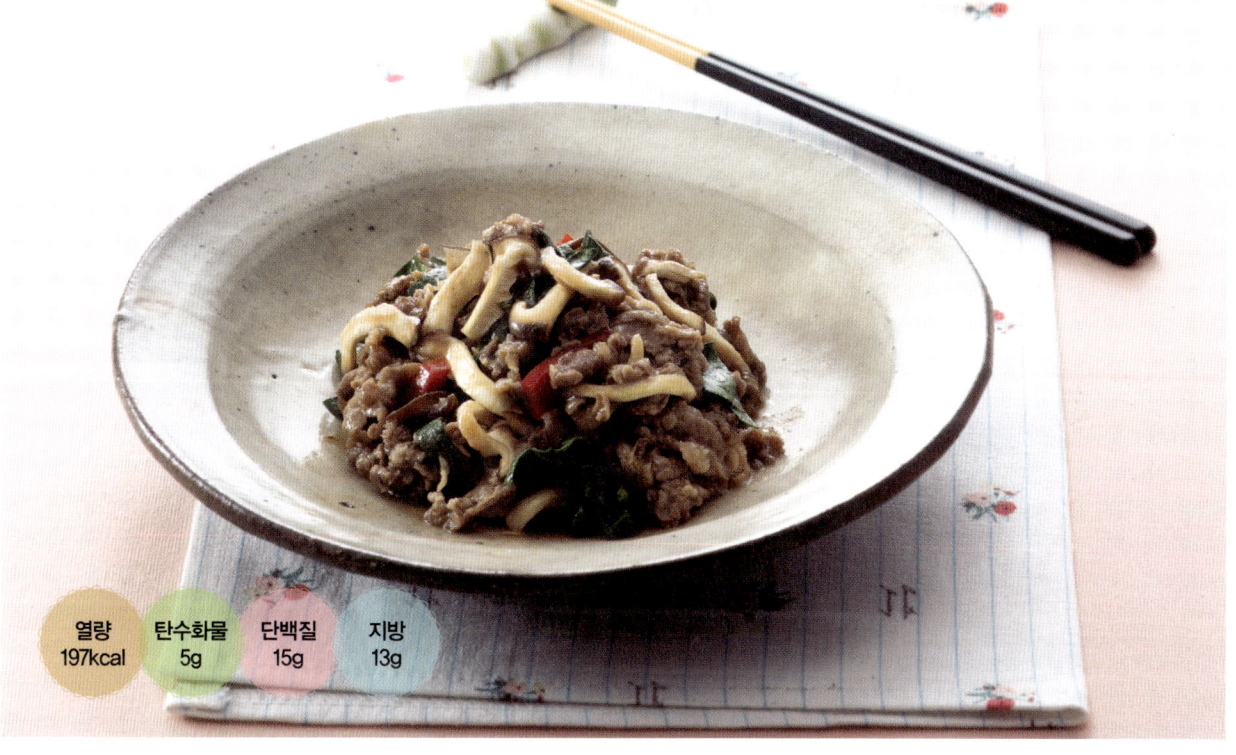

열량	탄수화물	단백질	지방
197kcal	5g	15g	13g

재료

- 소고기(채끝 등심) … 80g
- 생표고버섯 … 5g
- 느타리버섯 … 5g
- 시금치 … 5g
- 홍피망 … 5g

불고기양념
- 간장 … 5ml
- 갈은 사과 … 5g
- 갈은 양파 … 5g
- 올리고당 … 3g
- 다진 파 … 2g
- 다진 마늘 … 1g
- 참기름 … 1ml
- 물 … 10ml

만들기

1. 생표고버섯, 느타리버섯, 시금치, 홍피망은 깨끗하게 손질하여 채썬다.
2. 소고기는 핏물을 제거한 뒤 분량의 불고기양념 재료를 섞어 재운다.
3. 달군 팬에 재워둔 소고기를 넣어 볶다가 고기가 어느 정도 익으면 1의 재료를 넣어 볶는다.

조리 포인트
불고기양념에 키위나 배를 넣으면 고기가 부드러워지는데, 사과와 양파 역시 양념에 갈아 넣으면 고기가 부드러워진다.

guide_3

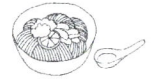 항암약물치료나 방사선치료를 진행하는 경우 항암제의 종류나 방사선치료 부위에 따라 차이는 있으나 오심(메스꺼움)이나 구토, 구강 점막염, 설사 등의 부작용이 나타난다.

✚ 오심·구토 증상이 있을 때
- 달고 기름진 음식이나 향이 강한 음식은 피하는 것이 좋다.
- 뜨거운 음식보다는 시원한 음식이 메스꺼움을 가라앉히는 데 도움이 된다.
- 촉촉한 음식보다는 마른 형태의 음식이 먹기 수월하다.

✚ 구강 점막염 증상이 있을 때
입안과 목의 점막은 우리 몸에서 가장 예민한 부분으로 방사선치료나 항암치료 혹은 감염 때문에 잇몸이 붓고 아프거나 약해지고 목 안에 통증이 생길 수 있다.
- 딱딱하고 거친 음식을 피하고 약해진 입안을 자극하지 않으면서 씹고 삼키기 쉬운 음식을 선택한다.
- 식재료를 갈아서 이용한다.
- 맵고 짠 자극적인 음식, 뜨거운 음식은 피한다.

✚ 설사 증상이 있을 때
설사는 치료 중 빈번하게 나타나는 부작용으로 설사하면 섭취한 음식이 장 속을 급속하게 지나가므로 장에서 여러 영양소가 흡수되지 못한다. 설사가 지속되면 영양 불량, 체중 감소 등의 심각한 문제가 생길 수 있으니 설사가 심해지면 반드시 주치의와 상의한다.
- 소량씩 자주 먹고, 소화되기 쉽고 부드러운 음식을 선택한다.
- 설사 증상이 있을 때는 섬유소가 많은 음식(현미밥, 쌈채소, 생과일 등)을 피하고 부드럽게 익힌 음식 위주로 섭취한다.

치료 중 부작용별 맞춤 요리

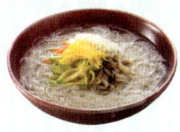

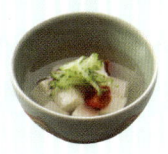

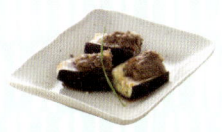

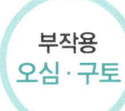

부작용
오심·구토

묵밥

오심, 구토가 있을 때는 음식 냄새만 맡아도 식사하기 어려워진다.
시원한 동치미국물에 백김치를 잘게 썰어 올려 냄새가 적은 묵밥을 만들었다.
기호에 따라 도토리묵, 메밀묵, 청포묵을 선택하여 새콤달콤하거나
약간 매콤하게 간을 해서 먹는다.

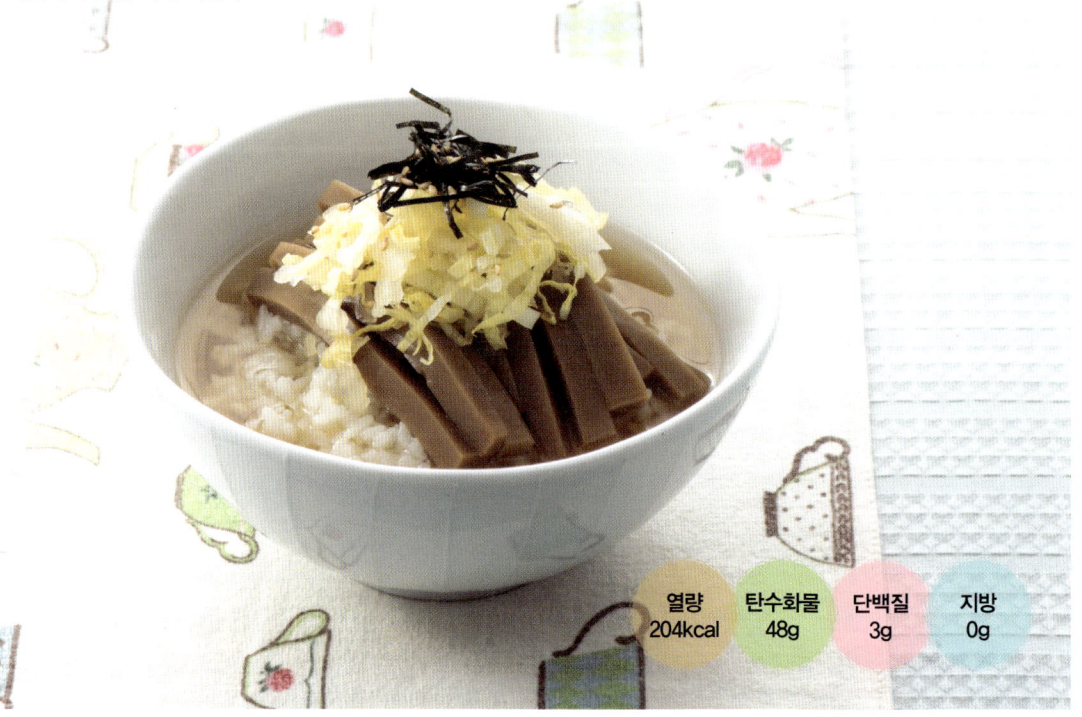

열량 204kcal | 탄수화물 48g | 단백질 3g | 지방 0g

재료
- 쌀밥 ·················· 120g
- 도토리묵 ·············· 60g
- 백김치 ················ 10g
- 동치미국물 ············ 150ml
- 구운 김가루·통깨·식초 ··· 약간씩

만들기
1 도토리묵은 굵게 채썰고, 백김치도 채썬다.
2 그릇에 밥, 도토리묵, 백김치를 담고 동치미국물을 부은 후 구운 김가루, 통깨를 올린다. 기호에 맞게 식초로 간한다.

잔치쌀국수

부작용 오심·구토

메슥거릴 때는 밥보다 국물이 있는 국수요리가 더 낫다. 구수한 멸치국물에 호박, 버섯, 당근, 양파, 달걀을 고명으로 올려 비타민과 미네랄의 영양을 얹어 영양 균형을 맞추었다. 양념장을 곁들여도 좋다.

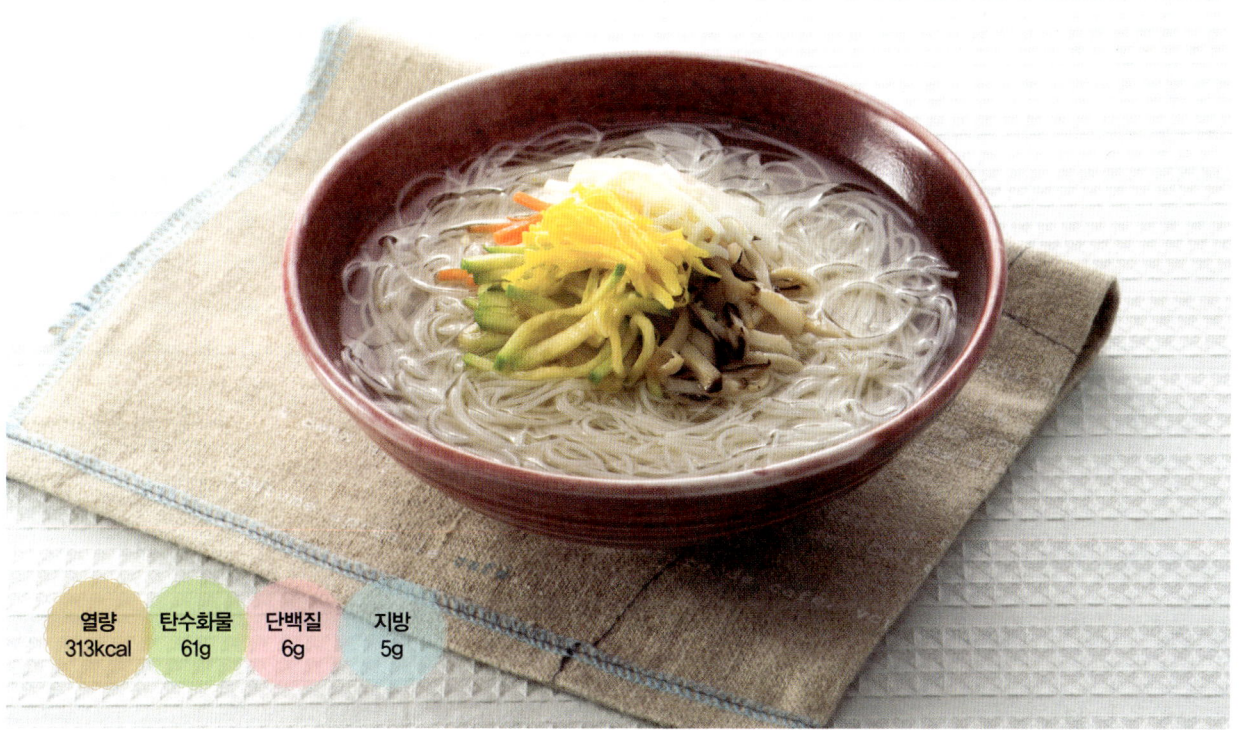

열량	탄수화물	단백질	지방
313kcal	61g	6g	5g

재료

- 삶은 쌀국수 · · · · · · 180g(건면 70g)
- 애호박 · · · · · · · · · · · · · · · · 10g
- 양파 · · · · · · · · · · · · · · · · · · 5g
- 생표고버섯 · · · · · · · · · · · · · · 5g
- 당근 · · · · · · · · · · · · · · · · · · 5g
- 달걀 · · · · · · · · · · · · · · · · · 10g
- 소금 · · · · · · · · · · · · · · · · · · 1g
- 식용유 · · · · · · · · · · · · · · · · 3ml
- 국간장 · · · · · · · · · · · · · · · · 3ml
- 멸치국물 · · · · · · · · · · · · · 250ml

만들기

1 애호박, 양파, 생표고버섯, 당근은 곱게 채썬다.
2 달걀은 곱게 풀어 황백 지단을 부쳐 곱게 채썬다.
3 냄비에 멸치국물을 넣고 끓여 국간장, 소금으로 간한다.
4 달군 팬에 식용유를 두르고 1의 재료를 각각 볶는다.
5 쌀국수는 뜨거운 물에 삶아 물기를 뺀 후 그릇에 담고 멸치국물을 붓고 2와 4의 고명을 올린다.

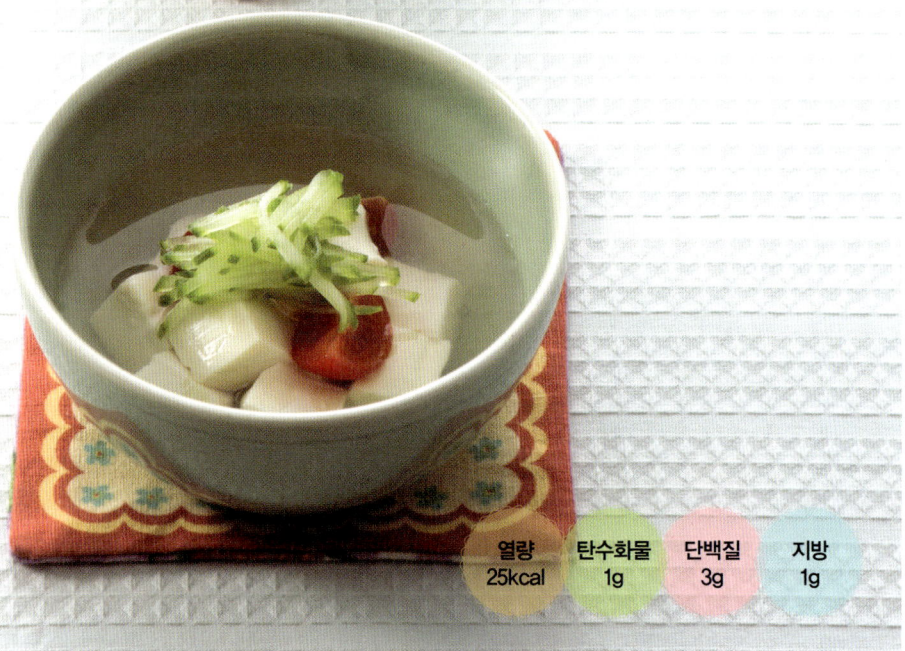

연두부냉국

부작용: 오심·구토

뜨거운 음식은 오심과 구토를 심하게 할 수 있으므로 차게 해서 먹는 것이 좋다. 다시마국물을 감칠맛 나게 끓여서 차게 식힌 다음 부드러운 연두부를 넣어 냉국을 만들어보자.

열량 25kcal | 탄수화물 1g | 단백질 3g | 지방 1g

재료

- 연두부 50g
- 방울토마토 10g
- 오이 10g
- 다시마국물 100ml
- 식초 2ml
- 맛술 1ml
- 소금·설탕 약간씩
- 다진 실파 약간

만들기

1. 연두부는 1.5cm 크기로 깍둑썰고, 토마토와 오이는 고명용으로 썬다.
2. 차가운 다시마국물에 식초, 맛술, 소금, 설탕을 넣어 간한다.
3. 그릇에 연두부를 담고 2의 다시마국물을 붓고 토마토, 오이를 올리고 다진 실파를 뿌린다.

말린 사과와 버섯

부작용 오심·구토

향이 강하거나 기름진 음식은 속을 더 메슥거리게 할 수 있으므로 피하는 것이 좋다.
그래서 사과, 버섯, 단호박, 고구마를 얇게 썰어 오븐에서 건조시켜 수시로 먹는다.

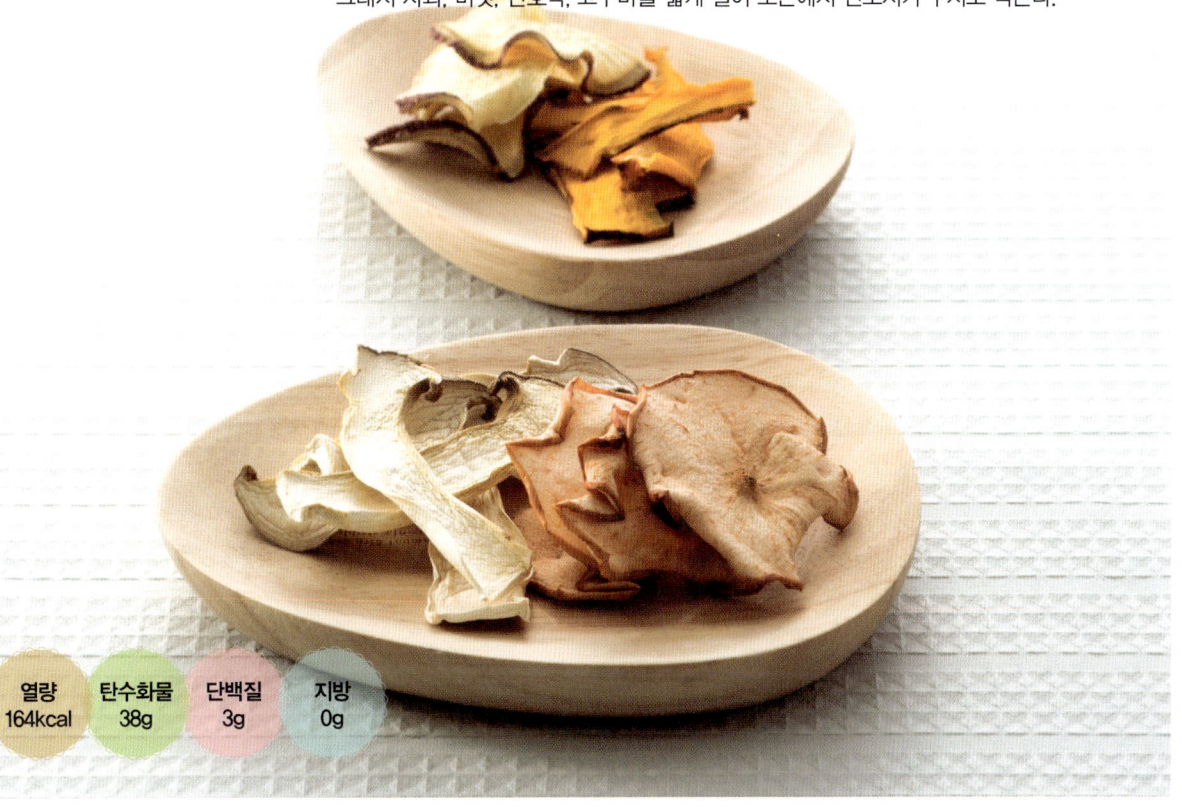

열량	탄수화물	단백질	지방
164kcal	38g	3g	0g

재료

- 사과 · · · · · · · · · · · · · 50g
- 새송이버섯 · · · · · · · · · · 60g
- 단호박 · · · · · · · · · · · · 50g
- 고구마 · · · · · · · · · · · · 50g

만들기

1 사과, 새송이버섯, 단호박, 고구마는 0.2cm 두께로 슬라이스한다.
2 1을 오븐 팬에 올리고 60℃의 오븐에서 3시간 정도 말린다.

부작용
구강 점막염

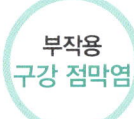

새우호박찜

항암치료 시 침 분비가 줄어들어 구강건조증이 일어날 수 있으므로 식품 자체 내 수분 함량이 높은 호박과 다진 새우로 찜을 만들어 먹기 편하게 만들었다. 차갑게 식혀 먹어도 좋다.

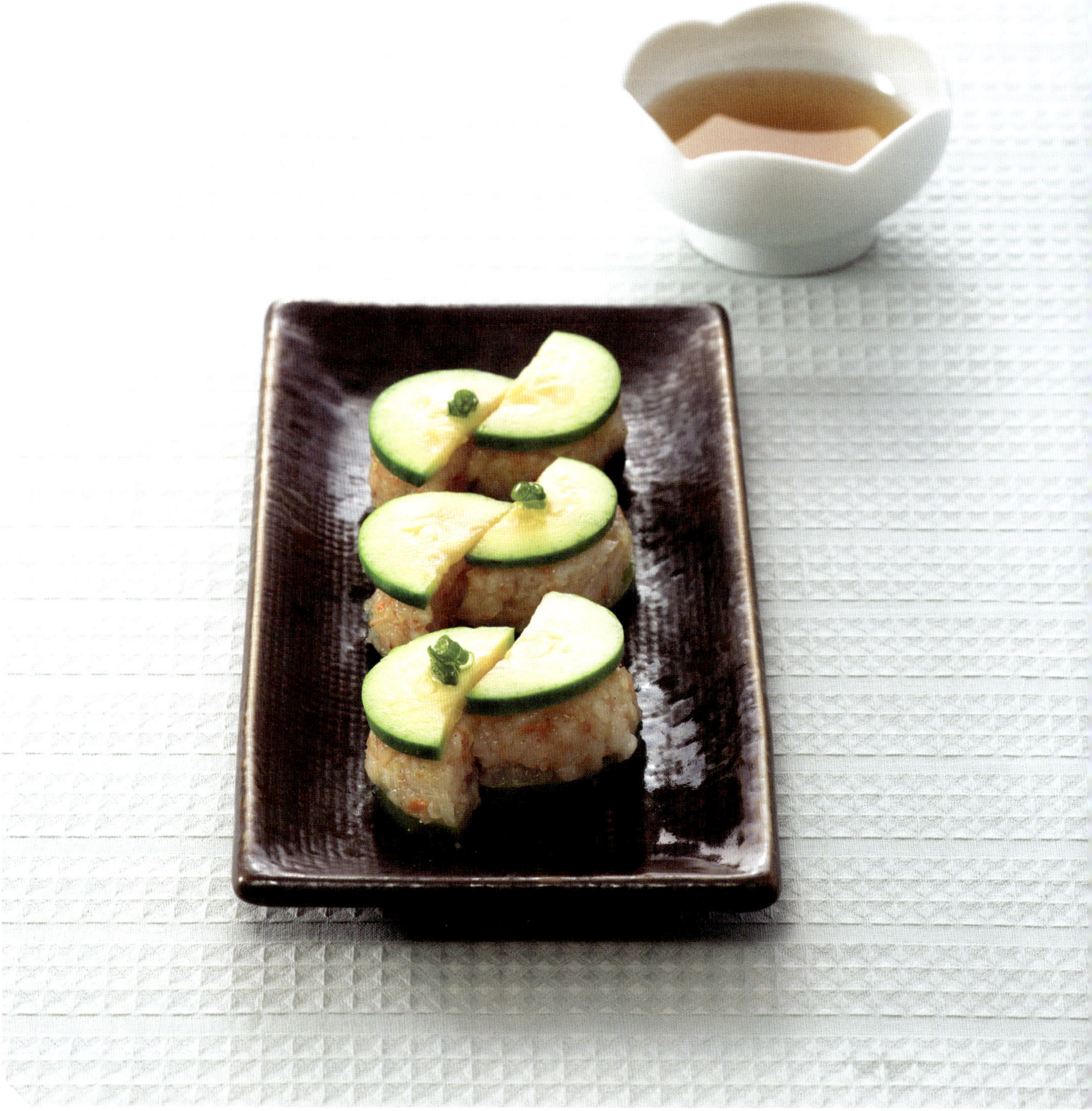

| 열량 81kcal | 탄수화물 7g | 단백질 11g | 지방 1g |

재료

- 새우 ········· 50g
- 애호박 ········ 45g
- 양파 ········· 10g
- 양배추 ········ 10g
- 당근 ········· 5g
- 밀가루 ········ 3g
- 소금·후추 ······ 약간씩

만들기

1 새우, 양파, 양배추, 당근은 곱게 다진다.
2 1의 재료에 소금, 후추, 밀가루를 넣어 치댄다.
3 애호박은 0.5cm 두께로 썰고 한쪽에 밀가루를 입힌다.
4 애호박 위에 2에서 치댄 새우반죽을 올리고 애호박으로 덮어 샌드하여 찜통에서 쪄서 먹기 좋게 썰어낸다.

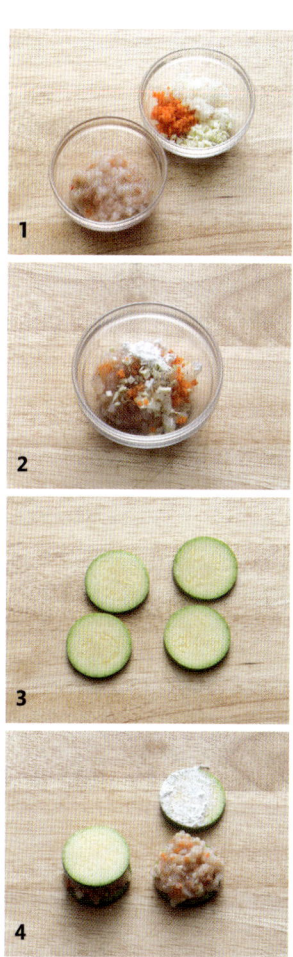

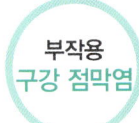
부작용
구강 점막염

소고기가지찜

다진 소고기를 양념해 가지 속에 넣은 메뉴이다.
가지는 부드럽고 수분이 많은 채소로 약해진 입안을 자극하지 않는다.
찜요리라 씹고 삼키기도 더욱 좋다.

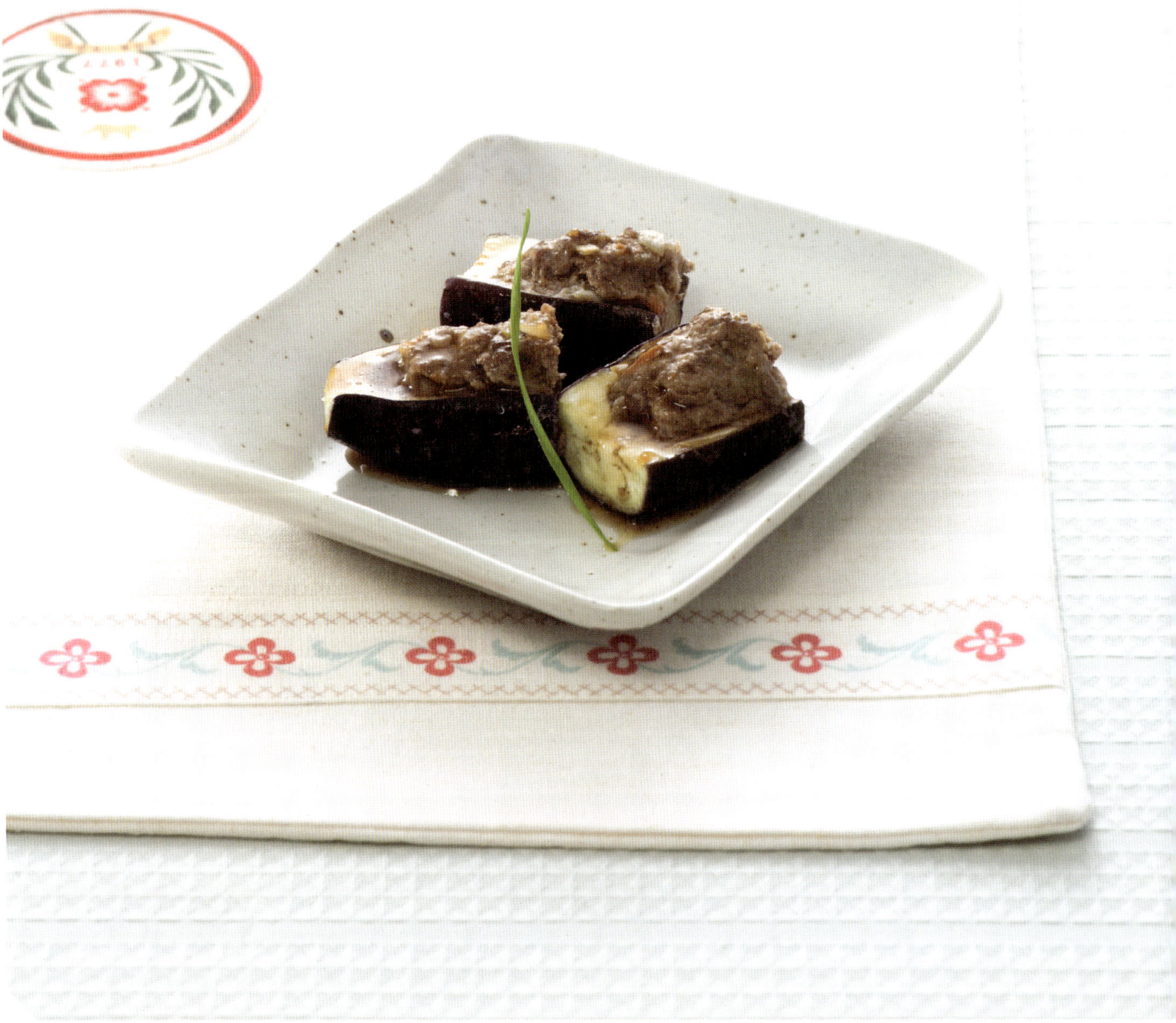

열량 102kcal | 탄수화물 11g | 단백질 10g | 지방 2g

재료

다진 소고기(앞다리살)	40g
가지	45g
양파	10g
당근	5g
대파	3g
전분	3g

조림장

간장	3ml
물엿	3g
배	2g
설탕	1.5g
맛술	1ml
양파	1g
대파·다진 마늘·다진 생강	약간씩
통깨·참기름	약간씩
물	20ml

만들기

1 양파, 당근, 대파는 잘게 다진다.
2 볼에 다진 소고기, 1의 재료, 전분을 넣고 섞는다.
3 가지는 세로로 반을 가르고 적당한 길이로 토막내어 속을 파내고 2의 소고기 소를 채워 넣는다.
4 냄비에 분량의 조림장 재료를 넣고 끓이다가 3의 가지를 넣고 조린다.

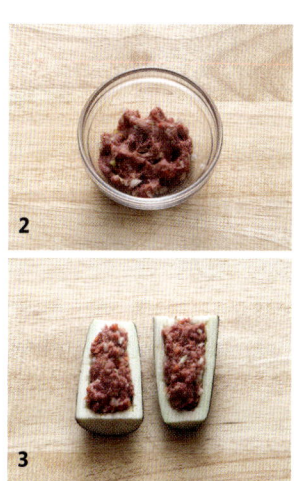

부작용 구강 점막염

굴림만두

음식을 씹고 삼키기 어려울 때는 재료를 다져서 조리하는 게 좋다.
돼지고기, 호박, 당근, 버섯 등을 곱게 다져 먹기 좋은 한입 크기로 굴려서 만든 굴림만두는 환자가 먹기도 좋고 소화도 도울 수 있다.

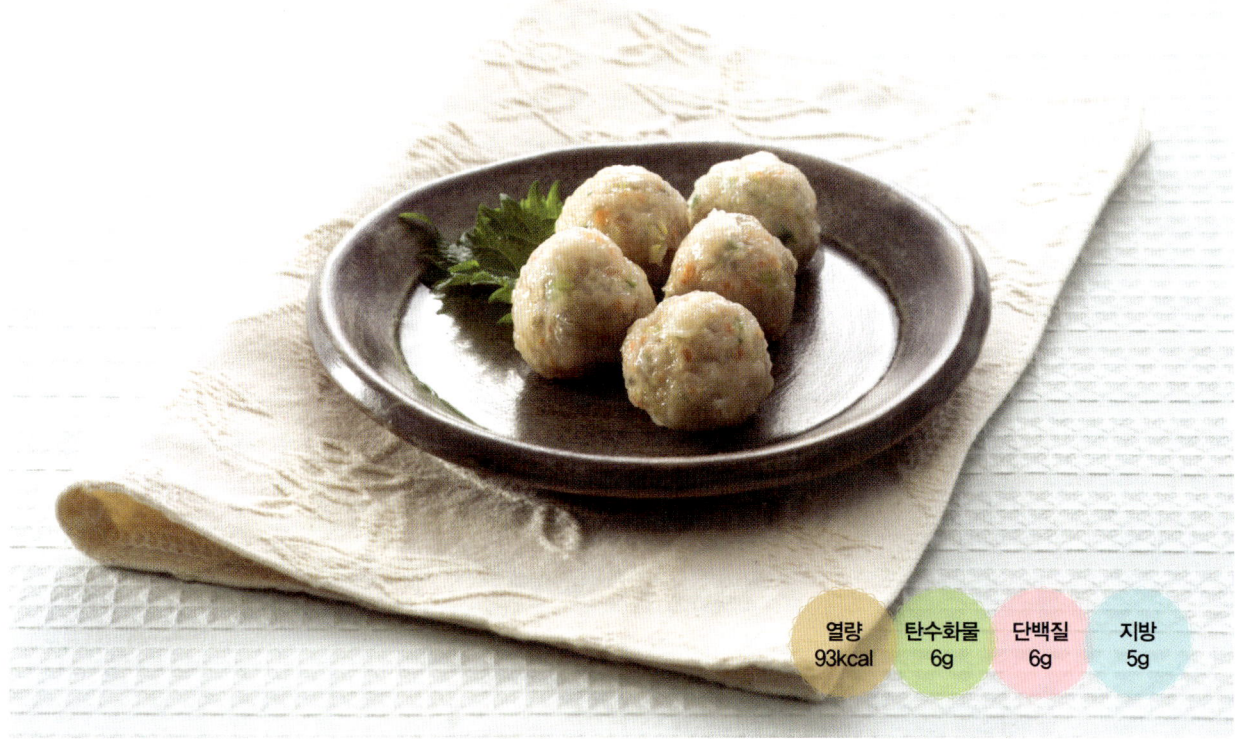

열량 93kcal · 탄수화물 6g · 단백질 6g · 지방 5g

재료
- 다진 돼지고기(안심) ······ 40g
- 애호박 ························ 10g
- 당근 ····························· 5g
- 느타리버섯 ······················ 5g
- 감자전분 ························· 5g
- 소금 ······························ 약간

돼지고기 밑간
- 맛술 ····························· 1ml
- 소금 ····························· 약간

만들기
1. 다진 돼지고기는 맛술, 소금으로 간한다.
2. 애호박, 당근, 느타리버섯은 잘게 다진다.
3. 볼에 돼지고기, 애호박, 당근, 느타리버섯을 넣고 소금으로 간한 뒤 치대어 지름 3cm 크기로 둥글게 빚는다.
4. 3의 만두를 감자전분에 굴려 찜통에서 찐다.

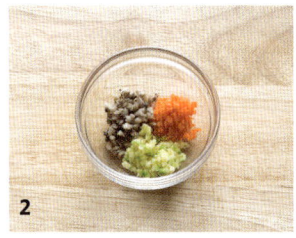
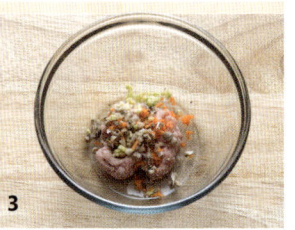

감자죽 (부작용 설사)

설사가 있을 때는 나트륨, 포타슘 등 전해질 손실이 커진다.
포타슘을 많이 함유한 음식 중 자극이 덜한 감자를
삶아서 으깨 죽으로 만들면 영양 공급과 수분 보충에 좋다.

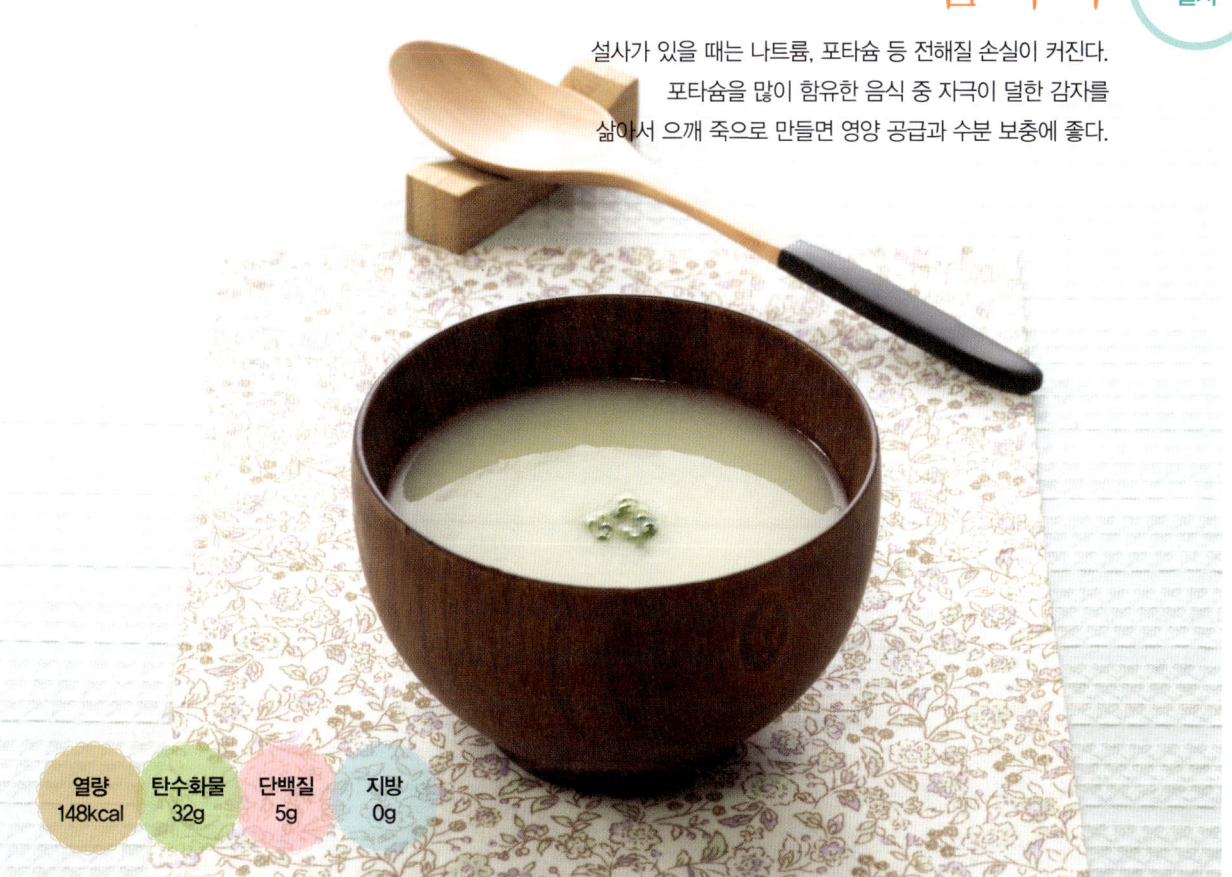

- 열량 148kcal
- 탄수화물 32g
- 단백질 5g
- 지방 0g

재료
- 감자 · · · · · · · · · · · · · · · 130g
- 찹쌀가루 · · · · · · · · · · · · 15g
- 물 · · · · · · · · · · · · · · · · 250ml
- 소금 · · · · · · · · · · · · · · · 약간

만들기
1. 감자는 삶아서 믹서기에 곱게 간다.
2. 냄비에 갈아놓은 감자와 물을 붓고 끓여 소금으로 간하고 찹쌀가루를 넣어 농도를 맞춘다.

대구살무죽

부작용 설사

설사가 있을 때는 영양소의 소화 흡수율이 많이 떨어지므로 영양가가 많으면서도 소화되기 쉬운 부드러운 재료를 선택해야 한다. 흰죽에 대구살과 섬유소가 적은 무를 넣어 끓이면 소화도 잘되고, 단백질도 보충되는 일석이조 죽이 된다.

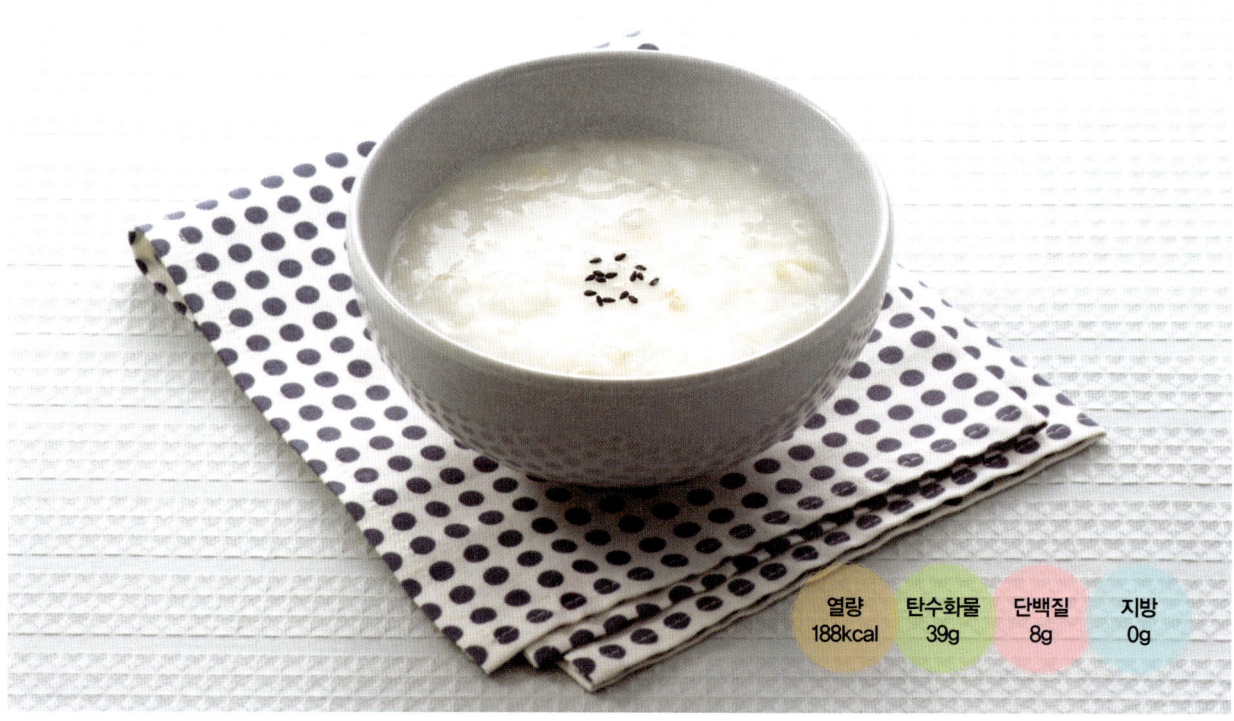

열량 188kcal | 탄수화물 39g | 단백질 8g | 지방 0g

재료
- 쌀 · · · · · · · · · 45g(불린 쌀 70g)
- 다진 대구살 · · · · · · · · · 25g
- 무 · · · · · · · · · 20g
- 양파 · · · · · · · · · 10g
- 물 · · · · · · · · · 320ml
- 참기름 · 소금 · · · · · · · · · 약간씩

만들기
1. 쌀은 깨끗이 씻어 불리고 무, 양파는 잘게 다진다.
2. 냄비에 참기름을 두르고 쌀을 볶다가 쌀알이 투명해지면 대구살을 넣고 볶다가 물을 붓고 끓인다.
3. 쌀알이 퍼지면 다진 무와 양파를 넣어 충분히 끓인다. 이때 바닥에 누르지 않게 잘 저어준다.
4. 소금으로 간을 맞추고 한소끔 더 끓인다.

영양달걀찜

부작용 설사

설사가 있을 때는 자극적인 음식보다는 부드럽고 실내 온도 정도의 따뜻한 음식이 좋다. 설사가 어느 정도 가라앉으면 달걀찜을 먹어보자. 우유 속에 있는 유당이 설사를 악화시킬 수 있으므로 우유 대신 두유를 사용하여 부족한 단백질을 보충한다.

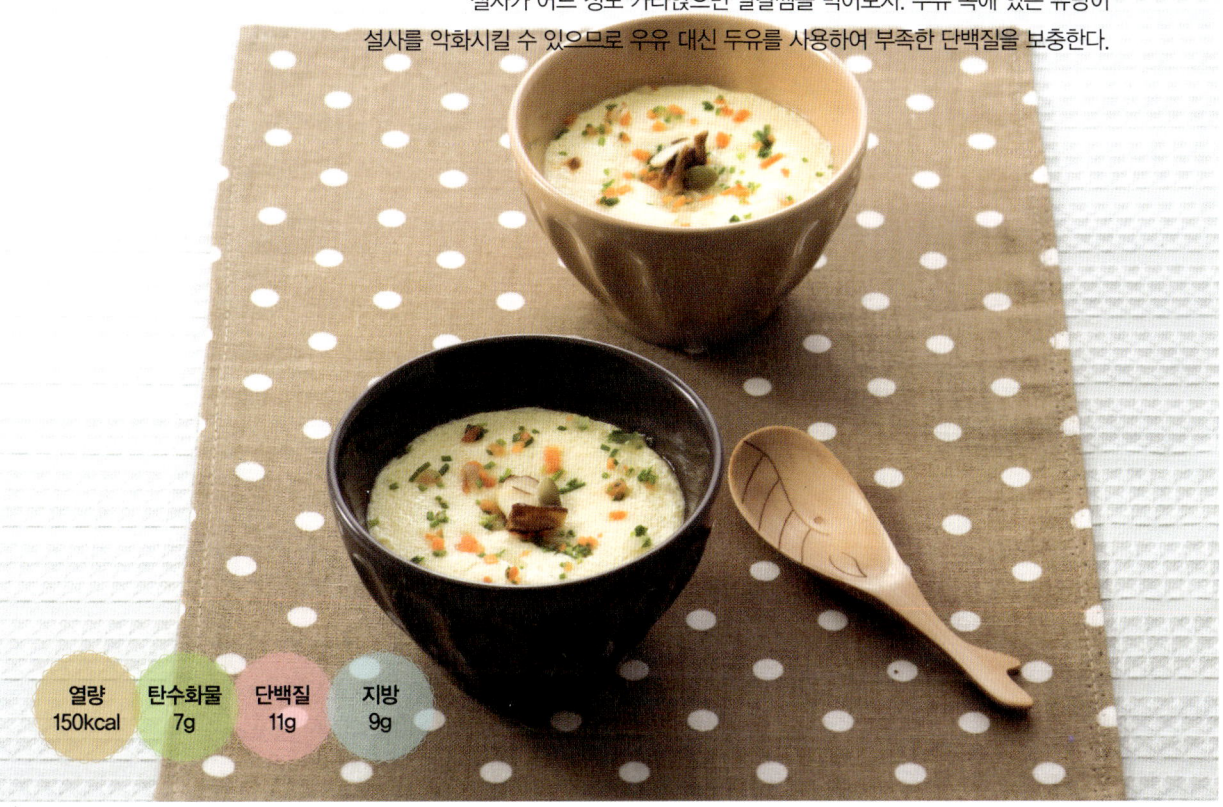

- 열량 150kcal
- 탄수화물 7g
- 단백질 11g
- 지방 9g

재료

달걀	55g
두유	80ml
다시마국물	40ml
다진 당근	5g
다진 양파	5g
다진 부추	3g
소금	0.5g
간장	1ml

고명

채썬 대추	1g
슬라이스 아몬드	1g
해바라기씨	0.5g

만들기

1. 볼에 달걀, 두유, 다시마국물을 넣고 잘 풀어준 후 소금, 간장으로 간하여 체에 거른다.
2. 달걀물에 다진 당근, 다진 양파, 다진 부추를 넣어 그릇에 담아 찜통에 넣고 약불에서 15분간 찐다.
3. 완성된 달걀찜 위에 고명을 올린다.

guide_4

항암치료 중에는 식욕 저하로 인해 매끼 충분한 양을 먹기 어려우니 식간에 영양가 높은 간식을 섭취하는 것이 좋다. 또 집안에 음식 냄새가 장시간 나는 것도 식욕 저하의 원인이 될 수 있으니 입맛에 맞는 식재료를 이용해 간단하게 조리해 먹는 것도 방법이다.

치료를 받는 당사자가 주부인 경우 식사 준비에 긴 시간을 할애하기보다 간단한 조리법으로 그때그때 해먹을 수 있는 메뉴들을 알아두면 좋다. 피로감 및 체력 저하로 인해 조리가 힘들다면 요구르트, 치즈, 샌드위치, 영양음료 등 상업용 제품이라도 손에 쉽게 닿을 수 있는 곳에 준비해 수시로 먹는다.

음식을 준비해줄 사람이 있다면 수시로 변하는 환자의 컨디션에 맞게 바로바로 조리할 수 있는 메뉴 몇 가지는 항상 준비해두는 것이 좋다.

영양 보충을 위한 간식

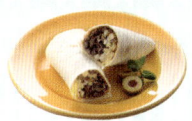

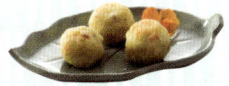

새우아보카도롤

식욕 저하로 인해 매끼 충분한 식사 섭취를 하기 어려울 때는 끼니 사이에 간식을 섭취하는 것이 좋다. 과일 중에도 지방 함량이 높은 아보카도와 여러 가지 채소를 넣고 돌돌 말아 새우를 얹은 새우아보카도롤은 한 번을 먹어도 칼로리를 높일 수 있어 좋다.

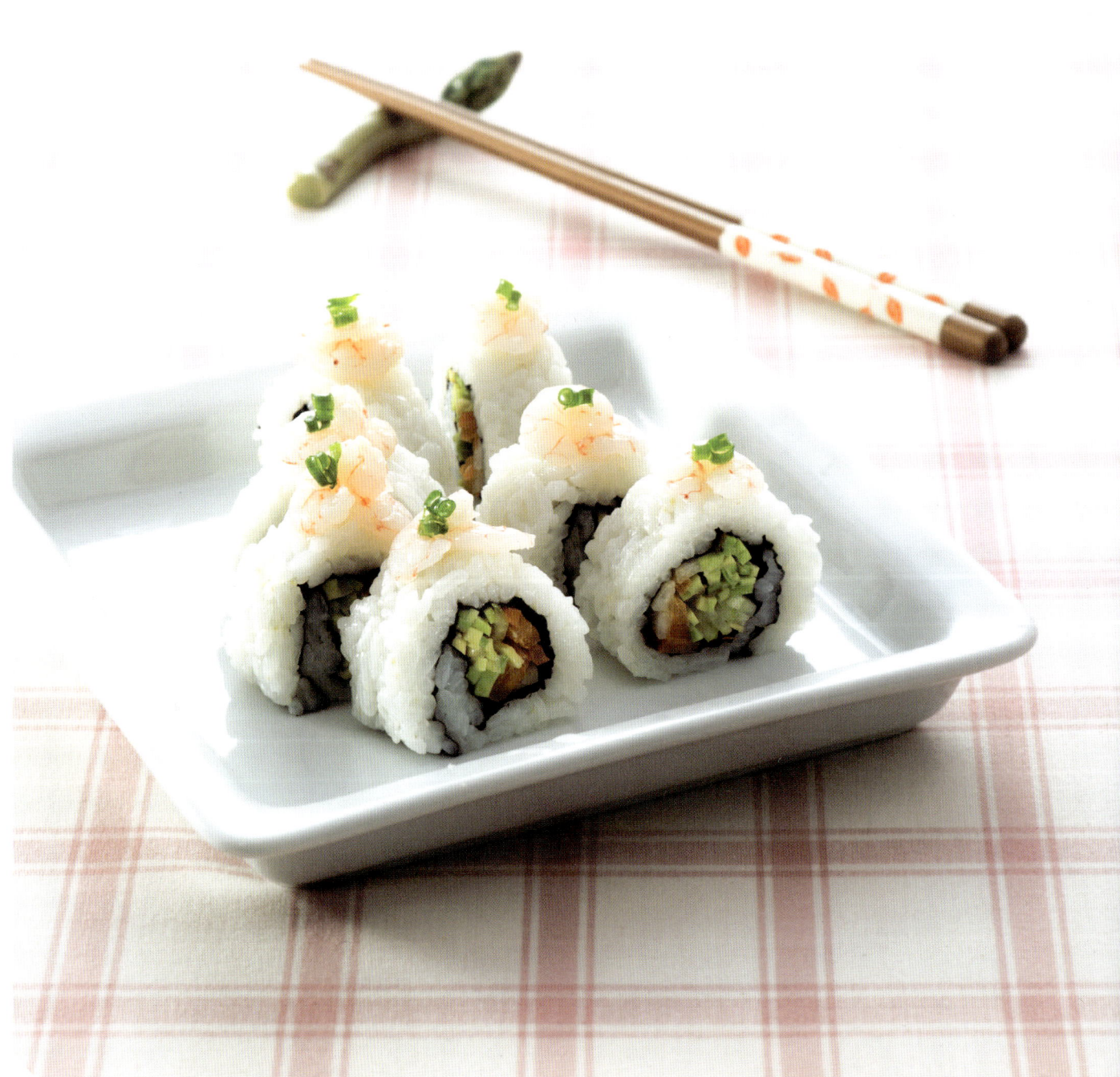

재료 _2인분

밥	140g
새우	25g
아보카도	15g
오이	5g
양파	5g
파프리카	5g
마요네즈	5g
김	2g(1장)

밥양념

식초	2g
설탕	2g
소금	0.5g

만들기

1 아보카도, 오이, 양파는 채썰어 마요네즈에 버무리고, 파프리카는 채썬다.
2 밥은 분량의 밥양념 재료를 넣어 양념하고, 새우는 끓는 물에 삶는다.
3 김발에 랩을 씌우고 김을 올려 밥을 고르게 편친 후 반대로 뒤집어 1의 재료를 올려 돌돌 말아준다.
4 롤을 먹기 좋은 크기로 썰어 그릇에 담고 새우를 고명으로 올린다.

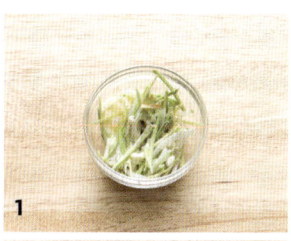

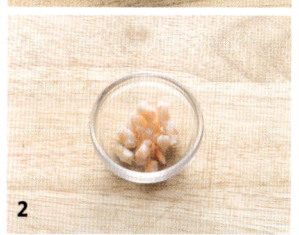

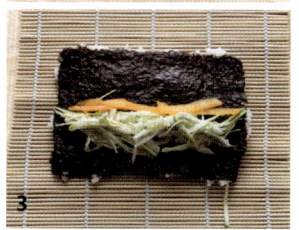

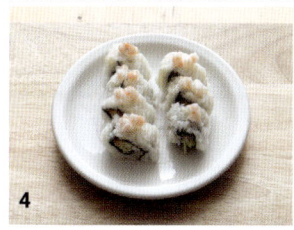

과카몰리

과카몰리는 멕시코 건강 요리이다. 지방 함량이 높은 아보카도,
항산화 성분이 많은 토마토, 산뜻한 라임주스에 칠리를 혼합한 음식이다.
매운 음식을 먹기 힘들면 칠리를 빼고 먹어도 좋다.

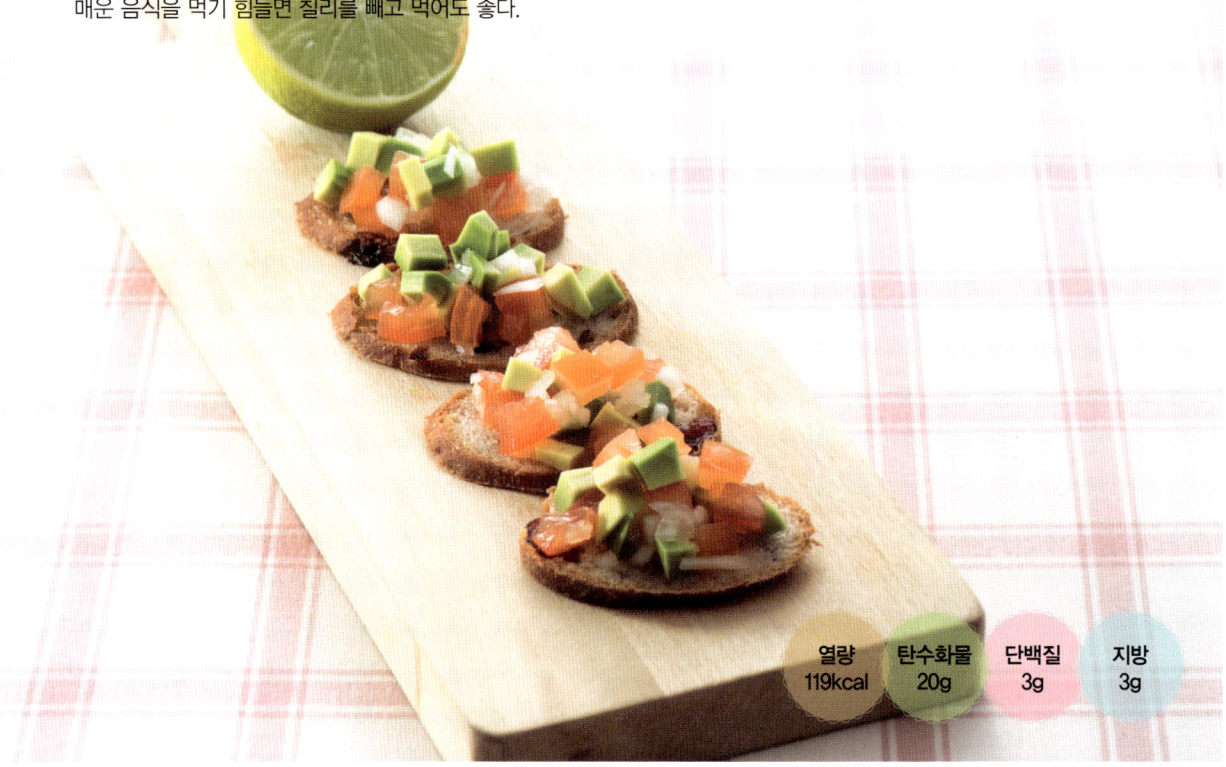

열량 119kcal | 탄수화물 20g | 단백질 3g | 지방 3g

재료

- 아보카도 · · · · · · · · · · · 10g
- 토마토 · · · · · · · · · · · · 10g
- 양파 · · · · · · · · · · · · · · 5g
- 라임즙 · · · · · · · · · · · · · 2g
- 소금 · · · · · · · · · · · · · · 약간
- 호밀빵 · · · · · · · · · · · · 35g

만들기

1 아보카도, 토마토는 잘게 깍둑썰고, 양파는 다진다.
2 볼에 아보카도, 토마토, 양파, 라임즙, 소금을 넣어 고루 버무려 호밀빵 위에 올려 먹는다.

조리 포인트

- 아보카도는 과육이 보이지 않게 완전히 으깨어 다진 토마토, 양파와 섞어 먹어도 좋다. 딱딱한 아보카도를 샀다면 실온에서 하루 이틀 정도 두면 말랑해진다.
- 라임즙 대신 레몬즙을 넣어도 좋다.
- 호밀빵 대신 또띠야 위에 올려 말아서 먹어도 된다.

비프또띠아랩

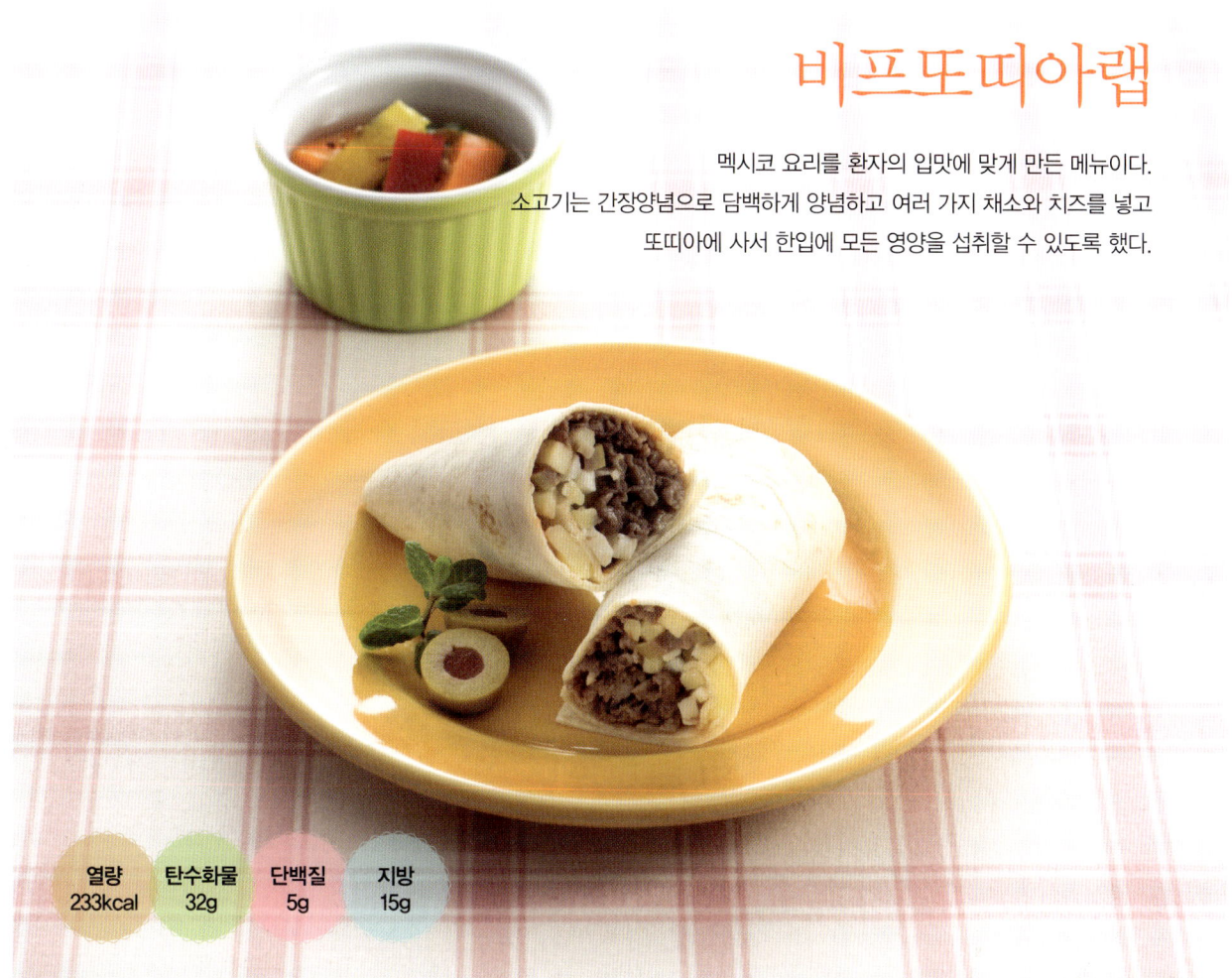

멕시코 요리를 환자의 입맛에 맞게 만든 메뉴이다.
소고기는 간장양념으로 담백하게 양념하고 여러 가지 채소와 치즈를 넣고 또띠아에 싸서 한입에 모든 영양을 섭취할 수 있도록 했다.

열량	탄수화물	단백질	지방
233kcal	32g	5g	15g

재료

소고기(불고기)	40g
또띠아	40g(8인치 1장)
모차렐라치즈	10g
양파	10g
느타리버섯	10g
올리브	5g

불고기양념

간장	3ml
물엿	3g
배	2g
설탕	1.5g
맛술	1ml
양파	1g
대파	0.5g
통깨·참기름	약간씩
다진 마늘·다진 생강	약간씩
물	20ml

소스

케첩	8g
토마토페이스트	3g
설탕	1g
하이라이스	1g
우스터소스	0.5g
소금·후추·월계수잎	약간씩
물	약간

만들기

1 양파는 채썰고, 느타리버섯은 가늘게 찢고, 올리브는 슬라이스한다.
2 냄비에 분량의 불고기양념 재료를 넣고 끓여서 식힌 뒤 소고기를 버무려 재운다.
3 냄비에 분량의 소스 재료를 넣고 끓인다. 이때 하이라이스를 잘 풀어준다.
4 양념에 재운 소고기, 양파, 느타리버섯을 팬에서 완전히 익히고, 또띠아에 소스를 바르고 소고기를 올리고 그 위에 모차렐라치즈와 올리브를 올려 돌돌 말아준다.

오픈 치킨샌드위치

부드러운 식빵 위에 여러 가지 재료를 섞어 올린 샌드위치이다.
닭가슴살, 양파, 양상추, 토마토 등을 올려서 부드러운 질감과 함께 씹고
삼키기 쉽도록 만들었다.

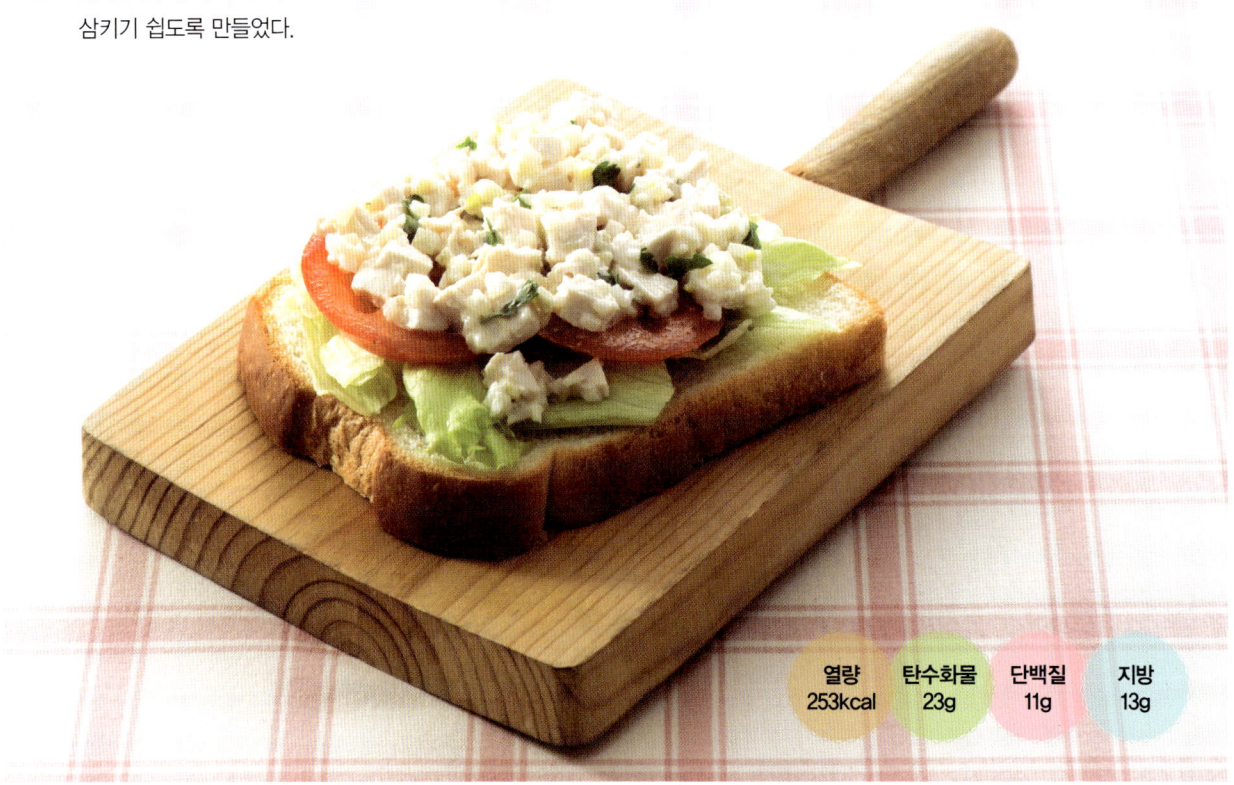

열량 253kcal | 탄수화물 23g | 단백질 11g | 지방 13g

재료

식빵	35g(1장)
닭가슴살	40g
토마토	25g
양상추	10g
양파	10g
오이피클	5g

소스

마요네즈	7g
머스터드	2g
설탕	1g
소금	약간

만들기

1. 닭가슴살을 끓는 물에 삶아 작게 썰고, 양파와 오이피클은 다진다.
2. 토마토는 슬라이스한다.
3. 볼에 1의 재료와 분량의 소스 재료를 넣고 버무려 치킨샐러드를 만든다.
4. 식빵 위에 양상추와 토마토를 올리고 치킨샐러드를 올린다.

달걀치즈채소찜

달걀에 치즈를 넣어 단백질을 더 보충하고, 비타민과 항산화 성분의 보고인 채소는 기호에 맞게 여러 가지를 넣어 다양하게 즐겨보자.

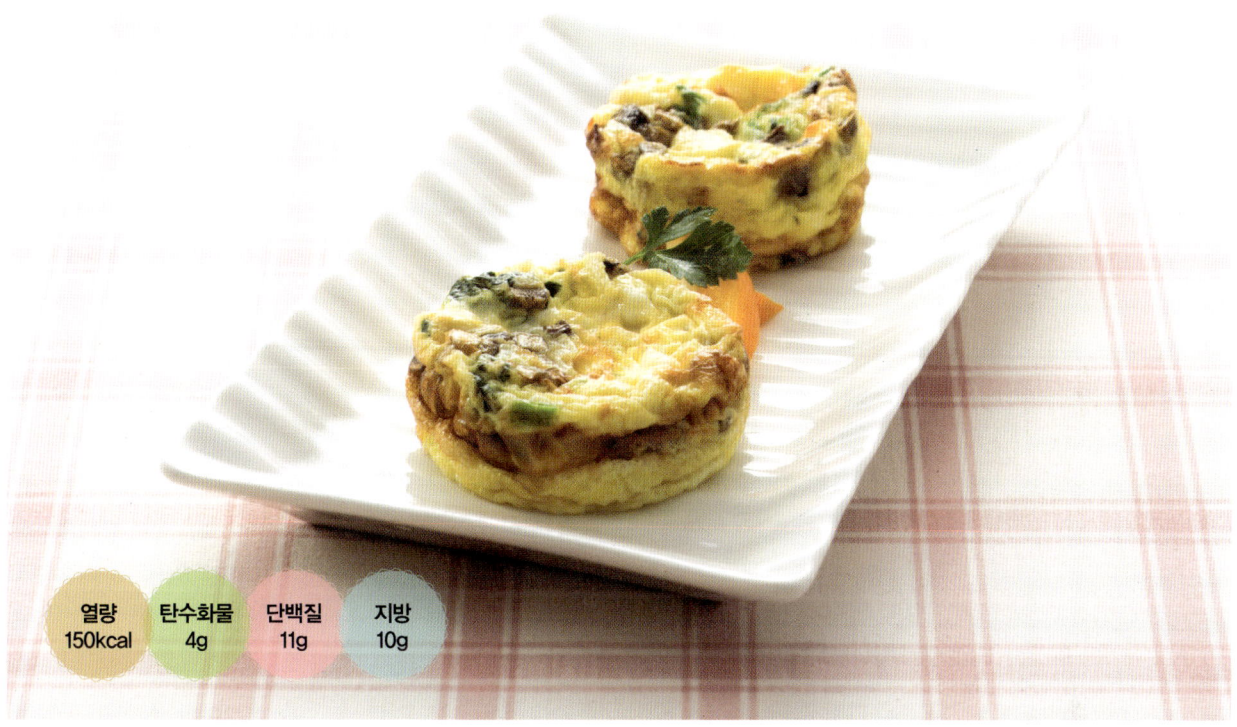

열량	탄수화물	단백질	지방
150kcal	4g	11g	10g

재료

- 달걀 · · · · · · · · · · · · · · · 55g
- 시금치 · · · · · · · · · · · · · · 5g
- 양파 · · · · · · · · · · · · · · · 10g
- 양송이버섯 · · · · · · · · · · · · 7g
- 슬라이스치즈 · · · · · · · · 18g(1장)
- 우유 · · · · · · · · · · · · · · · 15ml
- 소금 · 후추 · · · · · · · · · · 약간씩

만들기

1 달걀은 풀어서 소금, 후추로 간하고 체에 거른다.
2 시금치는 끓는 물에 살짝 데쳐 잘게 썰고, 양파, 양송이버섯, 슬라이스치즈도 작게 썬다.
3 1의 달걀물에 우유, 2의 재료를 넣고 잘 섞는다.
4 오븐용기(지름 7cm, 깊이 4cm)에 달걀물을 붓고 180도의 오븐에서 30분간 익힌다.

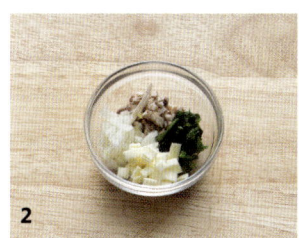
2

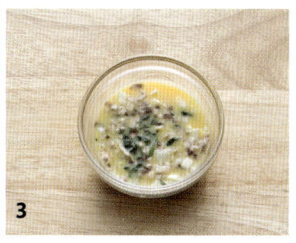
3

팬케이크

핫케이크가루에 달걀과 우유를 넣어 단백질을 보충하고, 메이플시럽으로 칼로리를 보충하자. 과일주스나 우유를 곁들이면 훌륭한 아침 식사가 된다.

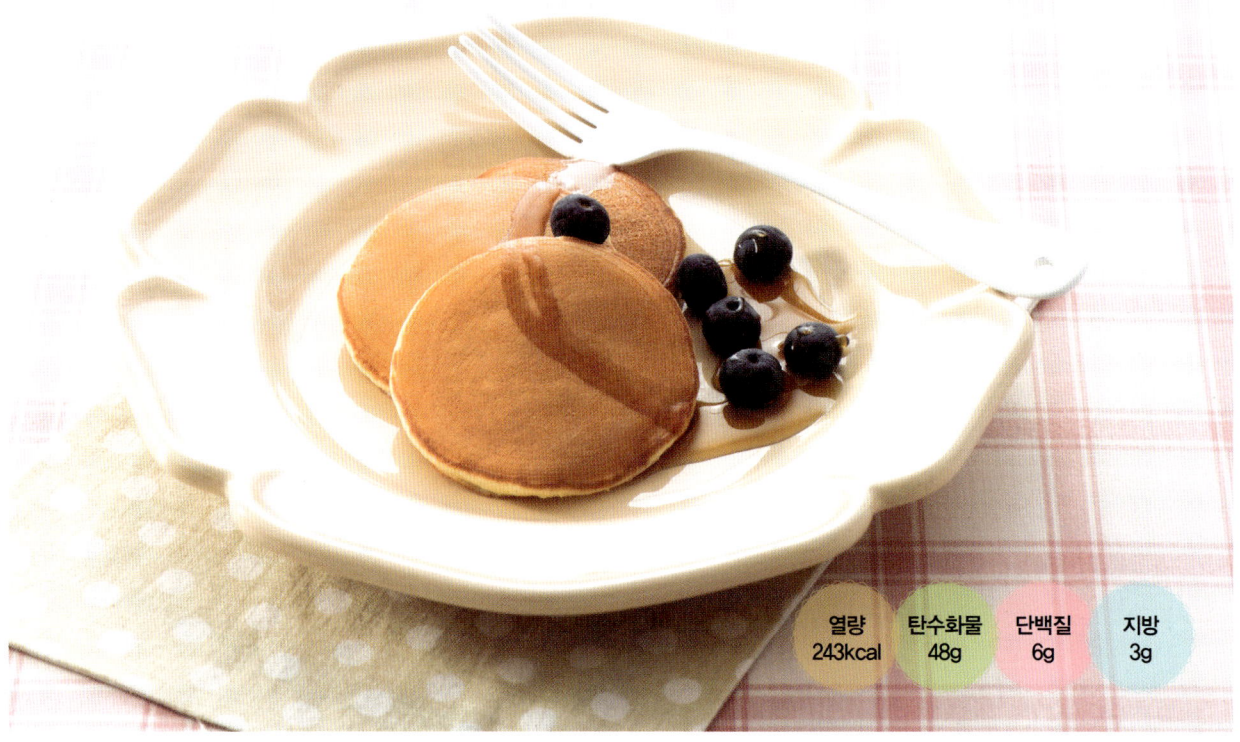

열량 243kcal | 탄수화물 48g | 단백질 6g | 지방 3g

재료 _지름 7cm 크기 3개 분량

- 핫케이크가루 · · · · · · · · · · 50g
- 달걀 · · · · · · · · · · · · · · · · · 15g
- 물 · · · · · · · · · · · · · · · · · · 30ml
- 냉동 블루베리 · · · · · · · · · · 10g
- 메이플향 시럽 · · · · · · · · · · 10g
- 소금 · 버터 · · · · · · · · · · · 약간씩

만들기

1 볼에 핫케이크가루, 달걀, 물, 소금을 넣어 고루 섞어 반죽한다.
2 달군 팬에 버터를 둘러 코팅한 후 반죽을 올려 굽는다.
3 구운 팬케이크를 그릇에 담고 메이플향 시럽과 블루베리를 올려낸다.

··· 조리 포인트 ···

식사량이 충분하지 않거나 칼로리 섭취를 높여야 할 때는 시럽의 양을 늘려서 섭취해도 좋다.

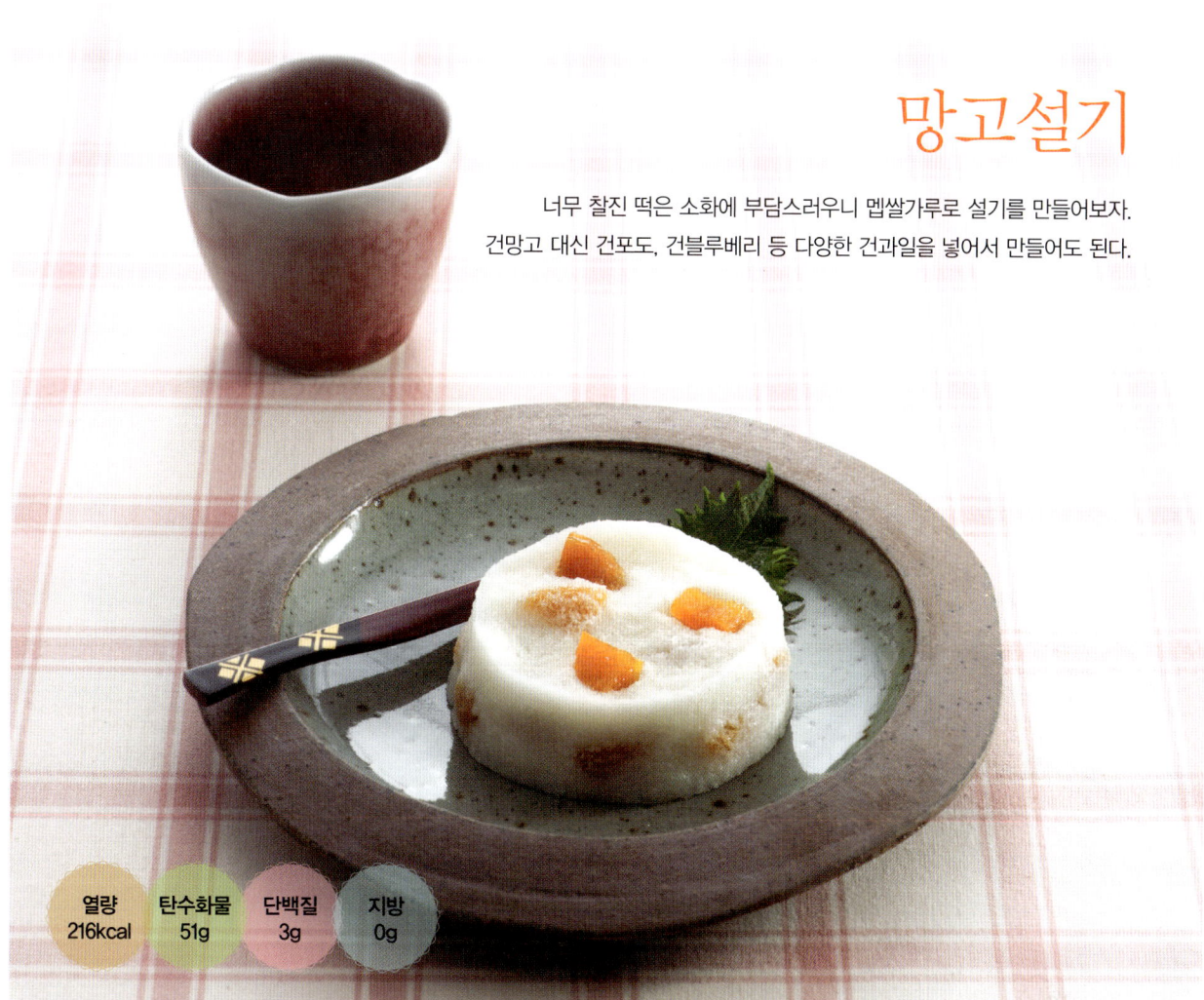

망고설기

너무 찰진 떡은 소화에 부담스러우니 멥쌀가루로 설기를 만들어보자.
건망고 대신 건포도, 건블루베리 등 다양한 건과일을 넣어서 만들어도 된다.

열량 216kcal | 탄수화물 51g | 단백질 3g | 지방 0g

재료

- 멥쌀가루 200g
- 건망고 30g
- 물 80ml
- 설탕 20g

만들기

1 멥쌀가루에 물을 붓고 손으로 비벼 수분감을 고루 주고 체에 거른다.
2 1에 설탕을 넣고 고루 비벼준 후 건망고를 넣어 섞는다.
3 찜기에 면보를 깔거나 틀 안에 반죽을 넣고 25분간 찐 후 5분간 뜸들인다.

양파파운드케이크

빵이 먹고 싶을 때 집에서 쉽고 간편하게 만들 수 있는 파운드케이크를 추천한다.
파운드케이크에 양파와 여러 가지 채소를 넣어 만든 건강 케이크이다.
시중에서 파는 빵과 달리 달걀이나 버터를 풍부하게 넣어
단백질과 칼로리 보충용 간식으로 좋다.

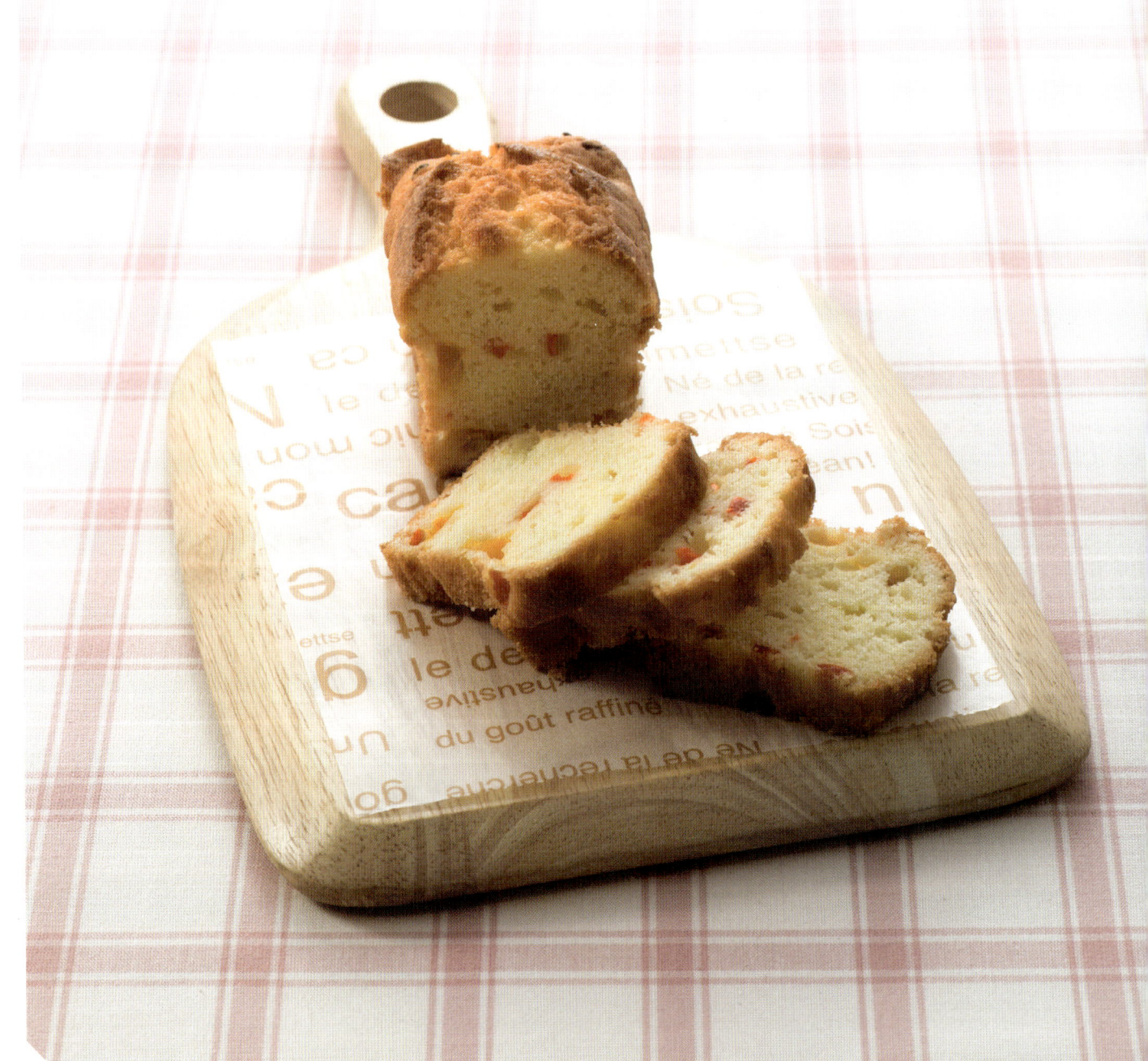

열량	탄수화물	단백질	지방
206kcal	26g	10g	3g

재료 _15cm 길이 파운트틀, 전체 중량 200g, 1인분 20g

양파	70g	박력분	150g
다진 혼합 채소		설탕	110g
(당근, 옥수수, 완두콩, 피망 등)	100g	버터	110g
		달걀	110g
		소금	2g
		베이킹파우더	3g
		바닐라향	약간

만들기

1 양파는 껍질을 벗겨 잘게 다진다.
2 박력분, 베이킹파우더, 바닐라향을 섞어 체에 친다.
3 실온에 둔 버터를 부드럽게 거품기로 저어준 후 설탕을 2~3회 나누어 넣으면서 소금을 넣고 부드럽게 섞는다.
4 달걀을 잘 풀어서 3에 조금씩 넣으면서 크림화시킨다. 이때 달걀을 한꺼번에 많이 넣으면 버터와 섞이지 않고 분리되기 쉽다.
5 4에 2의 체친 가루를 넣고 가볍게 섞은 후 다진 양파, 채소를 넣고 섞는다.
6 파운드틀에 유산지를 깔고 5의 반죽을 틀의 70% 정도만 채운다.
7 180도로 예열된 오븐에서 40분간 굽는다.

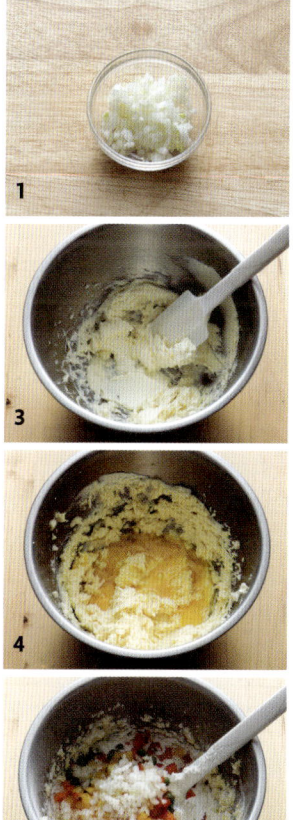

고구마볼구이

고구마는 환자들이 가장 좋아하는 식품이다. 찐 고구마도 좋지만, 소화가 걱정된다면 으깨어 두부와 당근을 넣어 빚어보자. 먹기도 부드럽고 두부의 고소한 맛이 어우러져 하나 더 먹게 된다.

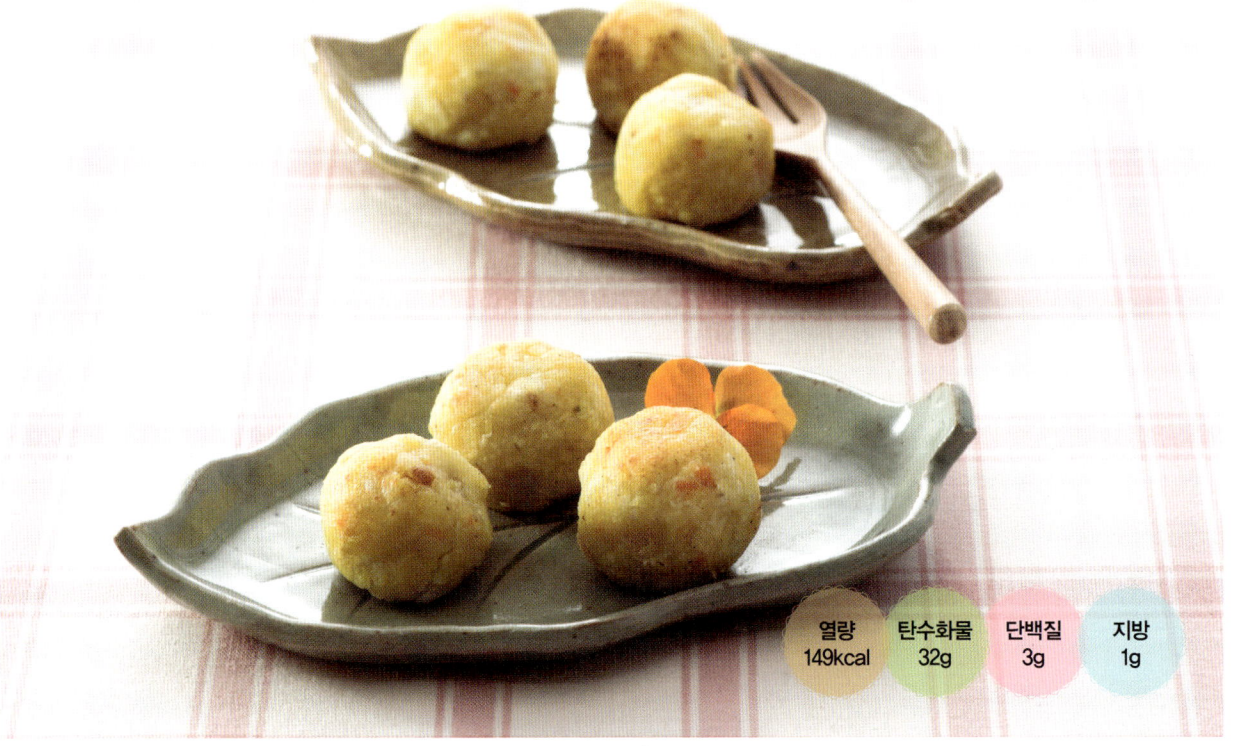

열량 149kcal | 탄수화물 32g | 단백질 3g | 지방 1g

재료

- 고구마 · · · · · · · · · · · · · · · 100g
- 두부 · · · · · · · · · · · · · · · · · 20g
- 당근 · · · · · · · · · · · · · · · · · · 5g
- 소금 · · · · · · · · · · · · · · · · · · 1g

만들기

1. 고구마는 쪄서 으깨고, 두부는 칼등으로 곱게 으깬다. 당근은 잘게 다진 후 살짝 볶는다.
2. 볼에 으깬 고구마, 두부, 당근, 소금을 넣고 치대어 지름 3cm 크기로 둥글게 빚는다.
3. 기름을 두르지 않은 달군 팬에 고구마볼을 굴리면서 중불에서 굽는다.

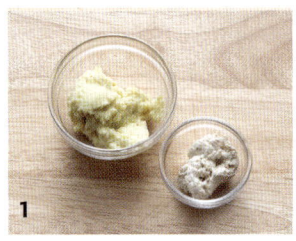
1

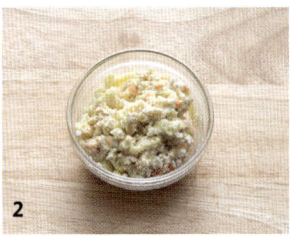
2

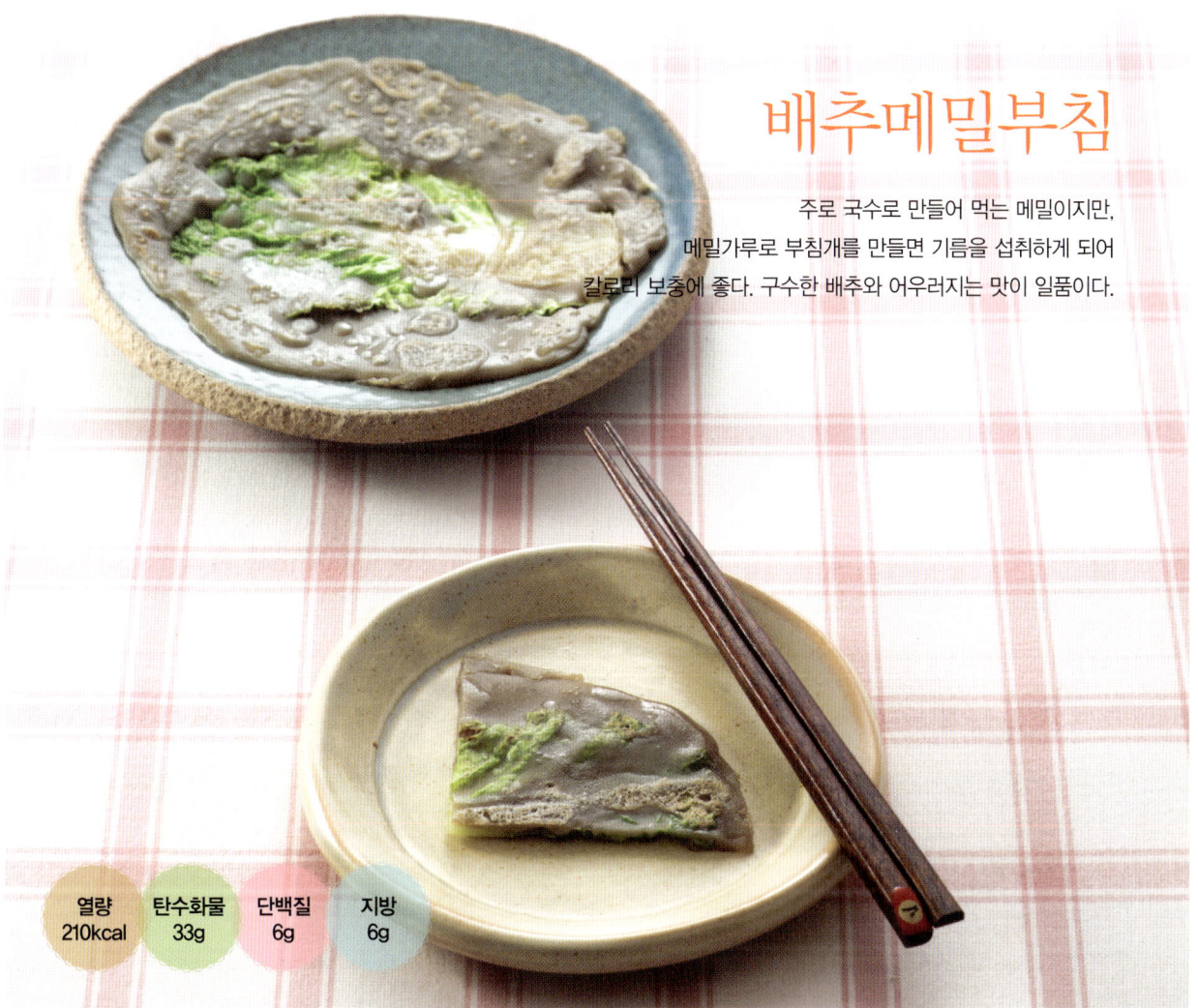

배추메밀부침

주로 국수로 만들어 먹는 메밀이지만,
메밀가루로 부침개를 만들면 기름을 섭취하게 되어
칼로리 보충에 좋다. 구수한 배추와 어우러지는 맛이 일품이다.

열량 210kcal
탄수화물 33g
단백질 6g
지방 6g

재료

배추 · · · · · · · · · · · · · · · 40g
메밀가루 · · · · · · · · · · · 45g
소금 · · · · · · · · · · · · · · · · 1g
물 · · · · · · · · · · · · · · · · · 75ml
식용유 · · · · · · · · · · · · · · 5ml

만들기

1 배추는 잎만 떼서 뿌리 부분은 잘라낸다.
2 볼에 메밀가루, 소금, 물을 넣고 섞어 반죽한다.
3 달군 팬에 식용유를 두르고 배추에 반죽을 충분히 입혀 앞뒤로 노릇하게 부친다.

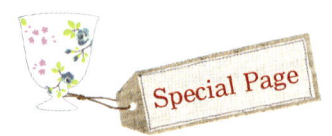

영양까지 생각하는 건강음료

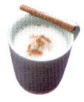

여러 가지 음료를 통해서 영양분을 공급받으면 기분을 상쾌하게 바꿀 수 있다. 채소와 과일이 몸에 좋다는 것은 모두 알고 있으나 입맛을 잃었거나 오래 씹는 것이 어려울 경우에는 생채소, 생과일을 많이 먹기 어렵다. 그렇다고 많은 양의 재료를 한꺼번에 넣고 즙을 내어 먹는 경우가 있는데, 너무 농축시켜 매일 마시는 것은 항암치료 중에 무리를 줄 수 있다.

씹어 먹기 어려울 경우 갈아서 먹거나 다져서 먹는 것을 권장하며, 채소와 과일류만 사용하기보다 단백질 함량을 높이고 맛을 부드럽게 하기 위해 우유나 두유를 넣고 갈면 더욱 좋다.

주변에서 좋다는 말만 듣고 약재 달인 물이나 채소 달인 물을 먹는 경우가 많은데, 검증되지 않은 민간요법은 피해야 한다. 또한 주변에서 흔하게 먹는 채소류(예를 들어 우엉, 시래기, 표고버섯 등)로 물을 끓여 먹는 것은 몸에 해를 주지는 않으나 영양상으로 도움이 되지도 않는다. 특히 식사 전에 달인 물을 수시로 마실 경우 속이 더부룩하고 포만감을 주어 충분한 식사를 하기 어려울 수 있다. 충분한 수분 섭취는 반드시 필요하나 텁텁한 채소 달인 물보다는 순수한 물의 형태로 수시로 마시도록 한다.

항암치료 중에는 비타민과 무기질이 풍부한 채소와 과일을 매일 섭취하는 것이 좋다. 채소, 과일의 다양한 식물성 화학물질과 섬유소는 장운동을 활발히 하여 몸속의 불필요한 물질의 배설을 촉진하고 독소를 몸 밖으로 배출시켜주는 데 도움을 준다. 삶은 채소를 먹으면 비타민 C는 일부 파괴되지만, 식물 활성물질과 영양소는 60% 이상 흡수하므로 채소는 삶아서 사용하고 과일은 단맛, 상큼한 맛 등을 가미하여 조화를 이룬 레시피를 소개한다.

생강레몬차

재료 _10인분
생강 100g, 레몬 150g, 흑설탕 250g, 물 2ℓ

만들기
1 생강과 레몬은 얇게 저며 흑설탕에 절인다. 15일 정도 숙성시키면 더 맛이 좋다.
2 끓는 물에 생강레몬차를 타서 마신다.

애플시나몬라떼

재료
사과잼 20g, 저지방우유 200ml, 계핏가루 0.5g

만들기
1 믹서기에 사과잼과 저지방우유를 넣고 곱게 간다.
2 계핏가루를 뿌려낸다.

대추차

재료 _10인분
대추 200g, 생강 50g, 꿀 150g, 물 2ℓ

만들기
1 대추와 생강은 얇게 채썬다.
2 냄비에 물, 대추, 생강을 넣고 중불에서 30분 정도 끓인다.
3 끓인 차에 꿀을 섞어낸다.

단호박라떼

재료
단호박 80g, 우유 120ml, 소금·설탕 약간씩, 물 적당량

만들기
1 단호박은 껍질을 벗기고 적당한 크기로 썬다.
2 냄비에 단호박을 넣고 물을 자작하게 부어 물러질 때까지 삶아서 체에 걸러 걸쭉한 퓨레를 만든다.
3 믹서기에 단호박 퓨레와 우유를 넣고 곱게 간다.
4 기호에 따라 소금, 설탕을 넣어 간한다.

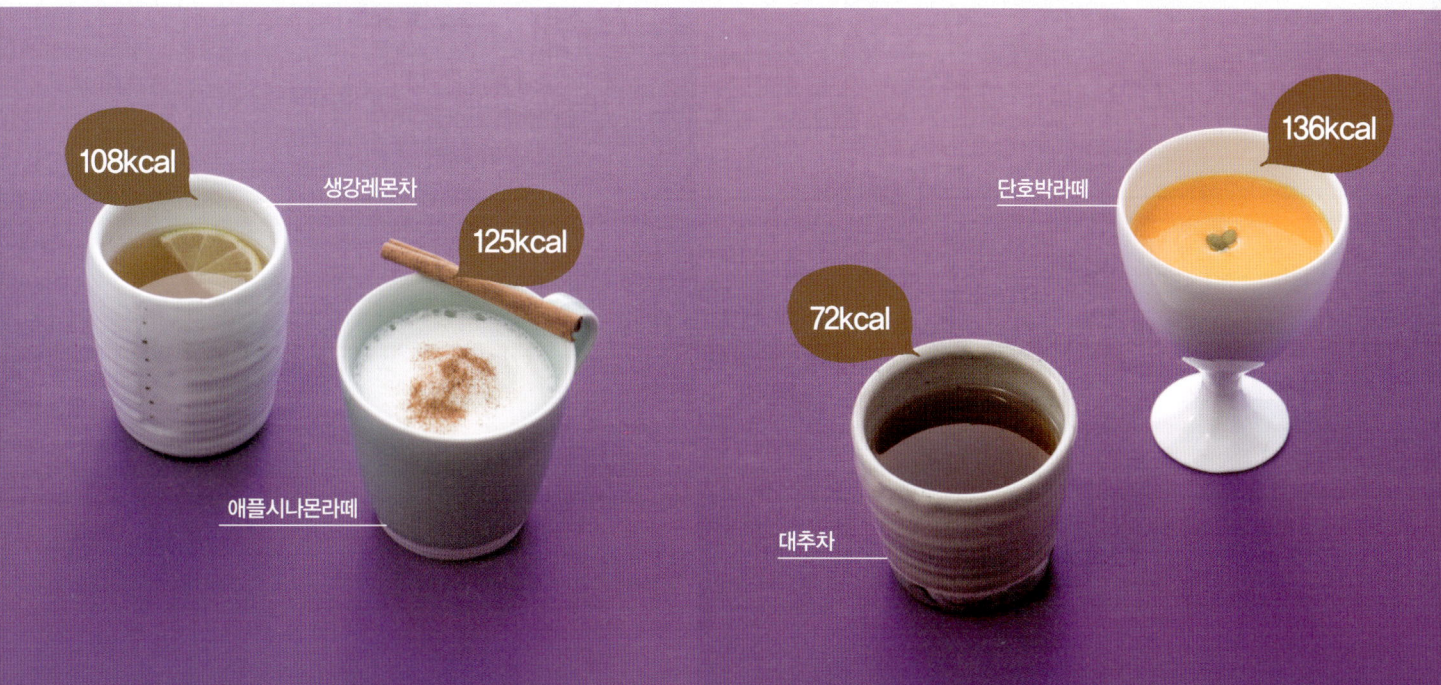

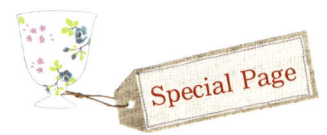

Special Page

당근사과주스

재료
당근 40g, 사과 60g, 물 100ml, 올리고당 약간

만들기
1 믹서기에 당근, 사과, 물을 넣어 곱게 간다.
2 올리고당을 약간 넣어 마신다.

토마토배주스

재료
토마토 100g, 배 100g, 물 50ml

만들기
1 믹서기에 적당한 크기로 썬 토마토, 배, 물을 넣고 곱게 간다.

브로콜리키위주스

재료
브로콜리 30g, 골드키위 120g, 물 100ml

만들기
1 브로콜리는 끓는 물에 살짝 데쳐 잘게 자른다.
2 믹서기에 브로콜리, 키위, 물을 넣어 곱게 간다.

파파야요거트주스

재료
파파야 100g, 플레인 요구르트 80g, 우유 25ml

만들기
1 파파야는 껍질을 벗겨 잘게 자른다.
2 믹서기에 파파야, 플레인 요구르트, 우유를 넣어 곱게 간다.

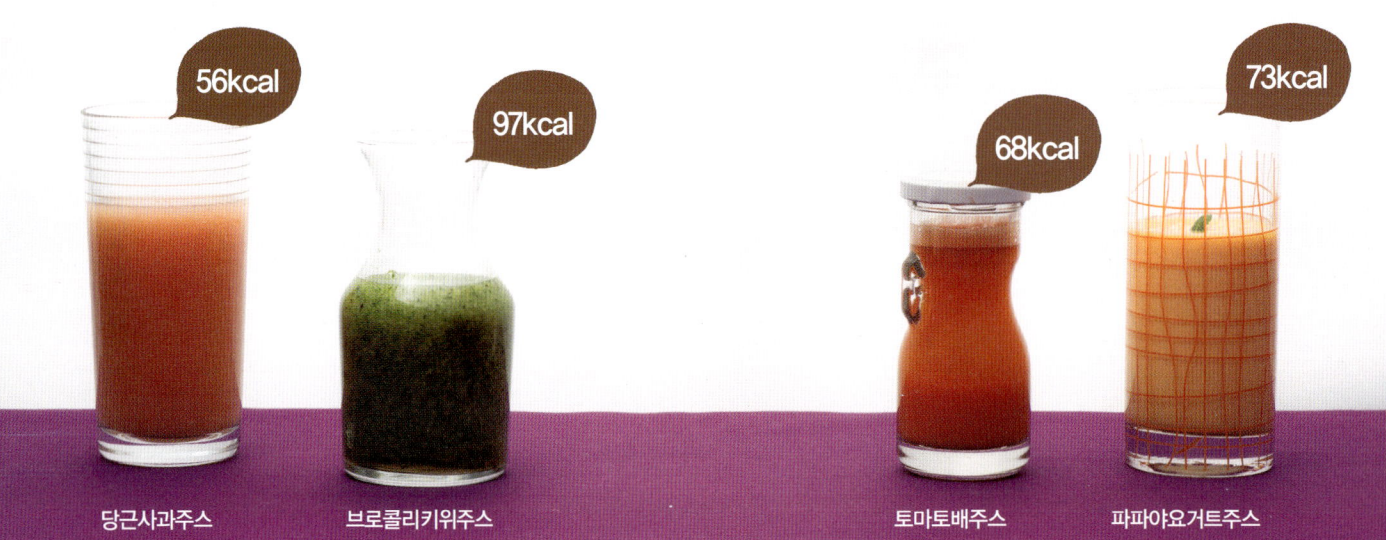

당근사과주스 56kcal · 브로콜리키위주스 97kcal · 토마토배주스 68kcal · 파파야요거트주스 73kcal

토마토채소주스

재료
토마토 100g, 양배추 25g, 당근 10g, 브로콜리 5g, 물 적당량

만들기
1 토마토는 깨끗이 씻은 후 꼭지를 떼고 4~5등분으로 자른다.
2 양배추, 당근, 브로콜리는 적당한 크기로 썬 후 냄비에 넣고 찐다.
3 믹서기에 준비한 재료를 모두 넣고 곱게 간다.

··· 조리 포인트 ··
주스를 만들 때는 원액기에 곱게 갈아서 완성하면 더 좋다.

블루베리요거트

재료
플레인 요구르트 50g, 우유 50ml, 블루베리 15g, 아몬드 8g

만들기
1 믹서기에 플레인 요구르트, 우유, 블루베리, 아몬드를 넣고 곱게 간다.

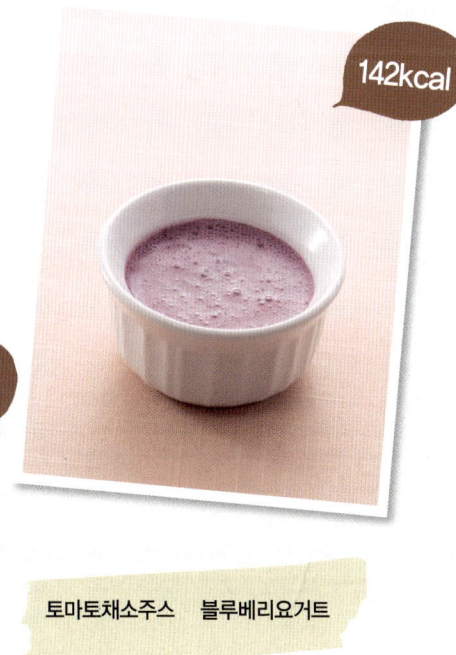

142kcal

25kcal

토마토채소주스   블루베리요거트

es
03
암 치료 후
증상별 맞춤 요리

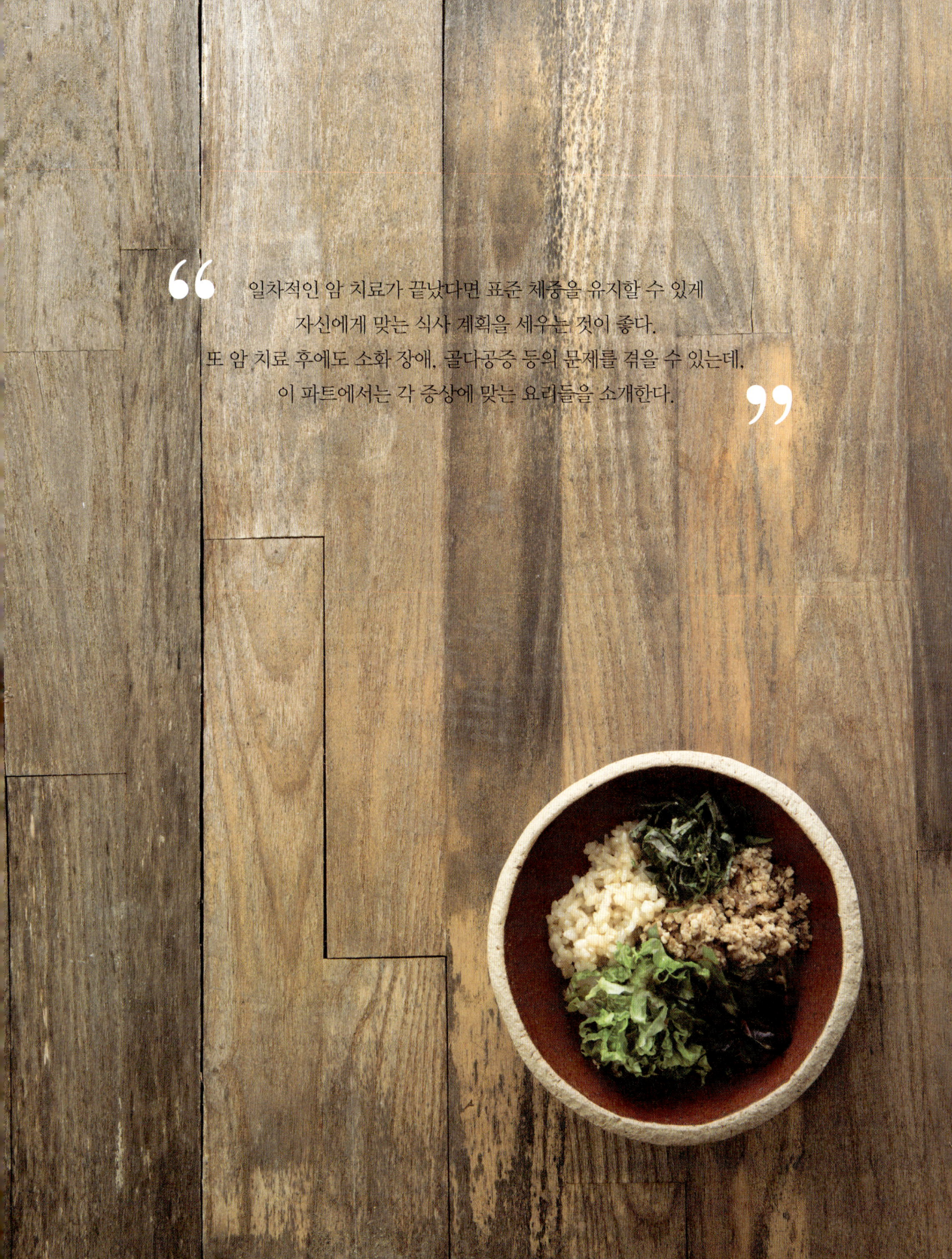

" 일차적인 암 치료가 끝났다면 표준 체중을 유지할 수 있게
자신에게 맞는 식사 계획을 세우는 것이 좋다.
또 암 치료 후에도 소화 장애, 골다공증 등의 문제를 겪을 수 있는데,
이 파트에서는 각 증상에 맞는 요리들을 소개한다. "

guide_1

체중 변화는 영양 상태의 지표라고 할 수 있다. 체중이 증가하거나 감소하는 것은 질병이나 대사적인 변화에 의해서도 나타날 수 있으나 영양 섭취와 가장 밀접한 관계가 있다. 식욕 저하로 인해 식사량이 감소하면서 체중이 빠지는 경우가 일반적이나, 위장관 기능장애 때문에 소화·흡수가 제대로 이루어지지 않아 체중이 감소하기도 한다.

체중이 10% 이상 감소하면 위험 신호이므로 주기적으로 체중을 측정해 체중 감소 여부를 확인하도록 한다. 만약 지속적으로 체중이 줄고 있다면 섭취량에 문제가 있는 것은 아닌지 확인할 필요가 있다.

체중 감소를 막기 위해서는 식사량이 증가할 때까지 횟수를 늘려 자주 섭취하는 것이 도움이 된다. 또한 체중 감소를 막기 위해 영양 밀도를 높이기 위한 조리 요령을 알아두면 도움이 된다.

- 하루 세 끼 식사 외에 2~3번의 간식을 섭취한다.
- 식사량이 매우 적을 경우 시간에 구애받지 말고 수시로 섭취한다.
- 열량을 높이기 위해 무침이나 볶음요리에 참기름이나 들기름을 넉넉히 사용하여 고소한 식감을 살린다.
- 식용유를 적절히 사용하여 부드러운 전이나 볶음요리 등을 준비하면 열량을 보충하는 데 도움이 된다. 다만, 지방 섭취량을 갑자기 증가시킬 경우 설사, 조기 포만감 등 불편감이 나타날 수 있으므로 적절히 사용량을 조절하도록 한다.

오히려 체중이 줄고 있어요

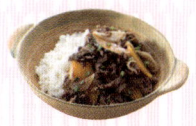

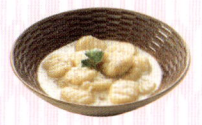

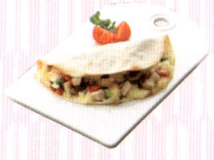

닭고기두유파스타

일반적으로 스파게티는 칼로리가 높아 체중을 증가시키는 데 도움이 된다.
두유, 우유, 생크림으로 만든 크림소스가 칼로리를 높인다. 소화가 잘 안 되는 경우에는
면을 좀 더 푹 삶는 것이 좋다. 알록달록한 여러 가지 채소를 넣어 건강을 더한다.

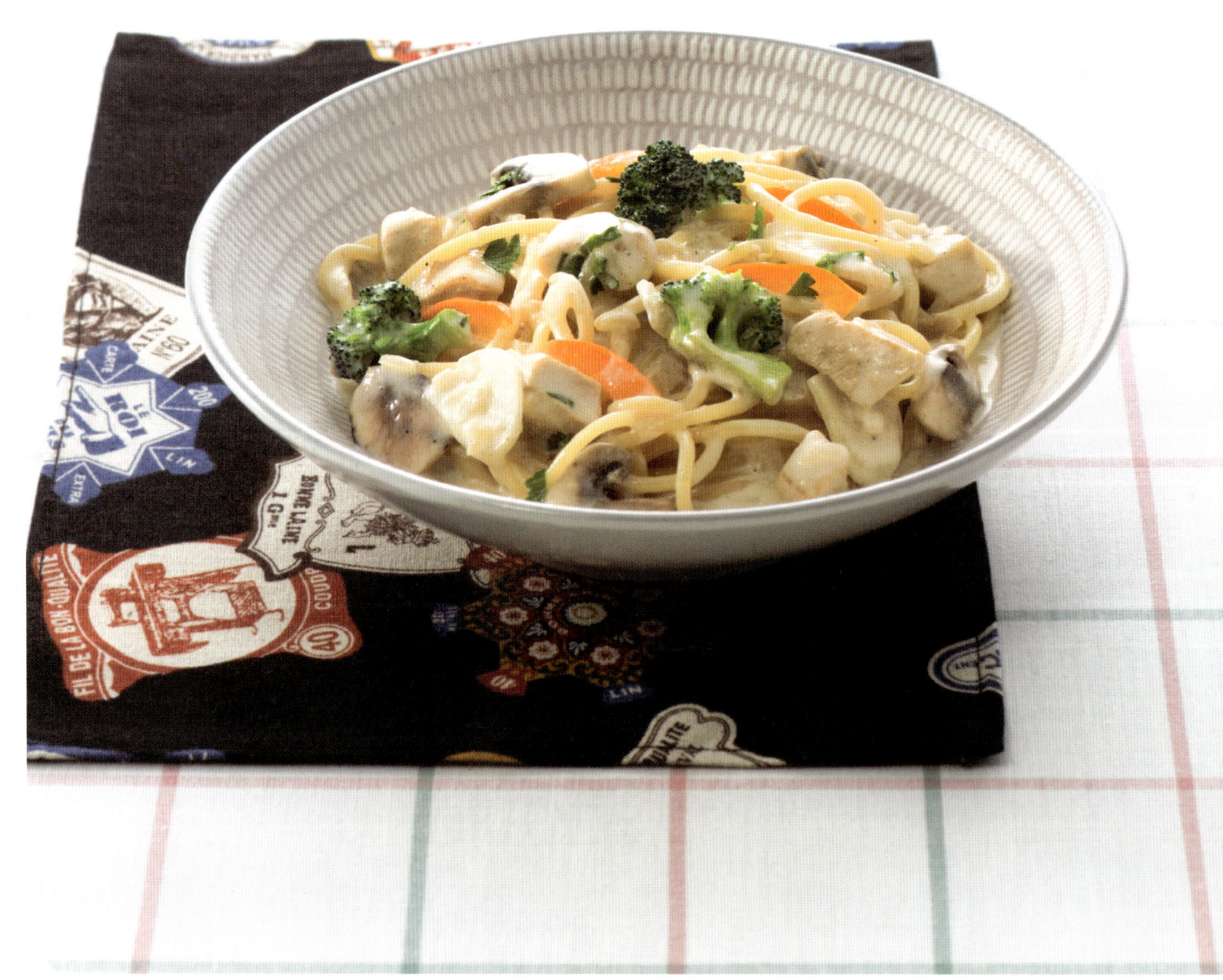

열량 680kcal　탄수화물 57g　단백질 32g　지방 36g

재료

- 스파게티면 · · · · · · · · · · 60g
- 닭가슴살 · · · · · · · · · · · 80g
- 양파 · · · · · · · · · · · · · · 30g
- 마늘 · · · · · · · · · · · · · · 10g
- 양송이버섯 · · · · · · · · · · 30g
- 브로콜리 · · · · · · · · · · · 15g
- 치킨스톡 120ml(농축액 3ml, 물 117ml)
- 올리브유 · · · · · · · · · · · 10ml
- 소금·후추 · · · · · · · · · 약간씩

소스
- 두유 · · · · · · · · · · · · · 40ml
- 우유 · · · · · · · · · · · · · 20ml
- 생크림 · · · · · · · · · · · · 60g

고명
- 파슬리가루 · · · · · · · · · 약간
- 주황 파프리카 · · · · · · · · 약간

만들기

1 끓는 물에 소금을 약간 넣고 스파게티면을 6분간 삶아서 건져 물기를 뺀다.
2 닭가슴살은 1.5cm 크기로 썰고, 양파는 다지고, 마늘은 편으로 썰고, 양송이버섯과 브로콜리는 먹기 좋게 썬다. 브로콜리는 살짝 데친다.
3 팬에 올리브유를 두르고 양파와 마늘을 갈색이 나도록 볶는다.
4 3에 닭가슴살을 넣고 노릇노릇하게 볶은 후 양송이버섯, 치킨스톡을 넣어 3분간 끓인다.
5 분량의 소스 재료를 넣고 소금, 후추로 간하고 스파게티면과 브로콜리를 넣어 끓인다.

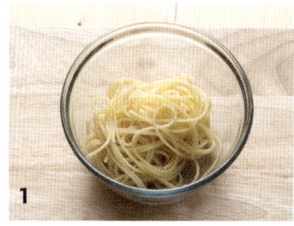
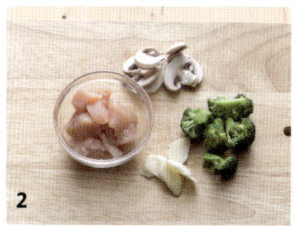
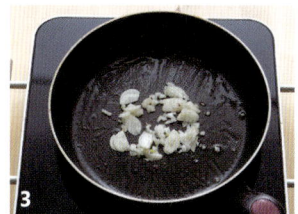
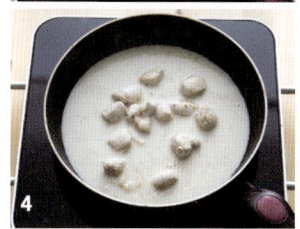

뇨끼

뇨끼는 찐 감자에 버터, 치즈, 달걀, 밀가루를 넣어 버무린 수제비 모양의
이탈리아 요리이다. 감자로 만들어 밀가루 수제비보다 건강하고 구수하게 먹을 수 있다.
거기에 버터, 치즈 등을 넣어 칼로리를 높이고 영양 균형을 맞췄다.

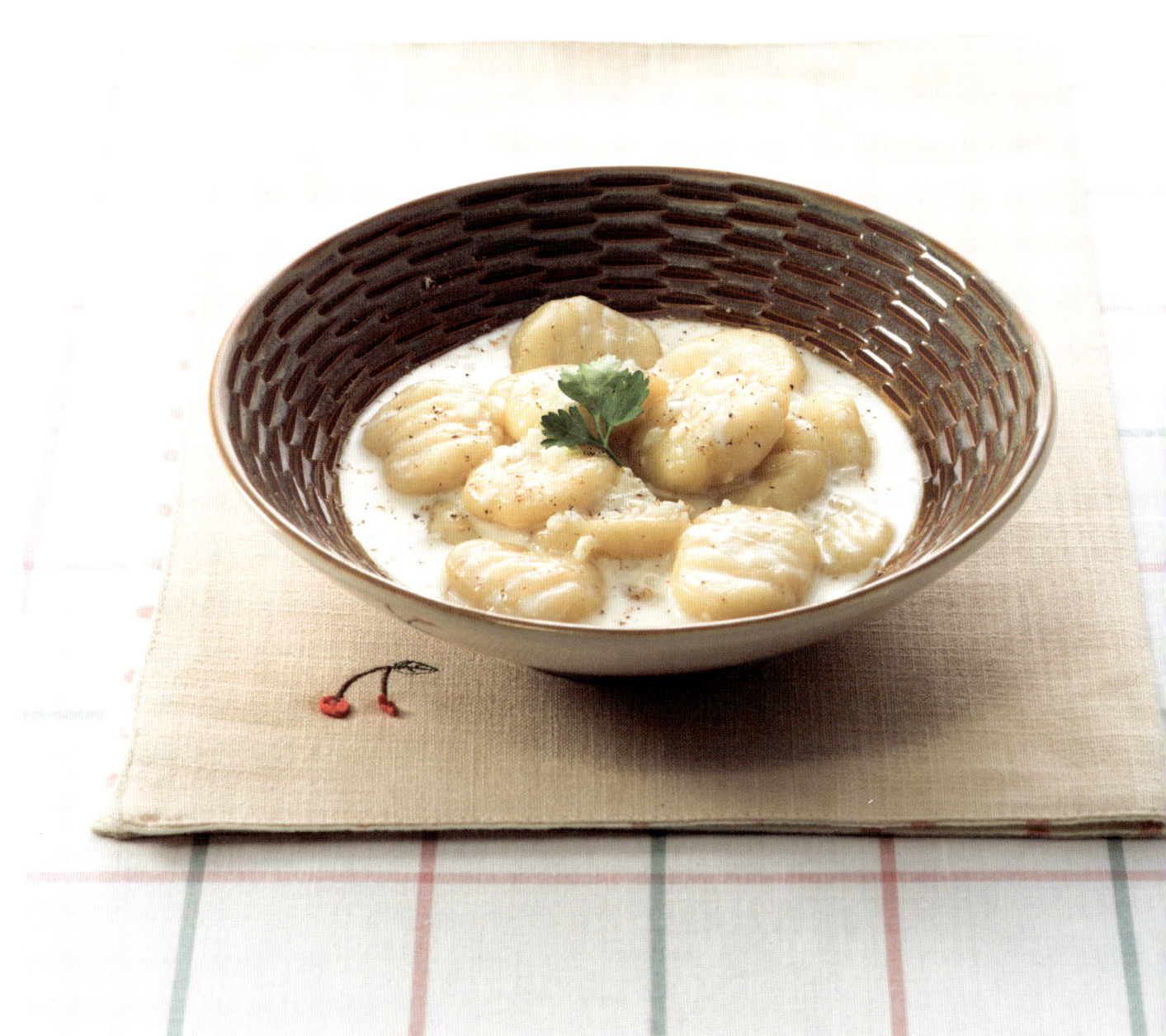

| 열량 684kcal | 탄수화물 66g | 단백질 15g | 지방 40g |

재료

반죽
- 감자 · · · · · · · · · · · 140g
- 중력분 · · · · · · · · · · 50g
- 달걀노른자 · · · · · · · 20g
- 생크림 · · · · · · · · · · 10g
- 버터 · · · · · · · · · · · 5g
- 소금·후추 · · · · · · · 약간씩

크림소스
- 생크림 · · · · · · · · · · 100g
- 치킨스톡 100ml(농축액 3ml, 물 97ml)
- 양파 · · · · · · · · · · · 30g
- 마늘 · · · · · · · · · · · 10g
- 버터 · · · · · · · · · · · 5g
- 소금·후추·넛맥가루 · · · · 약간씩

만들기

1 감자는 껍질을 벗긴 후 끓는 물에 삶아 부드럽게 으깬다.
2 으깬 감자에 중력분, 달걀노른자, 생크림, 버터를 넣고 소금, 후추로 간해 반죽을 치댄다.
3 반죽을 지름 1cm 정도의 원통으로 만든 후 2.5cm 길이로 잘라 포크로 눌러 준다.
4 끓는 물에 뇨끼를 넣어 익힌다. 이때 뇨끼가 떠오르면 익은 것이다.
5 양파와 마늘은 다져 팬에 버터를 두르고 투명해질 때까지 볶는다.
6 5에 치킨스톡과 생크림을 넣고 3분 정도 끓인다.
7 6에 뇨끼를 넣고 소금, 후추, 넛맥가루를 넣어 간을 맞춘다.

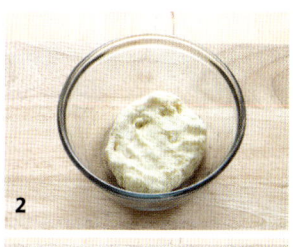

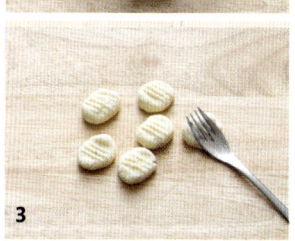

단호박불고기덮밥

식사량이 적을 때는 한 번을 먹어도 칼로리가 높은 음식을 먹는 것이 좋다.
불고기에 항산화 성분인 베타카로틴이 풍부한 단호박을 곁들여 덮밥을 만들어보자.
덮밥 국물에 밥이 부드러워져 먹기도 편하다.

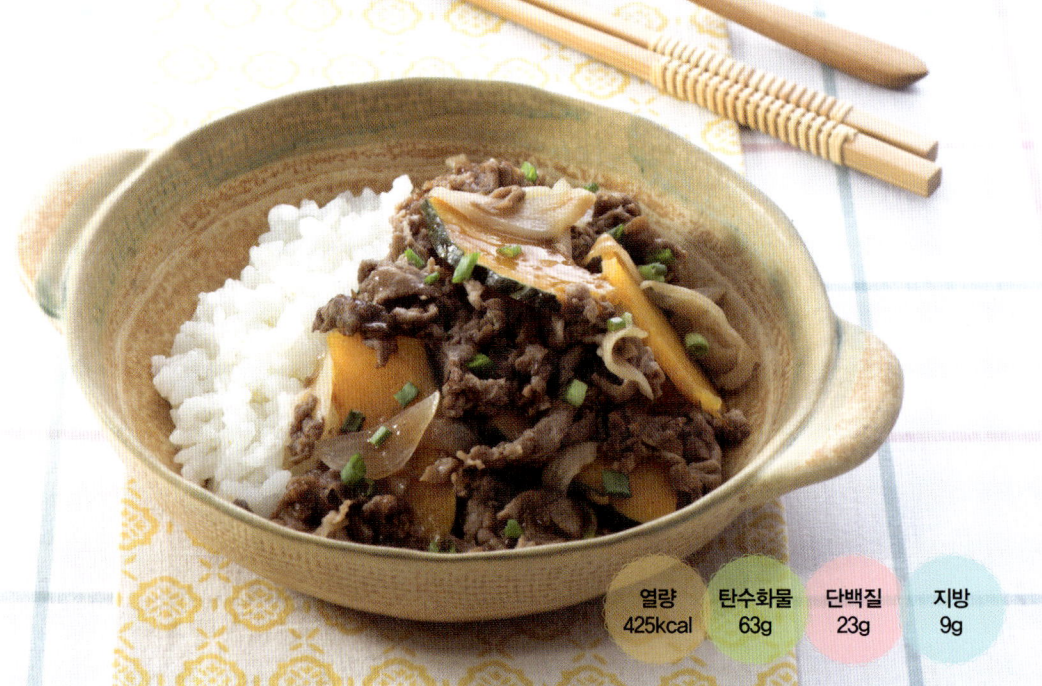

열량 425kcal | 탄수화물 63g | 단백질 23g | 지방 9g

재료

- 밥 · · · · · · · · · · 140g
- 소고기(앞다리살) · · · · · · · 80g
- 단호박 · · · · · · · · · 60g
- 양파 · · · · · · · · · · 20g
- 대파 · · · · · · · · · · · 2g

양념장
- 간장 · · · · · · · · · · · 5ml
- 된장 · · · · · · · · · · · 3g
- 참기름 · · · · · · · · · · 5ml
- 다진 마늘 · · · · · · · · · 1g
- 다진 생강·후추 · · · · · · 약간씩

만들기

1 소고기는 분량의 양념장 재료로 버무린다.
2 단호박은 먹기 좋은 크기로 껍질째 얇게 썰고, 양파는 채썰고, 대파는 송송 썬다.
3 팬에 소고기와 양파를 넣고 볶다가 단호박, 대파를 넣어 함께 볶는다.
4 밥 위에 3을 올려낸다.

컵밥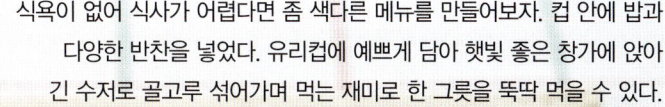

식욕이 없어 식사가 어렵다면 좀 색다른 메뉴를 만들어보자. 컵 안에 밥과 다양한 반찬을 넣었다. 유리컵에 예쁘게 담아 햇빛 좋은 창가에 앉아 긴 수저로 골고루 섞어가며 먹는 재미로 한 그릇을 뚝딱 먹을 수 있다.

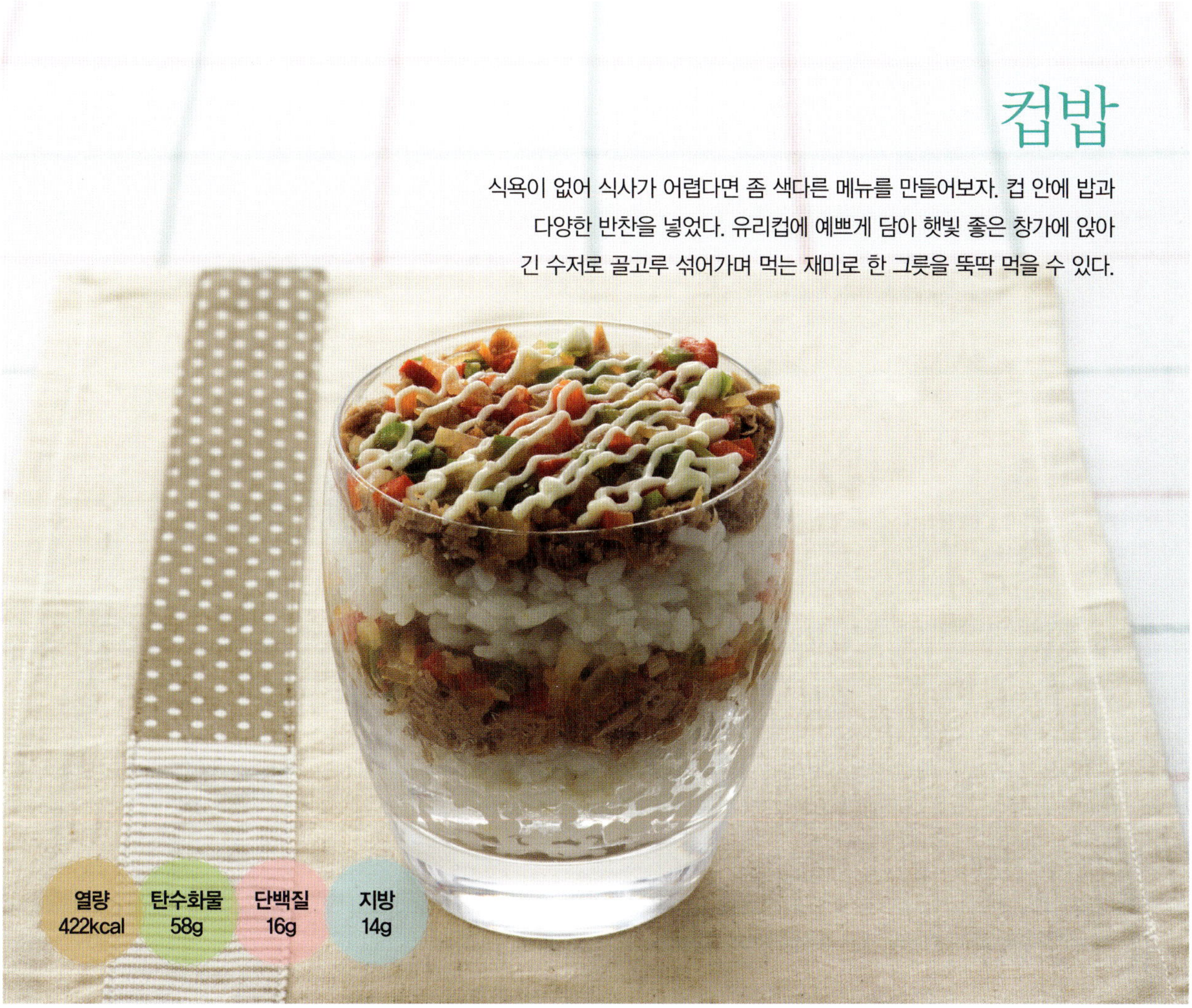

열량	422kcal
탄수화물	58g
단백질	16g
지방	14g

재료

밥	140g
참치 통조림	50g
피망	15g
양파	15g
빨강 파프리카	15g
식용유	5ml
마요네즈	10g

양념장

설탕	5g
간장	5ml
참기름·후추	약간씩

만들기

1 피망, 양파, 빨강 파프리카는 잘게 썰어 팬에 식용유를 두르고 볶는다.
2 참치 통조림은 체에 밭쳐 기름기를 빼고 부스러뜨린다. 팬에 참치와 분량의 양념장 재료를 넣고 고슬고슬하게 볶는다.
3 컵에 밥을 깔고 채소, 참치, 밥, 채소 순으로 담는다.
4 마요네즈를 모양내어 뿌린다.

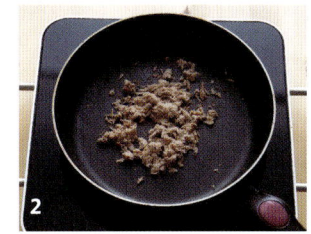
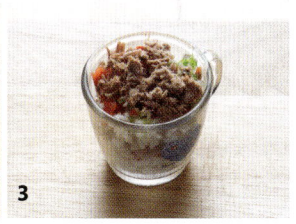

저염 자장밥

국민 대표 음식 중의 하나인 자장면(밥)은 암 진단 후 먹지 못했던 메뉴이다. 그러나 짜지 않고 식물성 기름으로 건강하게 조리하면, 체중을 늘리는 데 도움이 되고 왠지 일상생활로 돌아온 것 같아 기분까지 좋아진다.

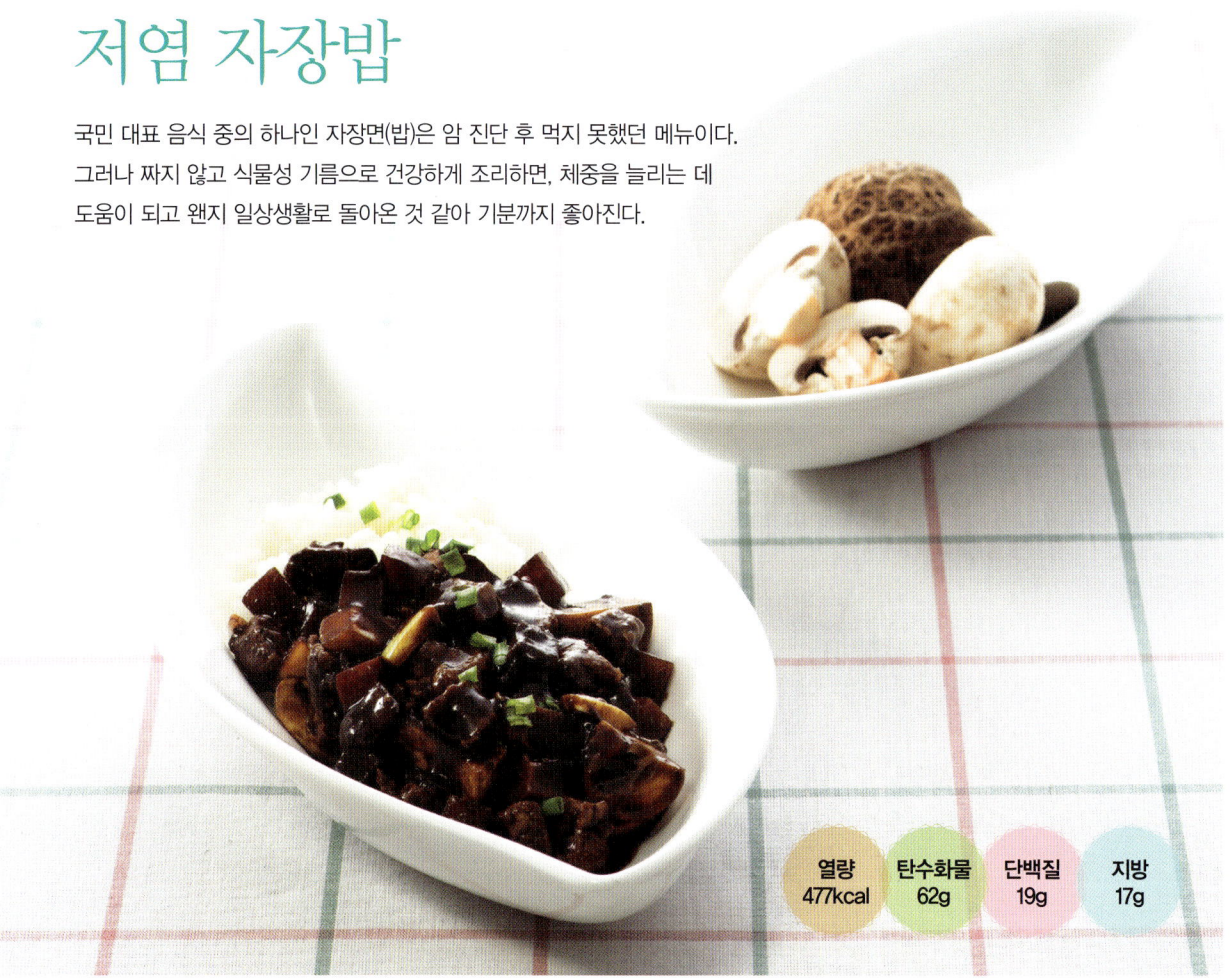

열량 477kcal | 탄수화물 62g | 단백질 19g | 지방 17g

재료

- 밥 140g
- 돼지고기(안심) 80g
- 감자 20g
- 양송이버섯 15g
- 양파 15g
- 당근 10g

저염 자장소스
- 춘장 15g
- 옥수수전분 4g
- 설탕 1.5g
- 식용유 5ml
- 소금·다진 생강·후추 약간씩
- 물 200ml

만들기

1. 돼지고기, 감자, 양송이버섯, 양파, 당근은 작게 깍둑썬다.
2. 팬에 식용유를 두르고 중불에서 춘장을 볶아 한 덩어리가 되면 따로 덜어둔다.
3. 남은 기름에 돼지고기, 감자, 양송이버섯, 양파, 당근을 볶다가 분량의 물을 붓고 끓인다.
4. 국물이 끓어 감자, 돼지고기가 익으면 소금, 다진 생강, 후추를 넣어 간을 맞추고 옥수수전분으로 농도를 맞춰 자장소스를 만든다.
5. 밥 위에 자장소스를 곁들인다.

치킨칼초네

칼초네는 밀가루 반죽 사이에 고기, 치즈, 채소 등을 넣고 오븐에 구워낸 멕시코식 만두이다.
간편한 조리를 위해 밀가루 반죽 대신 시중에서 판매하는 또띠아를 이용한다.
닭고기 외에 선호하는 고기와 여러 가지 해물을 넣어도 별미가 된다.

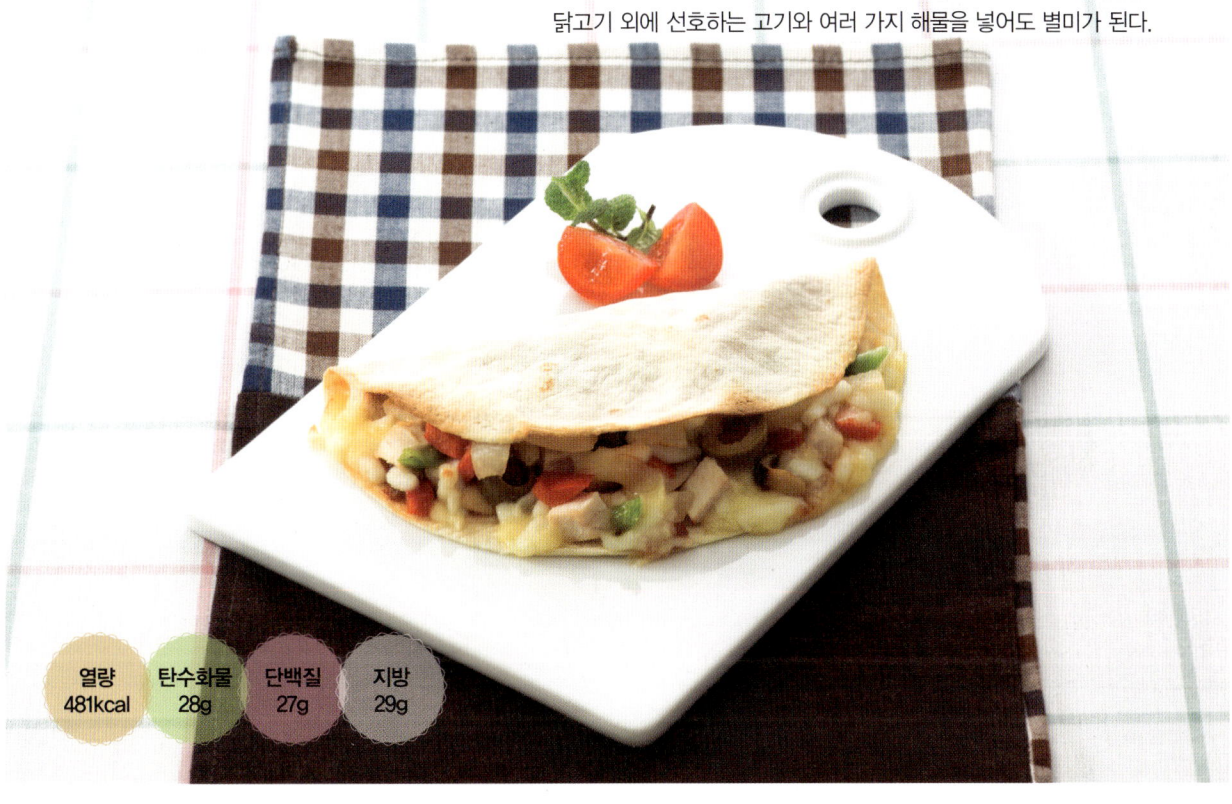

열량 481kcal | 탄수화물 28g | 단백질 27g | 지방 29g

재료

- 닭가슴살 · · · · · · · · · · · 80g
- 또띠아 · · · · · · · · 40g(8인치 1장)
- 양파 · · · · · · · · · · · · · 30g
- 새송이버섯 · · · · · · · · · · 10g
- 홍피망 · · · · · · · · · · · · 5g
- 청피망 · · · · · · · · · · · · 5g
- 올리브 · · · · · · · · · · · · 3g
- 토마토홀 · · · · · · · · · · · 50g
- 머스터드 · · · · · · · · · · · 5g
- 핫소스 · · · · · · · · · · · · 5g
- 피자치즈 · · · · · · · · · · · 30g
- 올리브유 · · · · · · · · · · · 8ml

만들기

1. 닭가슴살은 팬에 노릇노릇하게 구워 작게 깍둑썬다.
2. 양파, 새송이버섯, 홍피망, 청피망, 올리브는 먹기 좋게 썬다.
3. 팬에 올리브유를 두르고 양파, 새송이버섯, 홍피망, 청피망을 볶는다.
4. 또띠아에 토마토홀을 바르고 닭가슴살, 3의 볶은 채소, 올리브를 올린 후 머스터드와 핫소스를 뿌린다.
5. 피자치즈를 올리고 또띠아를 반으로 접어 전자레인지에서 30초 정도 익힌다.

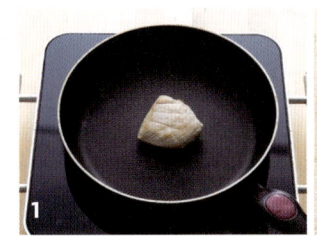
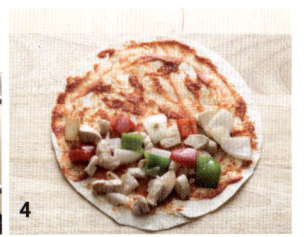

guide_2

체중 감소뿐만 아니라 체중 증가 또한 건강 유지를 위해 반드시 관리가 되어야 할 증상이다. 특히, 유방암과 대장암은 비만한 환자에게서 재발률과 사망률이 높아진다고 보고되고 있다. 굳이 암을 언급하지 않더라도 과도한 체중 증가는 고혈압, 당뇨병, 고지혈증 등 각종 성인병을 유발하고 심·뇌혈관질환으로 이어진다. 하지만 체중 감량에 성공하면 혈압과 혈당, 콜레스테롤 수치가 많이 좋아지는 것을 보게 된다.
암 진단 전보다 체중이 증가했다면 신체활동을 늘리고 섭취량을 줄여서 표준 체중을 유지하기 위한 노력이 반드시 필요하다. 활동량보다 식사량이 많지는 않은지, 식사량이 적은데 비해 불필요한 간식 섭취가 많지는 않은지에 대해 확인하도록 하자.

- 담백하게 조리하는 것이 좋다. 맵고 짠 음식은 건강에 좋지 않을 뿐 아니라 식욕을 자극하여 식사량 조절을 어렵게 한다.
- 포만감을 주고 열량이 낮으면서 비타민과 섬유소가 풍부한 채소류 섭취를 증가시키는 것이 좋다.
- 암에 좋다는 특정 채소 몇 가지만 섭취하지 말고 여러 가지 채소를 골고루 섭취하도록 한다.

체중이 계속 늘고 있어요

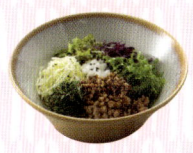

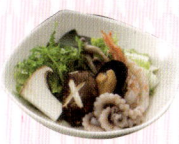

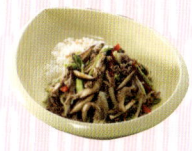

청국장채소비빔밥

체중이 늘고 있다면 식사량을 줄여야 한다. 그런데 부족한 포만감 때문에 쉽게 줄일 수 없다면 열량이 낮은 채소를 이용해 비빔밥을 만들어보자. 여기에 항암 식품인 청국장을 넣어 비비면 맛, 포만감, 건강까지 한번에 해결할 수 있는 효자 요리가 된다.

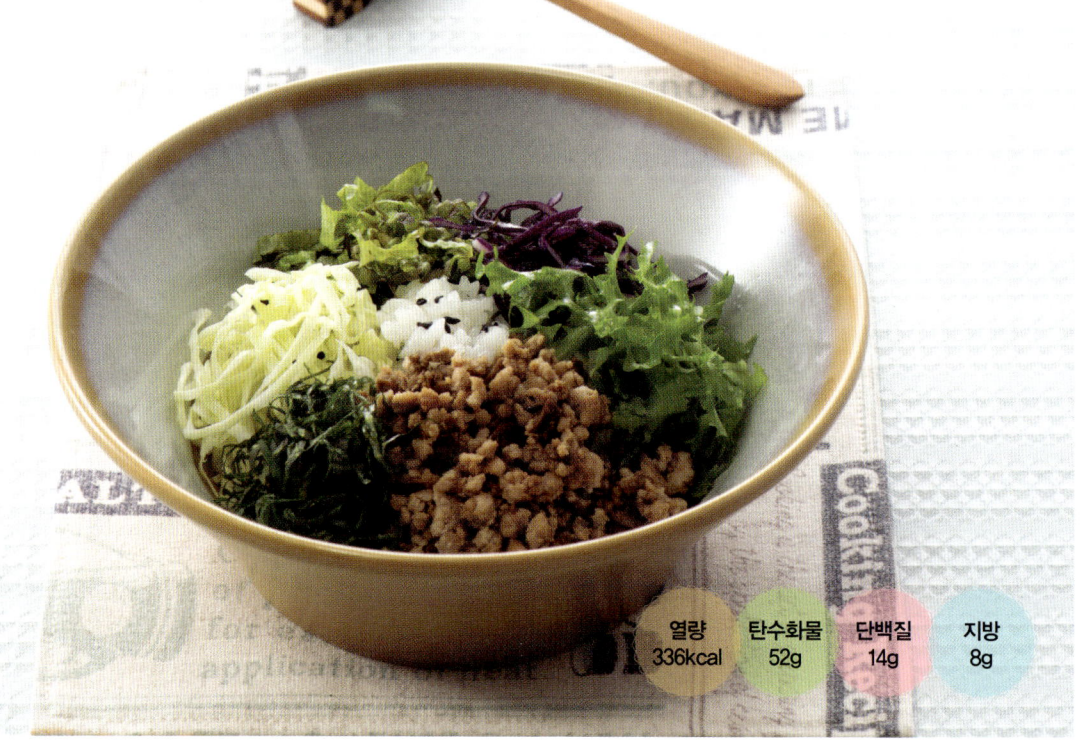

열량 336kcal | 탄수화물 52g | 단백질 14g | 지방 8g

재료

- 밥 · · · · · · · · · · · · 140g
- 양배추 · · · · · · · · · · · · 10g
- 적채 · · · · · · · · · · · · 10g
- 치커리 · · · · · · · · · · · · 5g
- 깻잎 · · · · · · · · · · · · 5g
- 상추 · · · · · · · · · · · · 5g
- 들기름 · · · · · · · · · · · · 약간

청국장소스

- 청국장 · · · · · · · · · · · · 20g
- 다진 돼지고기 · · · · · · · · · · · · 40g
- 다진 마늘 · · · · · · · · · · · · 1g
- 참기름 · · · · · · · · · · · · 0.5g
- 물 · · · · · · · · · · · · 10ml
- 맛술 · · · · · · · · · · · · 1ml

만들기

1 양배추, 적채, 깻잎, 상추는 깨끗하게 씻어 채썰고, 치커리는 깨끗이 씻어 준비한다.
2 다진 돼지고기에 다진 마늘, 참기름, 물, 맛술을 넣어 양념하여 팬에서 볶다가 청국장을 넣어 끓인다.
3 밥에 준비한 채소를 돌려 담고 청국장소스를 곁들인다.

중국식 연두부

두부 중에서 가장 부드러운 연두부는 환자들이 부담 없이 먹을 수 있는 좋은 단백질 급원 식품이다. 굴소스와 잘 어울리는 청경채와 함께 양념하여 곁들였다.

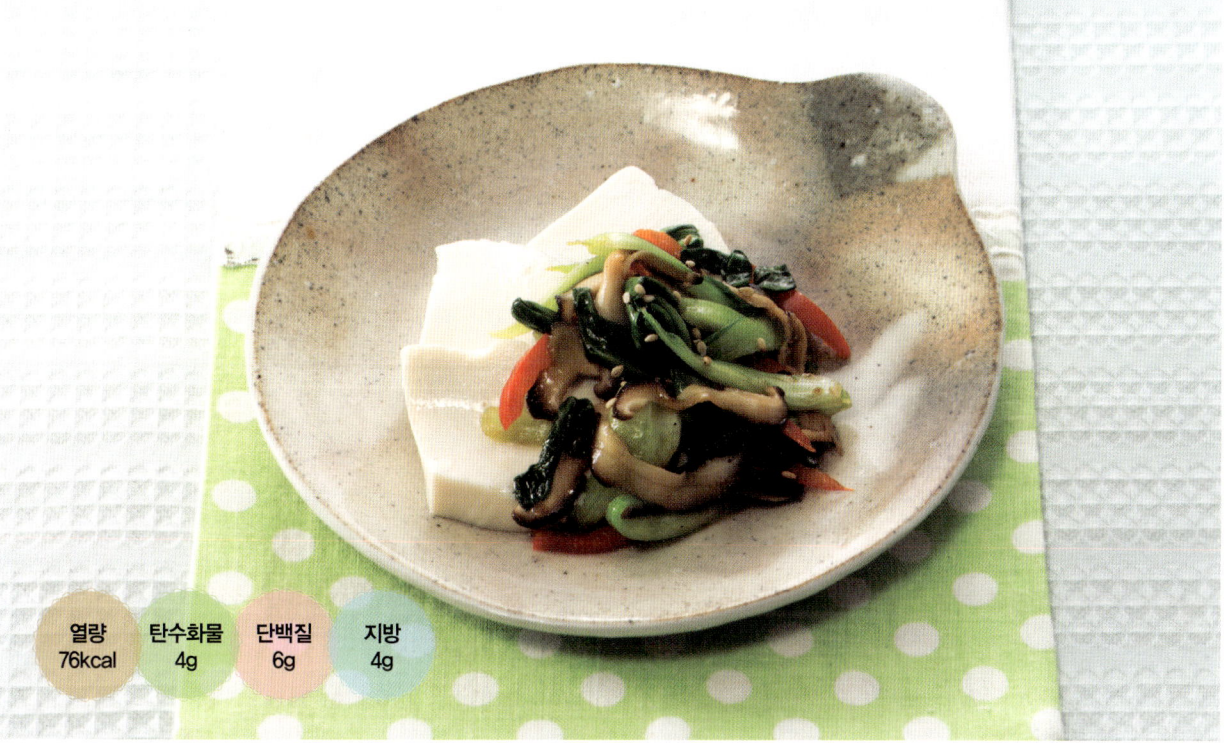

열량 76kcal | 탄수화물 4g | 단백질 6g | 지방 4g

재료

- 연두부 · · · · · · · · · · · · · 80g
- 불린 표고버섯 · · · · · · · · · 2g
- 청경채 · · · · · · · · · · · · · · 6g
- 홍피망 · · · · · · · · · · · · · · 3g
- 굴소스 · · · · · · · · · · · · · · 15g
- 식용유 · · · · · · · · · · · · · · 2ml

만들기

1. 연두부는 팩째 데워서 준비한다.
2. 표고버섯과 청경채는 4×0.2cm 크기로 채썬다.
3. 홍피망은 꼭지를 떼어내고 0.2cm 두께로 채썬다.
4. 팬에 식용유를 두르고 표고버섯, 청경채, 홍피망을 넣고 볶다가 굴소스를 넣어 볶는다.
5. 그릇에 연두부를 담고 볶은 채소를 올린다.

실곤약샐러드

곤약은 변비 예방에도 좋고 칼로리가 낮아 체중 감량에 좋은 재료다.
실곤약과 여러 가지 채소를 잣드레싱으로 고소하게 버무리면
곤약 특유의 맛까지 잡을 수 있어 좋다.

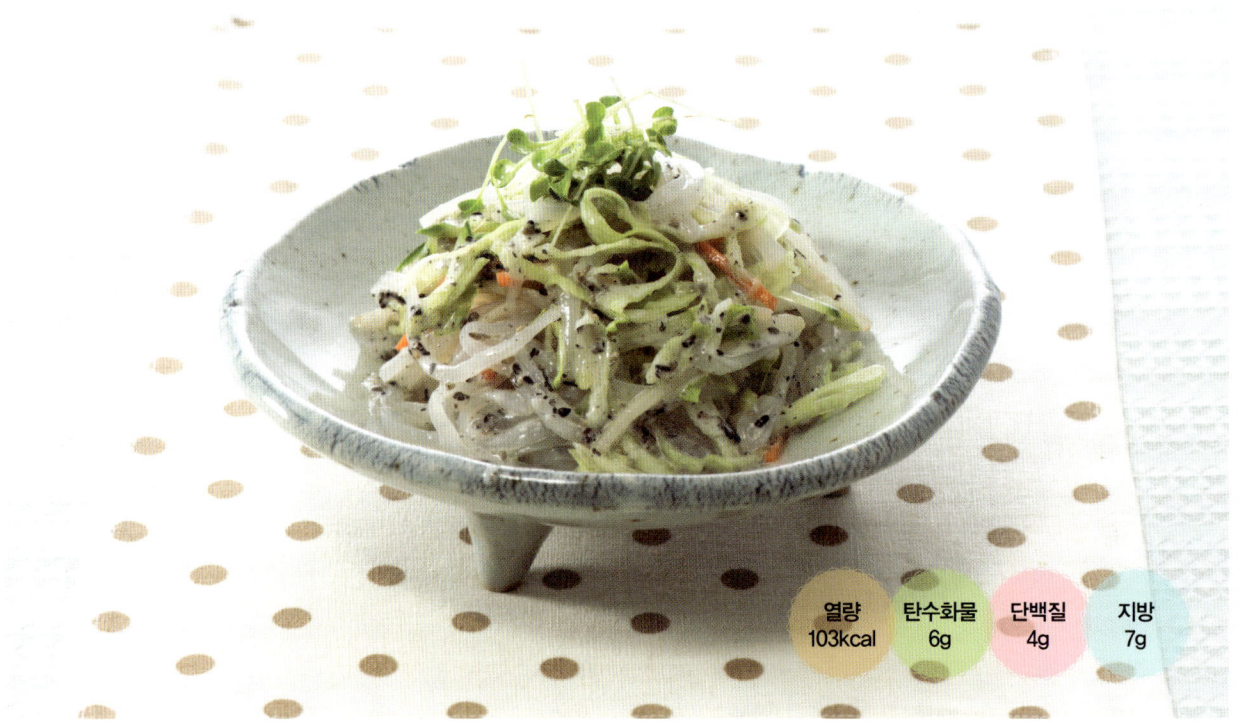

열량 103kcal | 탄수화물 6g | 단백질 4g | 지방 7g

재료
- 실곤약 · · · · · · · · · · · · · · · 70g
- 양상추 · · · · · · · · · · · · · · · 20g
- 숙주 · · · · · · · · · · · · · · · · · 10g
- 당근 · · · · · · · · · · · · · · · · · · 5g
- 오이 · · · · · · · · · · · · · · · · · · 5g
- 새싹채소 · · · · · · · · · · · · · · 약간

드레싱
- 두유 · · · · · · · · · · · · · · · · 30ml
- 검은깨 · · · · · · · · · · · · · · · · 5g
- 잣 · · · · · · · · · · · · · · · · · · · 5g
- 식초 · · · · · · · · · · · · · · · · · 4ml
- 레몬즙 · · · · · · · · · · · · · · · 2ml
- 소금·설탕·물 · · · · · · · · 약간씩

만들기
1 실곤약은 끓는 물에 데친 후 식혀서 먹기 좋은 크기로 썬다.
2 숙주는 머리꼬리를 떼고, 양상추, 당근, 오이는 곱게 채썬다.
3 분량의 드레싱 재료를 믹서기에 넣어 곱게 간다.
4 1과 2의 재료를 섞어 담고 드레싱으로 버무린다.

해물샤브샤브

팔팔 끓는 육수에 채소와 버섯을 살짝 익혀 새콤한 소스에 찍어 먹는다.
해물은 살짝 익혀야 질기지 않다. 해물 외에 얇게 썬 소고기, 닭고기, 두부 등을 곁들여도 좋다.
마지막에 국수를 넣어 먹어도 200kcal 정도라 으뜸 다이어트 메뉴라 할 수 있다.

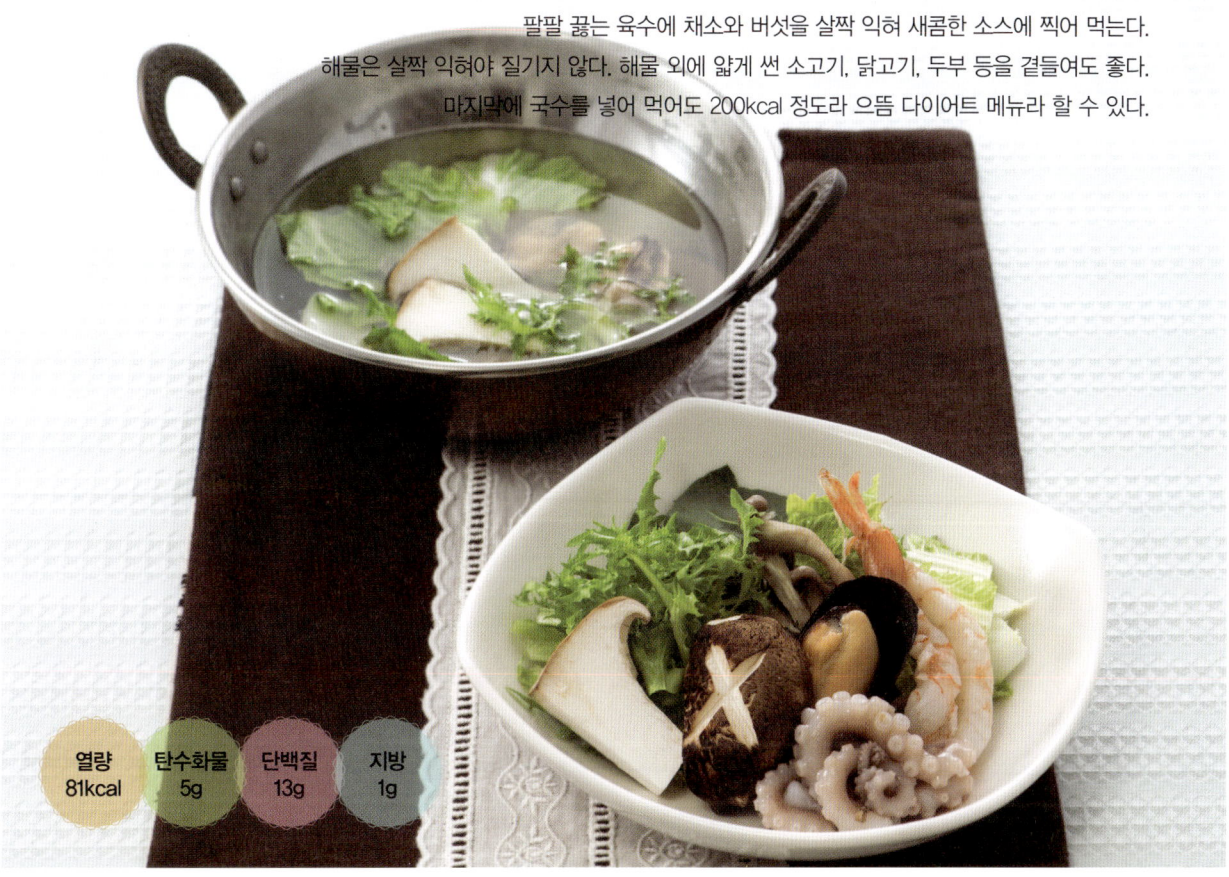

열량 81kcal | 탄수화물 5g | 단백질 13g | 지방 1g

재료

홍합·낙지·새우·오징어 ···· 20g씩
배추·적근대·치커리 ······ 20g씩
표고버섯 ················ 10g
느타리버섯 ·············· 10g
백일송이버섯 ············ 10g

육수
물 ···················· 500ml
맛술 ··················· 20ml
소금 ··················· 약간

양념장
다시마국물 ·············· 40ml
간장 ··················· 10ml
식초 ···················· 3ml
간 무 ··················· 10g
실파 ··················· 약간

만들기

1 홍합, 낙지, 새우, 오징어는 씻어서 먹기 좋은 크기로 썬다.
2 배추, 적근대, 치커리, 표고버섯, 느타리버섯, 백일송이버섯은 큼직하게 썬다.
3 냄비에 분량의 육수 재료를 넣고 끓인다. 분량의 양념장 재료를 섞는다.
4 끓는 육수에 준비한 채소와 해산물을 넣어 익힌 후 양념장에 찍어 먹는다.

버섯잡채밥

일반적인 잡채는 칼로리가 높아 체중 감량이 필요할 때는 피해야 하는 메뉴이다.
그러나 기름과 설탕을 잡아 먹는 당면 대신 여러 가지 버섯과 채소만 넣고
기름 사용량을 줄이면 칼로리는 낮고, 영양가는 좋은 일품 메뉴가 된다.

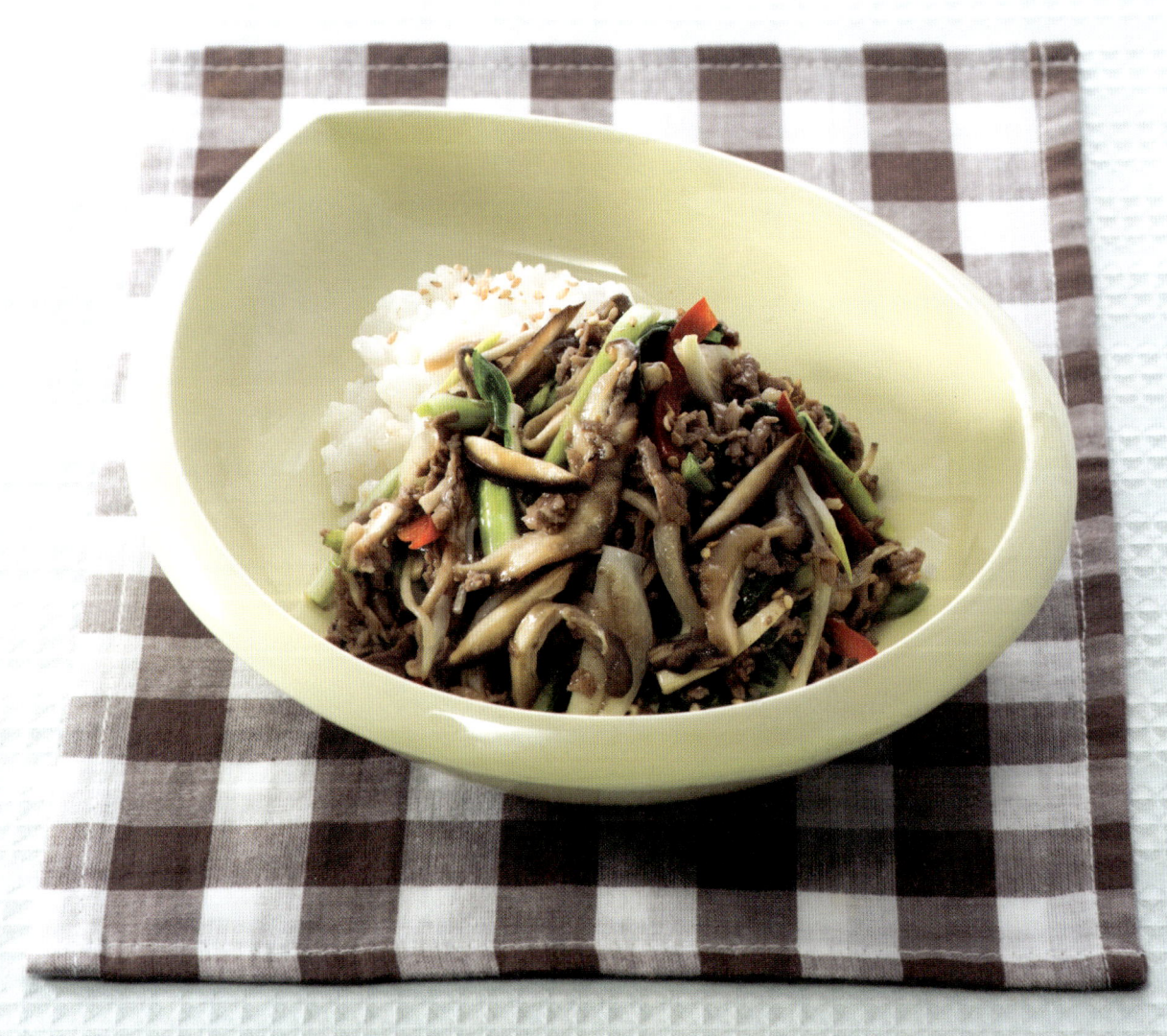

| 열량 352kcal | 탄수화물 56g | 단백질 14g | 지방 8g |

재료

밥	140g	식용유	5ml
소고기	40g	**양념**	
양파	15g	간장	10ml
느타리버섯	10g	설탕	2g
표고버섯	10g	청주	1ml
새송이버섯	10g	참기름	0.5ml
청피망·홍피망	5g씩	통깨·후추	약간씩
청경채	10g		

만들기

1 소고기, 양파는 채썬다. 느타리버섯은 가늘게 손으로 찢고, 표고버섯, 새송이버섯은 가늘게 채썬다.
2 청피망, 홍피망, 청경채는 채썬다.
3 팬에 식용유를 두르고 소고기를 볶다가 준비한 버섯과 양파를 넣어 볶은 후 분량의 양념 재료를 넣고 볶는다. **2**의 채소를 넣어 볶아 밥에 곁들인다.

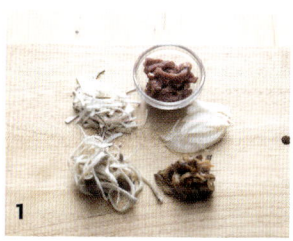

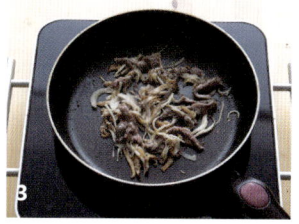

라타투이

채소 섭취량을 늘리면 포만감이 생겨 식사량을 줄일 수 있다.
항산화 성분이 많은 채소를 올리브유로 살짝 볶아 토마토 페이스트와
치킨스톡으로 맛을 냈다. 생채소보다는 더 많은 양을 섭취할 수 있고,
기름으로 볶아 영양소의 흡수가 좋다.

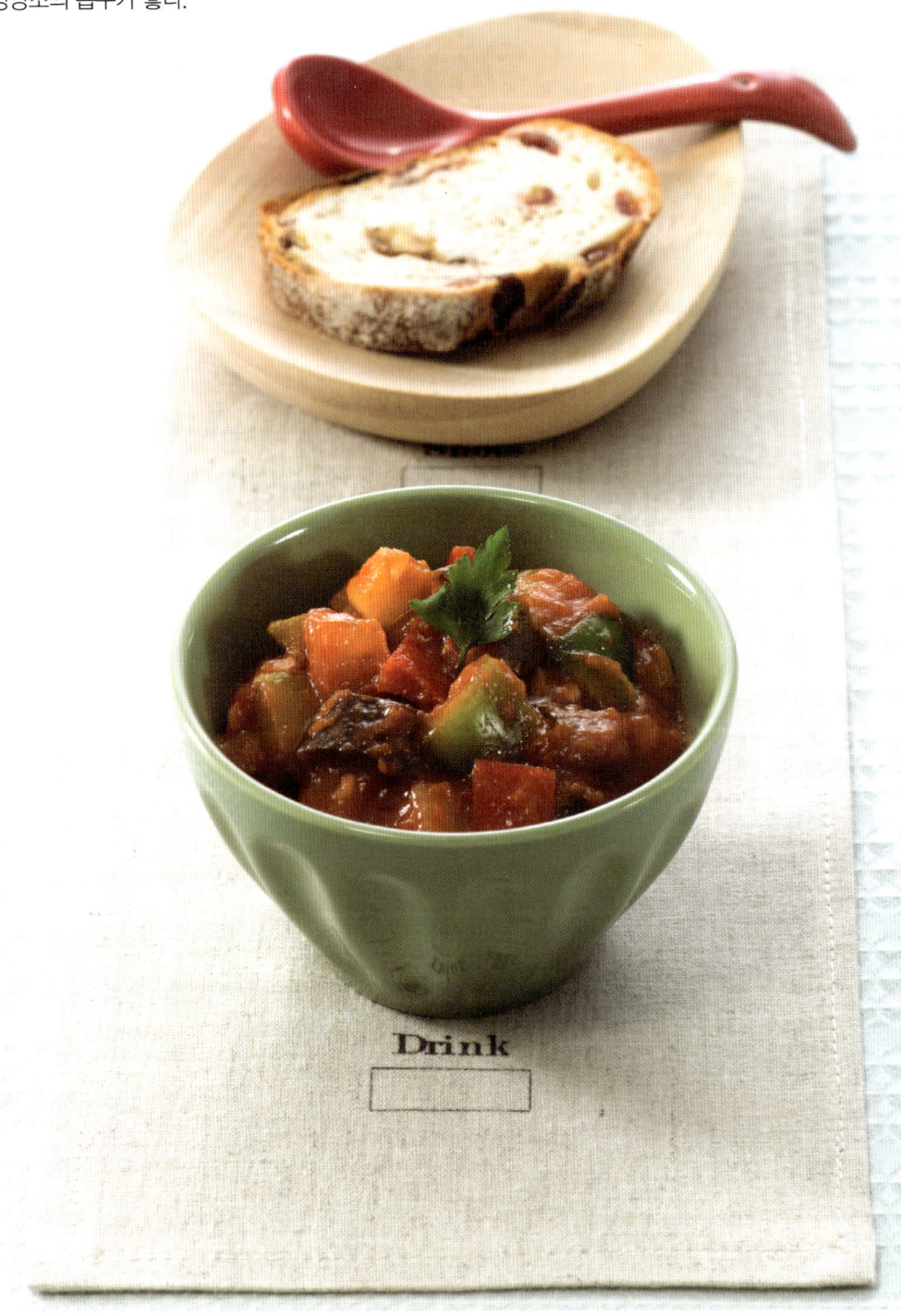

| 열량 174kcal | 탄수화물 18g | 단백질 3g | 지방 10g |

재료

- 토마토 · · · · · · · · · 15g
- 애호박 · · · · · · · · · 30g
- 가지 · · · · · · · · · · 20g
- 청피망 · · · · · · · · · 10g
- 홍피망 · · · · · · · · · 10g
- 양파 · · · · · · · · · · 10g
- 다진 마늘 · · · · · · · · 10g
- 바질잎 · · · · · · · · · 약간

소스

- 토마토 페이스트 · · · · · · 45g
- 올리브유 · · · · · · · · 10ml
- 치킨스톡 15ml(농축액 0.3ml, 물 15ml)

만들기

1 준비한 채소는 1.5cm 크기로 깍둑썬다.
2 팬에 올리브유를 두르고 양파, 다진 마늘을 볶는다.
3 2에 토마토, 애호박, 가지, 청피망, 홍피망을 넣고 볶다가 토마토 페이스트를 넣어 볶는다.
4 3에 치킨스톡을 넣어 걸쭉하게 끓인다.

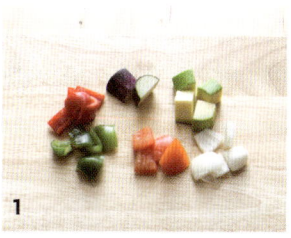
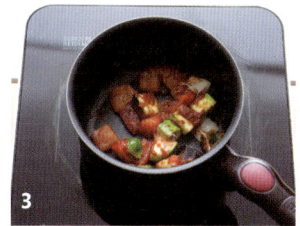

guide_3

수술이나 항암치료를 겪게 되면 소화 기능이 저하되어 무언가를 먹고 나면 배가 더부룩하고 답답한 증상이 생기고, 조금만 먹어도 배가 가득 찬 느낌 때문에 식사를 잘 하지 못하는 경우가 종종 나타나게 된다. 오징어, 견과류 등 위에 머무는 시간이 길고 거칠고 딱딱한 음식보다는 가급적 소화되기 쉬운 부드러운 음식을 선택하여 소량씩 자주 섭취한다.

- 세 끼 식사에만 의존하지 말고 식사 사이사이 수시로 간식을 먹도록 하며, 적은 양을 먹더라도 포기하지 않고 꾸준히 먹도록 한다.
- 지방이 많이 포함된 음식을 먹을 경우 소화 속도가 더욱 느려져 더부룩한 느낌이 오래 지속될 수 있다. 지방이 많은 음식보다 누룽지, 크래커, 떡, 빵 등 탄수화물이 많은 음식을 간식으로 선택하는 것이 포만감이 빨리 사라져 보다 편안함을 느낄 수 있다.

소화장애가 있을 때는 죽을 먹는 경우가 많은데 죽은 영양 밀도가 낮아 장기간 섭취하게 되면 영양 불량의 위험성이 커진다. 만약 죽을 먹는 기간이 길어지면 소화가 잘되는 부드러운 식품을 선택하여 소고기호박조림, 생선채소찜과 같은 단백질 반찬과 숙주오이나물과 같은 채소 반찬을 고루 섭취하도록 한다. 여러 가지 반찬을 준비하기 어렵다면 소고기장국죽, 닭죽, 전복죽, 소고기버섯죽 등 영양가가 높은 일품 죽으로 영양 밀도를 높이도록 한다.

소화 장애가 반복돼요

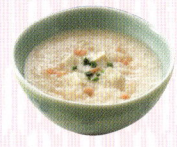

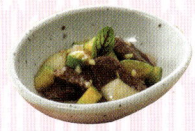

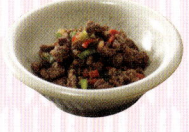

두부명란죽

소화가 잘 안 되면 먹기가 두렵다. 소화 흡수를 높이기 위해
부드러운 두부를 곱게 으깨고 명란을 넣어서 영양 밀도가 높은 죽으로 끓였다.
명란의 짭짤한 맛 때문에 별도의 간을 하지 않아도 된다.

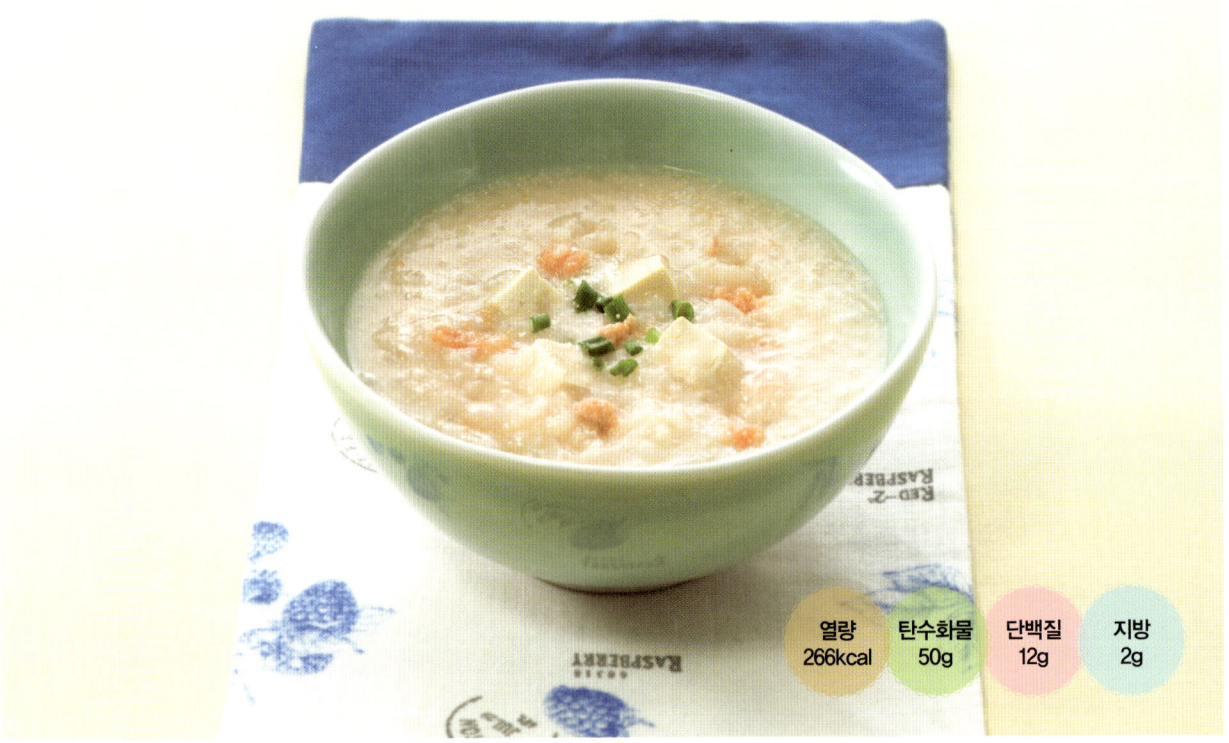

열량 266kcal 탄수화물 50g 단백질 12g 지방 2g

재료

쌀 · · · · · · · · · · · · · · · · · 60g
두부 · · · · · · · · · · · · · · · · 20g
명란 · · · · · · · · · · · · · · · · 30g
물 · · · · · · · · · · · · · · · · · 320ml
참기름·소금 · · · · · · · · · 약간씩

만들기

1 쌀은 씻어서 20분 정도 불린다.
2 두부는 작게 깍둑썰고, 명란은 곱게 다진다.
3 냄비에 참기름을 두르고 쌀을 볶다가 명란을 넣어 볶은 후 물을 붓고 끓인다.
4 쌀알이 푹 퍼지면 두부를 넣고 끓여 소금으로 간한다.

조리 포인트

- 죽을 끓일 때는 바닥이 눌어붙지 않게 바닥까지 잘 저어가며 끓인다.
- 명란 대신 명란젓을 사용해도 좋고, 명란젓으로 만들 때는 소금을 넣지 않고 조리한다.

마죽

마에는 소화를 도와주는 아밀라아제 성분이 함유되어 있어서
소화 장애가 있을 때 죽으로 끓여 먹으면 좋다.

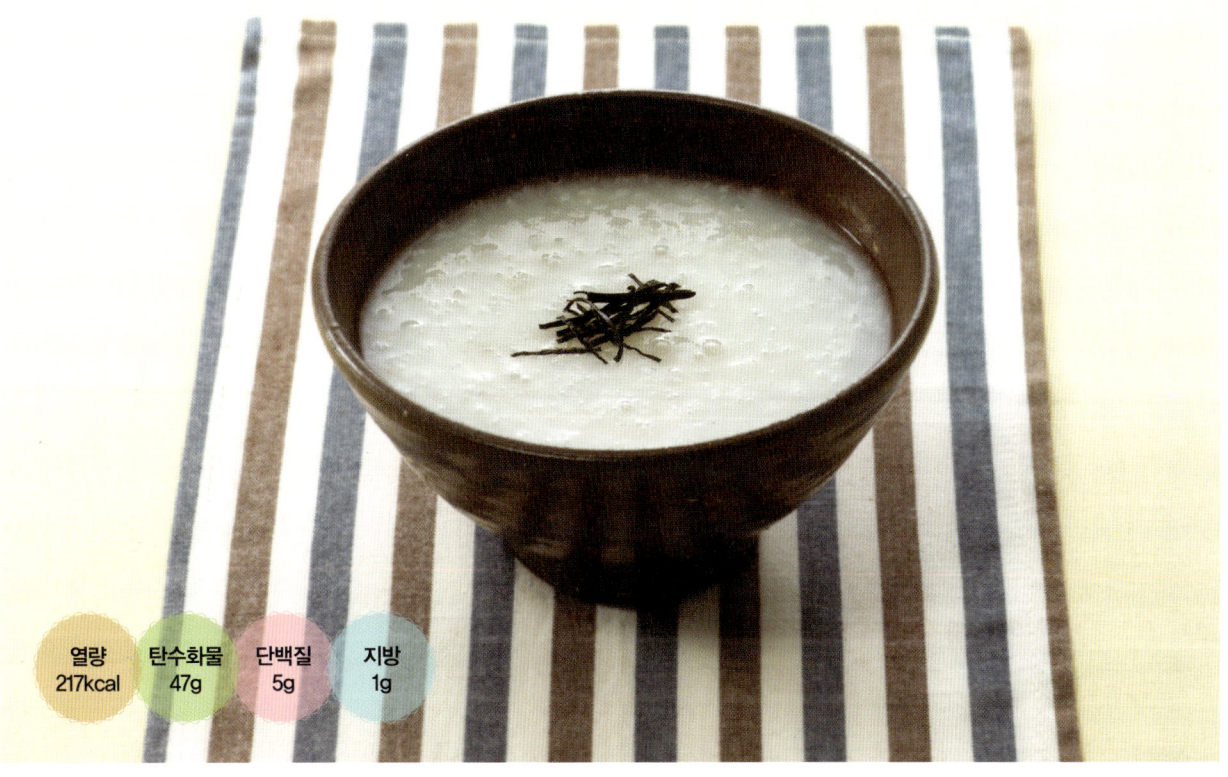

| 열량 | 탄수화물 | 단백질 | 지방 |
| 217kcal | 47g | 5g | 1g |

재료

쌀 · · · · · · · · · · · · · · · · · 45g
마 · · · · · · · · · · · · · · · · · 50g
물 · · · · · · · · · · · · · · · · · 320ml
참기름·소금 · · · · · · · · · · · 약간

만들기

1 쌀은 씻어서 20분 정도 불린다.
2 마는 강판에 곱게 간다.
3 냄비에 참기름을 두르고 쌀을 볶다가 물을 붓고 쌀알이 푹 퍼지도록 끓이다 마를 넣어 끓여 소금으로 간한다.

양송이감자스프

오랫동안 흰죽만 먹으면 체력이 떨어진다. 소화가 잘되도록
부드러운 양송이버섯과 담백한 감자를 사용하고 우유를 넣어 영양 밀도를 높였다.
소화 능력도 체력이 있어야 좋아진다.

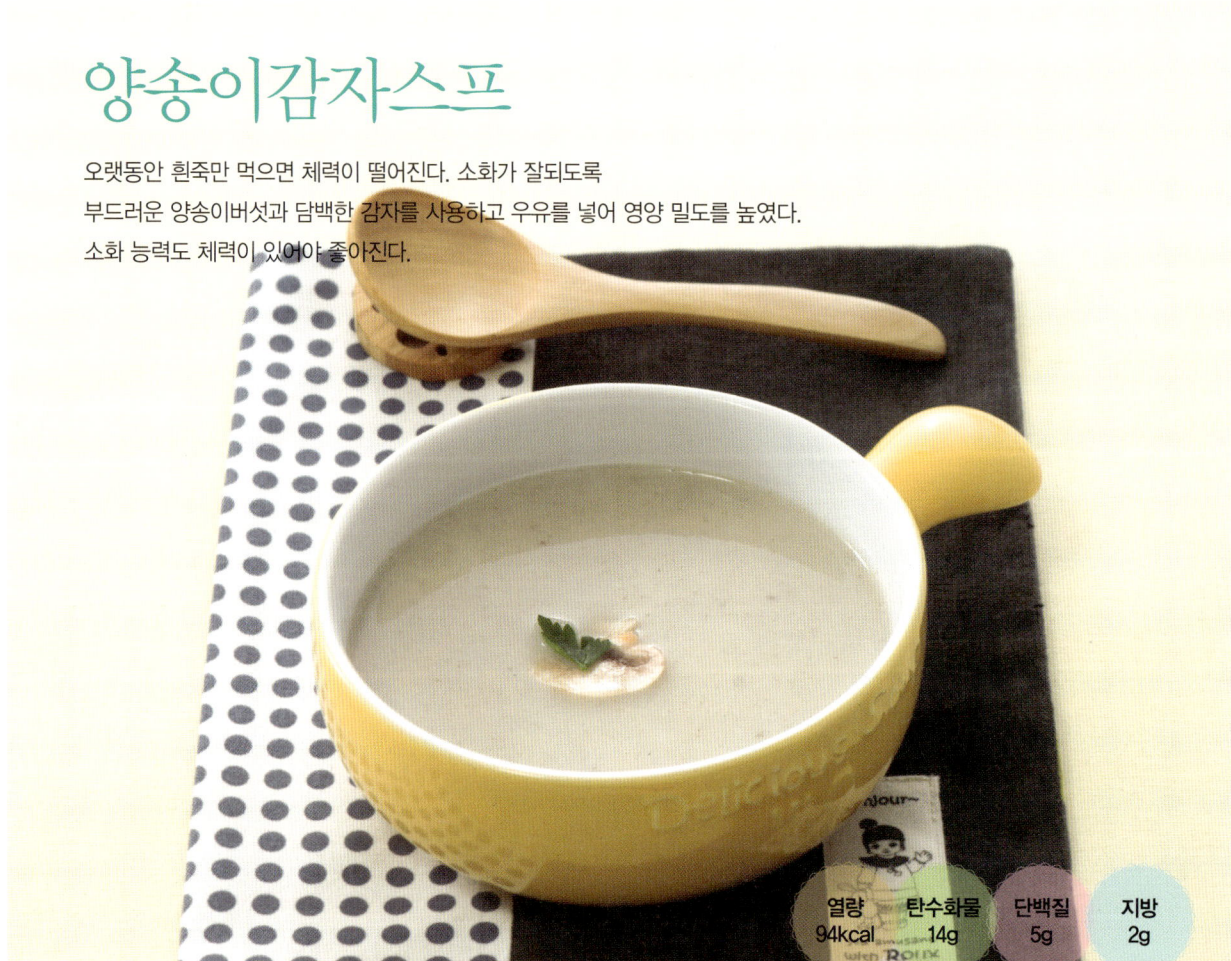

열량 94kcal | 탄수화물 14g | 단백질 5g | 지방 2g

재료

양송이버섯	50g
감자	50g
양파	20g
닭국물	100ml
우유	50ml
소금	1g

만들기

1 양송이버섯은 모양을 살려 납작하게 썰고, 감자는 껍질을 벗기고 납작하게 썰고, 양파는 채썬다.
2 냄비에 감자, 닭국물을 넣고 끓이다가 감자가 익으면 양송이버섯, 양파를 넣어 끓인다.
3 2를 믹서기에 넣어 곱게 간 후 다시 냄비에 넣고 우유를 붓고 끓인다. 소금으로 간한다.

소고기호박조림

부드럽고 소화가 잘되는 애호박을 소고기와 함께 조려, 흰죽에 단백질 반찬으로 곁들이면 좋다. 조림 국물을 흥건하게 만들어 죽 간장 대신 곁들여도 좋다.

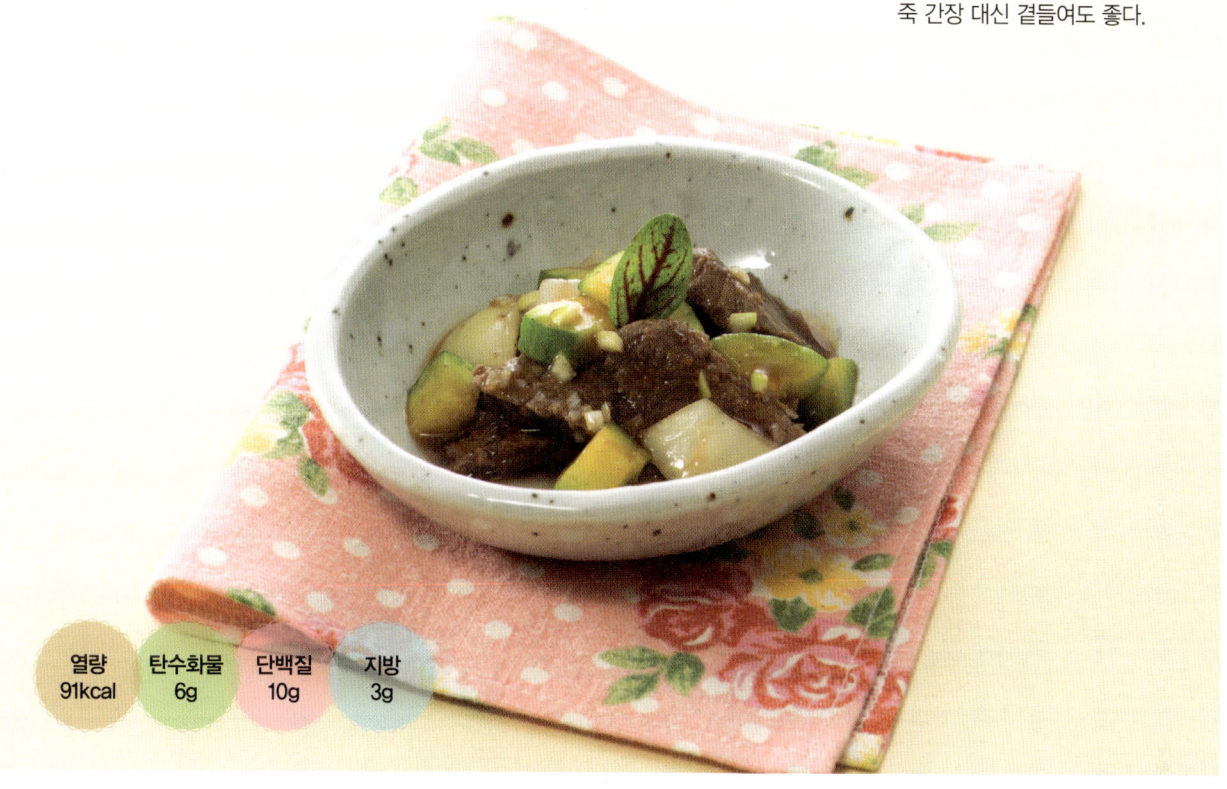

열량 91kcal | 탄수화물 6g | 단백질 10g | 지방 3g

재료

- 소고기(우둔살) · · · · · · · · · · 40g
- 애호박 · · · · · · · · · · · · · · · · · 20g
- 양파 · · · · · · · · · · · · · · · · · · · 10g
- 대파 · 5g
- 물 · 80ml

양념장

- 간장 · · · · · · · · · · · · · · · · · · · 5ml
- 물엿 · · · · · · · · · · · · · · · · · · 2.5g
- 설탕 · · · · · · · · · · · · · · · · · · 1.5g
- 다진 마늘 · · · · · · · · · · · · · · · 1g
- 청주 · · · · · · · · · · · · · · · · · · · 1ml
- 참기름 · · · · · · · · · · · · · · · · · 1ml
- 소금·통깨 · · · · · · · · · · · · 약간씩

만들기

1 소고기는 납작하게 썰고, 애호박, 양파는 깍둑썰고, 대파는 굵게 다진다.
2 분량의 끓는 물에 소고기를 넣어 부드러워지도록 끓이다가 분량의 양념장 재료를 넣고 끓인다.
3 소고기가 부드럽게 익으면 애호박, 양파, 대파를 넣고 조린다.

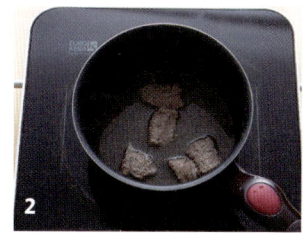 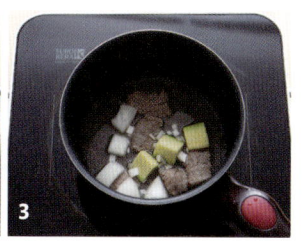

생선채소찜

여러 가지 재료를 섞은 일품 죽보다 깔끔한 흰죽이 먹고 싶을 때는
영양가 높은 반찬을 곁들인다. 고단백 저지방 식품인 흰살생선과
여러 가지 채소를 다져서 찜통에 쪄내면 소화도 잘되고
영양적으로도 균형이 맞는다.

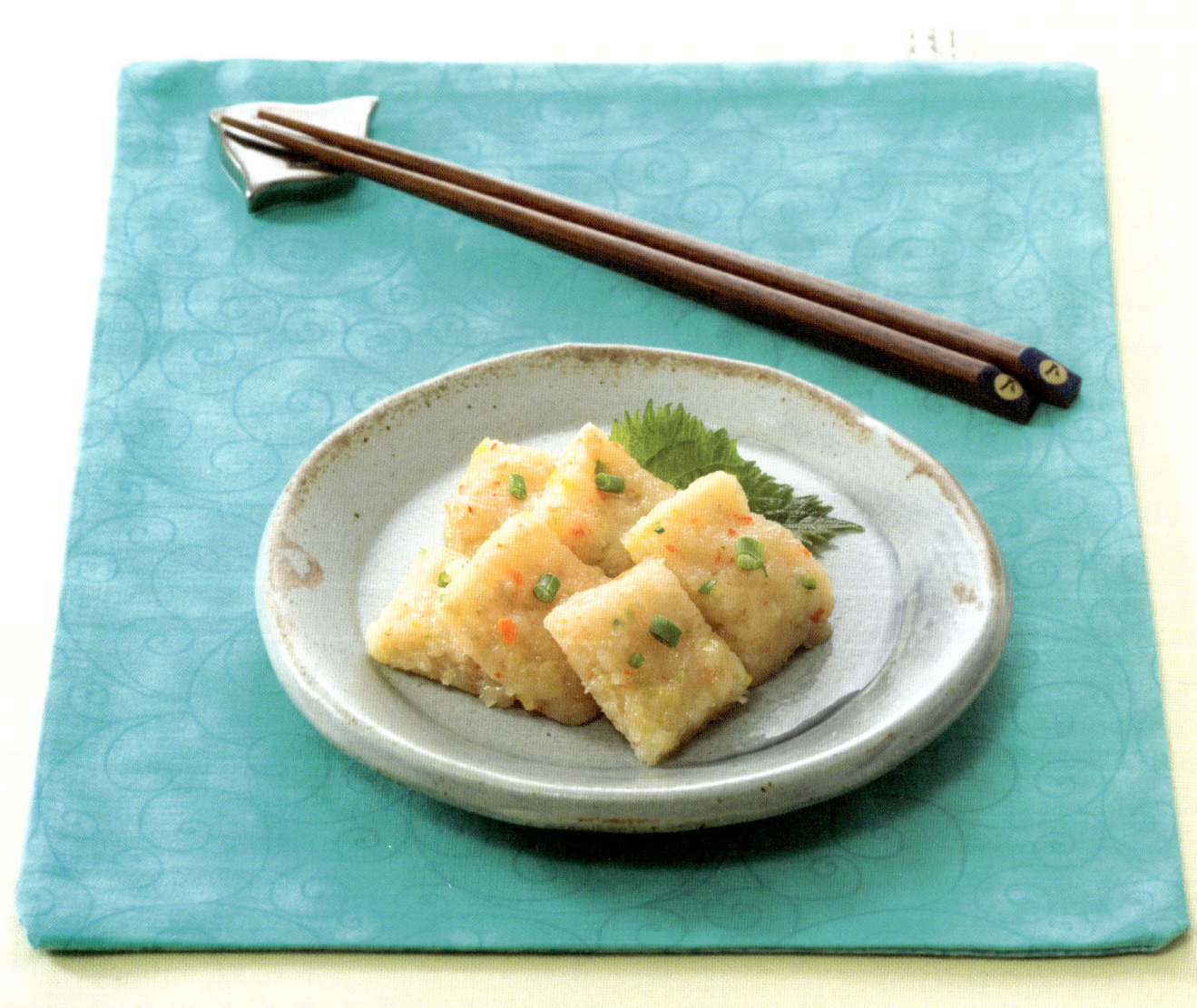

| 열량 40kcal | 탄수화물 1g | 단백질 9g | 지방 0g |

재료

대구살 · · · · · · · · · · · · · · 50g
당근 · · · · · · · · · · · · · · · · · 5g
호박 · · · · · · · · · · · · · · · · · 5g
빨강 파프리카 · · · · · · · · · · 5g
청주·소금·후추 · · · · · · · 약간씩

만들기

1 대구살은 곱게 다지거나 믹서기에 넣어 간다.
2 당근, 호박, 파프리카는 다진다.
3 볼에 **1**, **2**를 넣어 섞고 청주, 소금, 후추로 간한다.
4 생선 반죽을 네모지게 만들어 찜통에 넣어 찐 후 먹기 좋은 크기로 썬다.

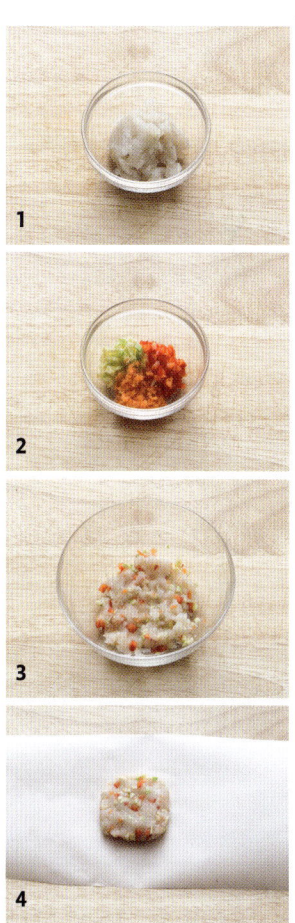

다진 소고기볶음 + 숙주오이나물

흰죽은 영양 밀도가 낮아 장기간 섭취하면 영양 불량의 위험이 있다.
따라서 흰죽을 먹을 때는 다진 소고기볶음과 같은 단백질 반찬을 함께 먹도록 한다.
부드러운 질감의 숙주와 아삭한 식감의 오이나물도 잘 어울린다.

열량	탄수화물	단백질	지방
278kcal	51g	14g	2g

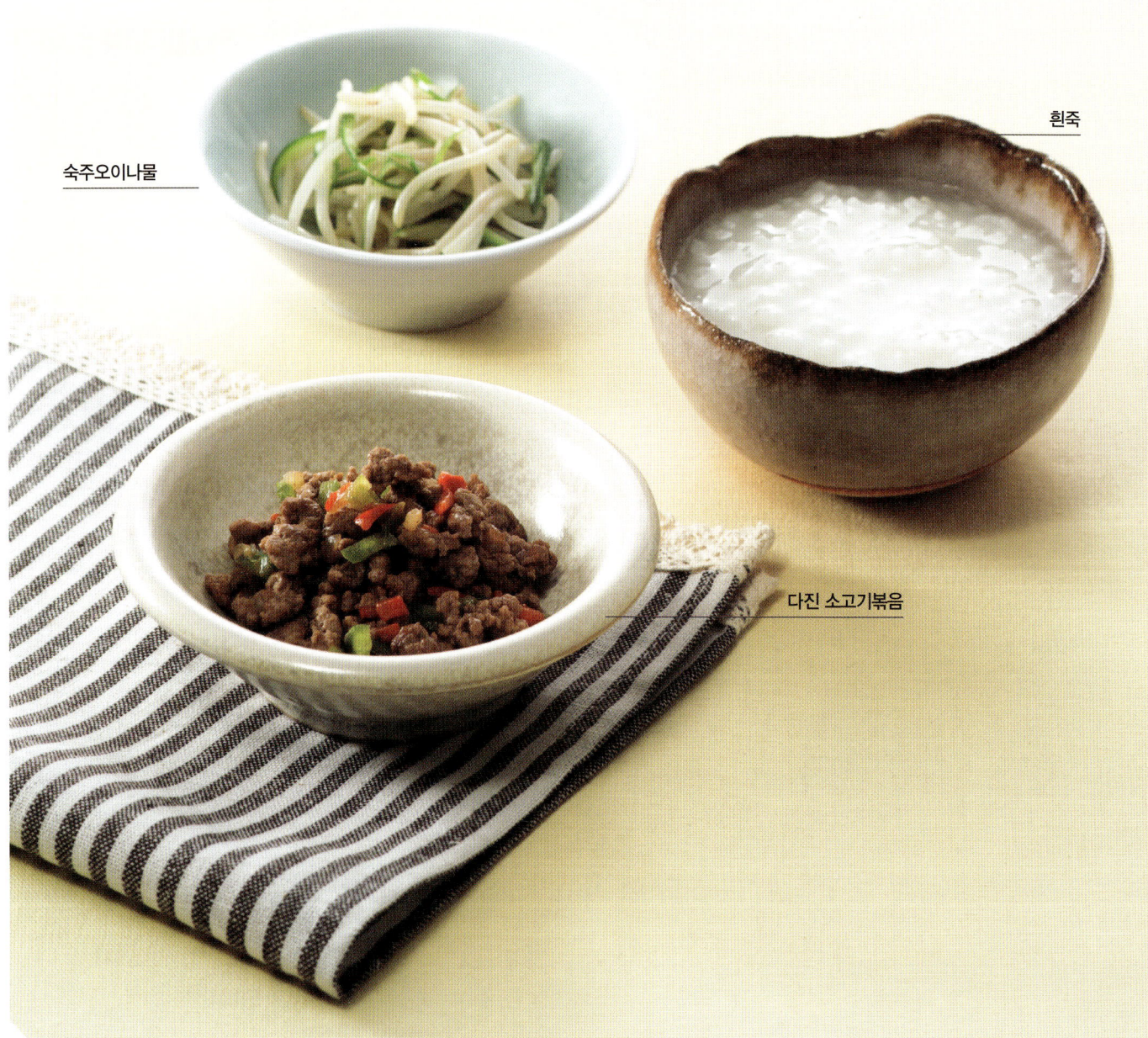

숙주오이나물

흰죽

다진 소고기볶음

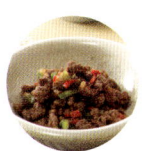

다진 소고기볶음

| 열량 54kcal | 탄수화물 0g | 단백질 9g | 지방 2g |

재료
다진 소고기 · · · · · · · · · · · 40g
다진 양파 · · · · · · · · · · · · · 5g
다진 홍피망 · · · · · · · · · · · 5g
다진 청피망 · · · · · · · · · · · 5g

양념
간장 · · · · · · · · · · · · · · · · 3ml
소금·다진 마늘·후추 · · · · 약간씩

만들기
1 소고기, 양파, 홍피망, 청피망에 분량의 양념 재료를 넣어 고루 무친다.
2 달군 팬에 1을 넣고 볶는다.

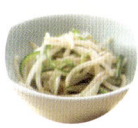

숙주오이나물

| 열량 12kcal | 탄수화물 2g | 단백질 1g | 지방 0g |

재료
숙주 · · · · · · · · · · · · · · · · 30g
오이 · · · · · · · · · · · · · · · · 20g
소금·참기름 · · · · · · · · · · 약간

만들기
1 숙주는 머리꼬리를 다듬고, 오이는 얇게 채썬다.
2 팬에 참기름을 두르고 오이를 볶다가 숙주를 넣어 볶은 후 소금으로 간한다.

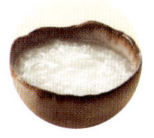

흰죽

| 열량 212kcal | 탄수화물 49g | 단백질 4g | 지방 0g |

재료
쌀 · · · · · · · · · · · · · · · · · 60g
물 · · · · · · · · · · · · · · · · 320ml
소금·참기름 · · · · · · · · · · 약간씩

만들기
1 쌀은 씻어서 20분 정도 불린다.
2 냄비에 참기름을 두르고 쌀을 볶다가 물을 붓고 푹 끓인다.
3 쌀알이 퍼지면 소금으로 간한다.

guide_4

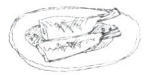골다공증은 뼈의 구성 성분인 칼슘이 부족하여 뼈에 구멍이 생기고 뼈 사이의 구조가 엉성해지면서 약해진 상태로 작은 자극에도 쉽게 부러지고 요통, 관절통을 일으킨다. 골다공증을 예방하기 위해서는 충분한 칼슘 섭취와 적절한 운동을 해야 한다.

골다공증은 폐경 후 여성에게서 주로 나타나는 질병이지만 유방암으로 항암치료, 항호르몬치료를 받는 경우 젊은 나이에서도 조기 폐경이 오고, 골다공증 발병률이 높아진다. 위암으로 위를 절제한 경우에도 장기적으로 칼슘의 섭취가 부족하고 칼슘의 흡수 불량으로 인해 뼈가 약해지기 쉽다.

• 칼슘이 다량 함유된 식품
우유 · 치즈 · 요구르트 등의 유제품, 뼈째 먹는 생선, 갓, 고춧잎, 무청 등

채소류에 들어있는 칼슘은 체내 흡수율이 떨어지므로 우유 및 유제품의 섭취가 더욱 바람직하다. 골다공증 예방을 위해서는 우유나 유제품을 하루 1회 이상 섭취해야 한다. 만약 유당 불내증으로 우유 섭취 후 소화불량, 복부팽만, 위경련, 설사 등이 동반되는 경우에는 요구르트, 치즈 등의 발효 유제품을 대신 섭취한다.

또한, 염분을 많이 섭취하면 소변으로 배설되는 칼슘의 양이 많아지므로 뼈 건강을 위해서도 가능한 한 싱겁게 먹는 것이 좋다. 소금 및 장류의 사용을 가급적 줄이고 김치류, 젓갈류, 장아찌 등 염장식품의 섭취를 줄이도록 한다.

골다공증에 주의하라고 해요

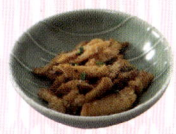

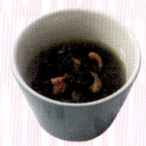

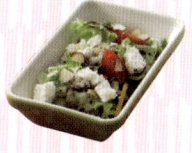

무청시래기밥

무청시래기밥은 멸치가루를 넣고 밥을 지어서 칼슘을 강화했다.
칼칼한 맛으로 먹고 싶을 때는 양념장에 풋고추의 양을 늘려도 좋다.
멸치에 간이 되어 있으니 양념장은 조금만 넣어도 된다.

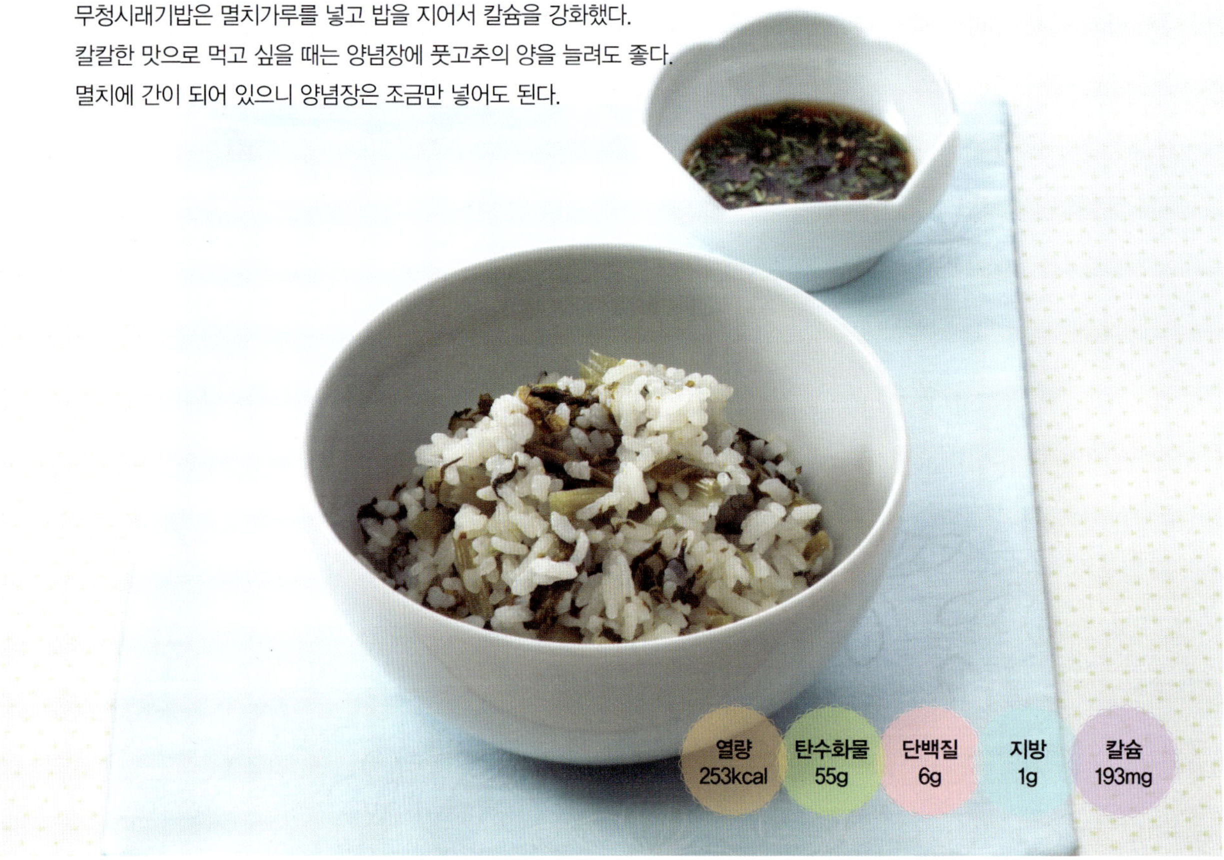

열량	탄수화물	단백질	지방	칼슘
253kcal	55g	6g	1g	193mg

재료

쌀 · · · · · · · · · · · · · 60g
무청시래기 · · · · · · · · · · · 50g
볶은 멸치가루 · · · · · · · · · 5g
물 · · · · · · · · · · · · · 적당량

양념장
부추 · · · · · · · · · · · · · 5g
다진 풋고추 · · · · · · · · · · 1g
다진 홍고추 · · · · · · · · · · 1g
간장 · · · · · · · · · · · · · 4g
참기름·통깨 · · · · · · · · · 약간씩

만들기

1 쌀은 씻어서 20분 정도 불린다.
2 시래기는 1cm 길이로 썬다.
3 냄비에 쌀, 시래기, 멸치가루, 물을 넣어 밥을 짓는다. 밥물은 쌀밥을 지을 때의 2/3 정도만 넣는다.
4 지어진 밥을 섞어 담고 분량의 양념장 재료를 섞어 곁들인다.

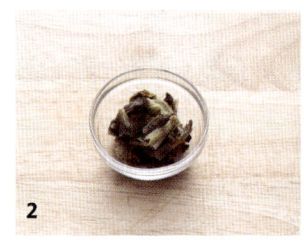
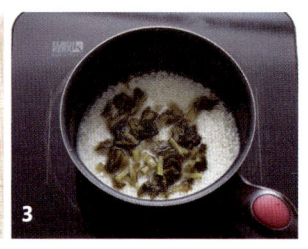

황태간장구이

칼슘이 많이 함유된 황태로 구이를 해보자. 보통 고추장을 이용하지만 색다르게 간장을 이용해보자. 그러나 과도한 염분 섭취 시 소변으로 배설되는 칼슘의 양이 많아지므로 짜지 않게 조리한다.

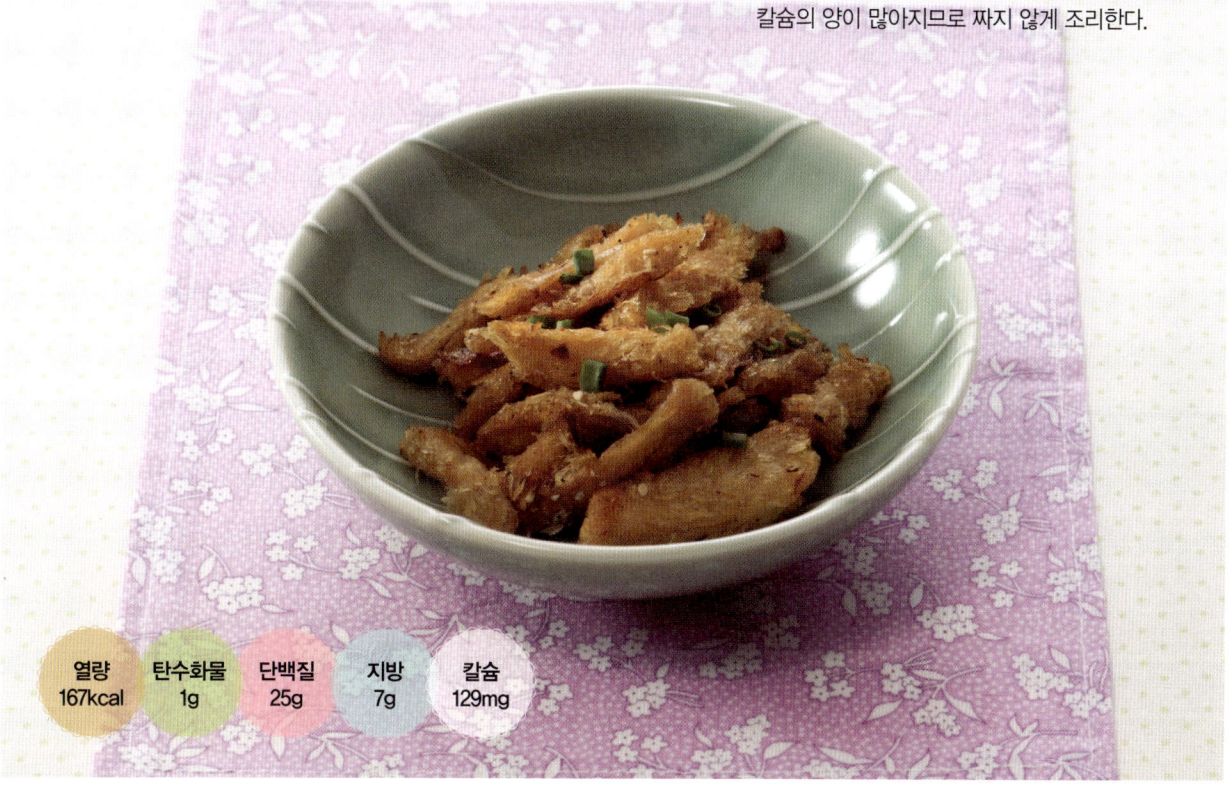

열량	탄수화물	단백질	지방	칼슘
167kcal	1g	25g	7g	129mg

재료

- 황태포 · · · · · · · · · · 30g
- 식용유 · · · · · · · · · · 5ml

구이양념
- 간장 · · · · · · · · · · · 10ml
- 다시마국물 · · · · · · · · 40ml
- 다진 마늘 · · · · · · · · · 2g
- 참기름 · · · · · · · · · · 1ml
- 다진 생강·통깨 · · · · · · 약간씩

고명
- 다진 실파 · · · · · · · · · 약간

만들기

1 분량의 구이양념 재료를 섞는다.
2 황태포는 먹기 좋게 썰어 구이양념에 10분 정도 재운다.
3 팬에 식용유를 두르고 황태포를 노릇하게 구워 다진 실파를 뿌려낸다.

건새우미역국

건새우 같은 뼈째 먹는 생선류는 칼슘 함량이 높다.
미역국에 건새우를 넣어 칼슘 섭취량도 늘리고 감칠맛도 더했다.
국물만 먹는 것이 아니라 건새우도 꼭꼭 씹어 먹어야 한다.

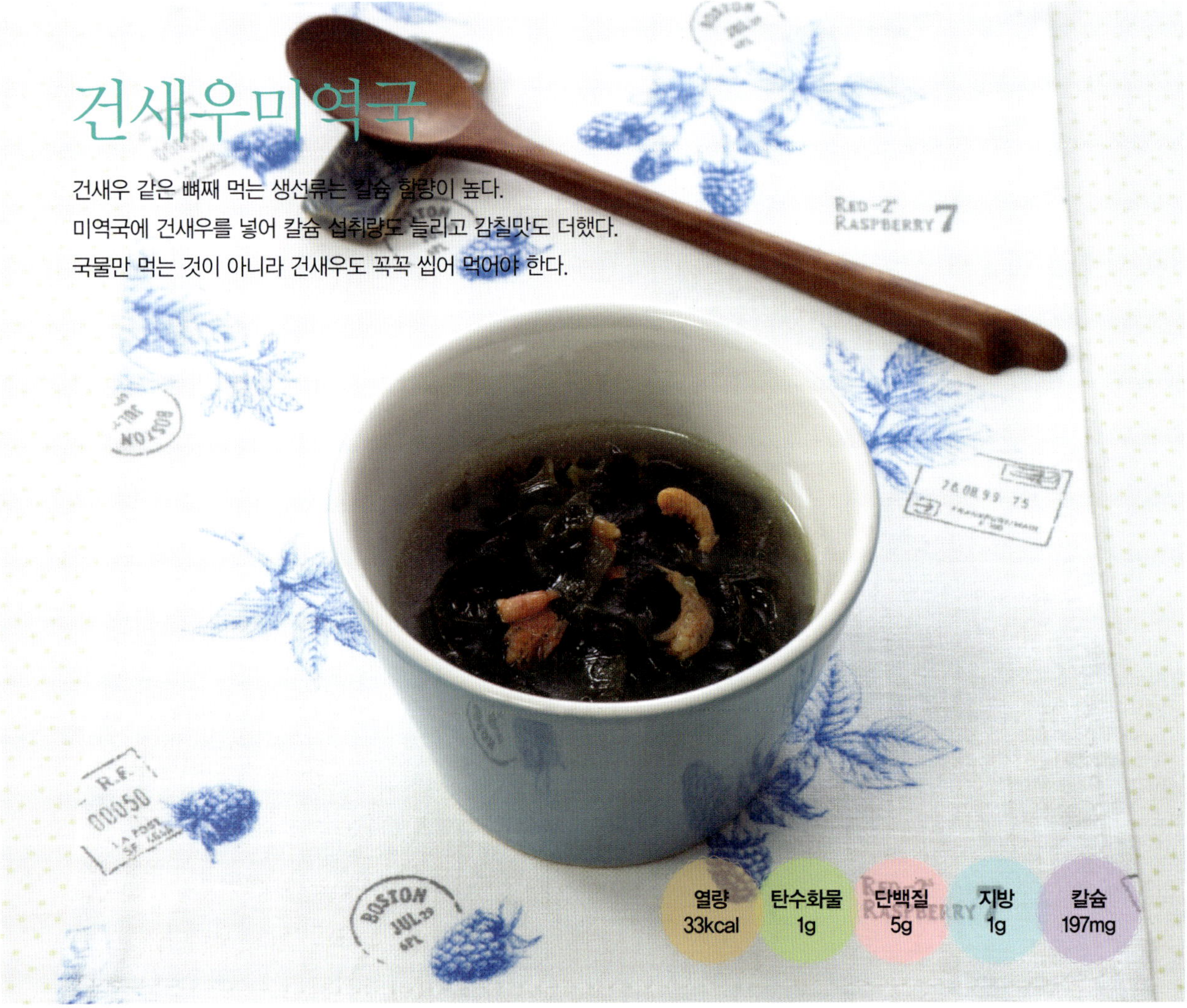

열량	탄수화물	단백질	지방	칼슘
33kcal	1g	5g	1g	197mg

재료

- 건새우 · · · · · · · · · · · · 8g
- 건미역 · · · · · · · · · · · · 3g
- 국간장 · · · · · · · · · · · · 1.5ml
- 참기름 · · · · · · · · · · · · 1ml
- 물 · · · · · · · · · · · · 200ml
- 다진 마늘·소금 · · · · · · · · 약간씩

만들기

1. 건미역은 찬물에 불려 부드러워지면 씻어서 물기를 뺀다.
2. 건새우는 이물질이 없도록 잡티를 잘 골라낸다.
3. 냄비에 참기름을 두르고 다진 마늘, 불린 미역, 건새우를 넣어 볶다가 물을 붓고 끓인다.
4. 미역이 부드럽게 익으면 국간장, 소금으로 간한다.

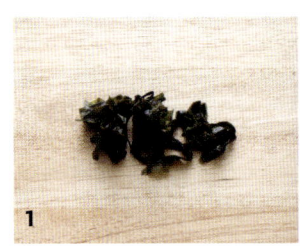
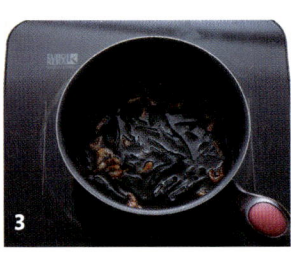

아몬드뱅어포구이

뱅어포 역시 뼈째 먹는 생선으로 칼슘 함량이 높다. 담백하고 고소하지만, 뱅어포 자체가 짜서 소금, 간장과 같은 양념을 넣지 않고 그대로 굽고, 아몬드를 더하여 고소한 풍미를 더했다.

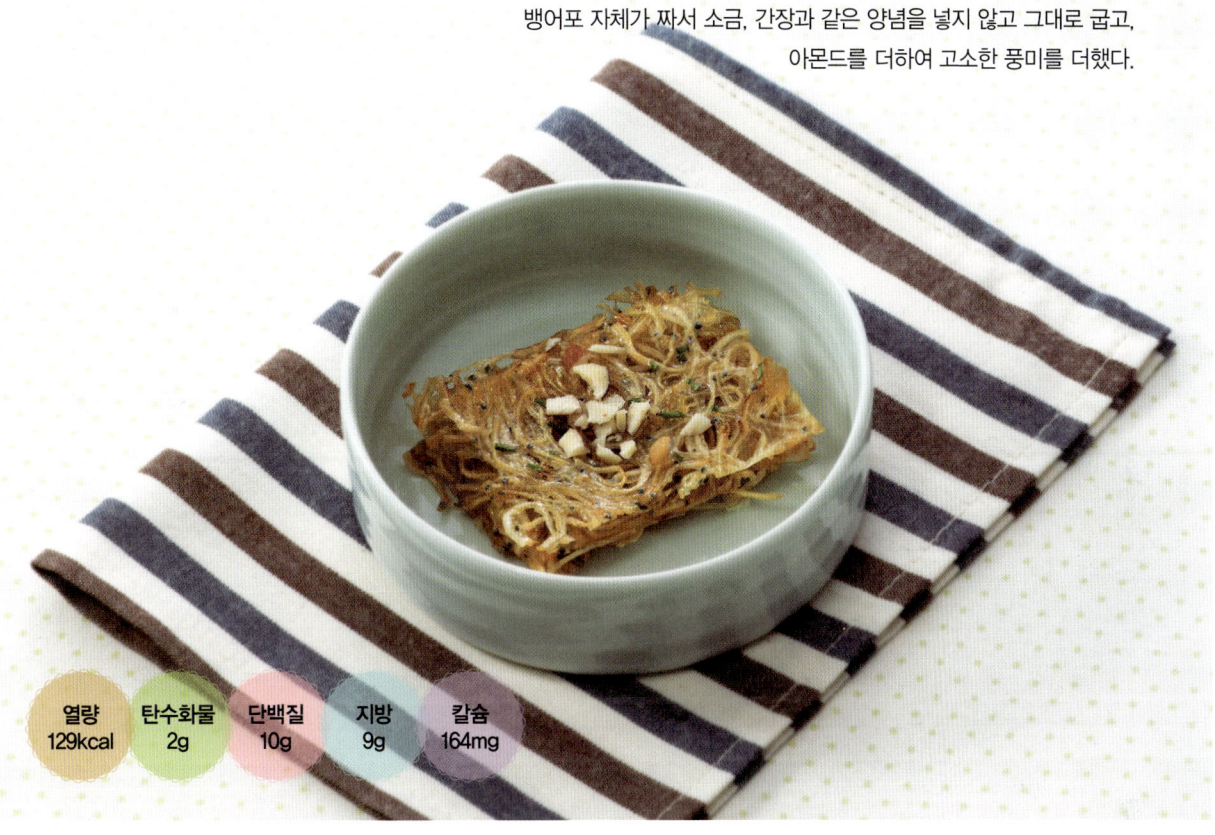

열량	탄수화물	단백질	지방	칼슘
129kcal	2g	10g	9g	164mg

재료

- 뱅어포 ··············· 15g
- 아몬드 슬라이스 ········ 5g
- 식용유 ··············· 5ml

유자양념
- 유자청 ··············· 10g
- 부추 ················ 0.5g
- 물 ·················· 5ml
- 참기름·통깨 ········· 약간씩

만들기

1 뱅어포는 먹기 좋게 썰고, 아몬드는 굵게 다진다.
2 부추는 송송 썬다. 분량의 유자양념 재료를 섞는다.
3 팬에 식용유를 두르고 뱅어포를 굽는다.
4 구운 뱅어포에 유자양념을 고루 바르고 아몬드를 뿌린다.

··· 조리 포인트 ···

칼슘 섭취를 위해 뱅어포 섭취량을 늘릴 때는 뱅어포를 물에 담가 염분기를 빼고 마른 프라이팬에서 볶아 건조한 후 조리한다.

딸기우유

뭐니 뭐니 해도 우유에 칼슘이 제일 많으니 하루에 한 잔씩 마시는 것이 좋다.
비타민 C가 칼슘의 흡수를 돕기 때문에 비타민 C 함량이 높은 딸기를 넣어 갈았다.

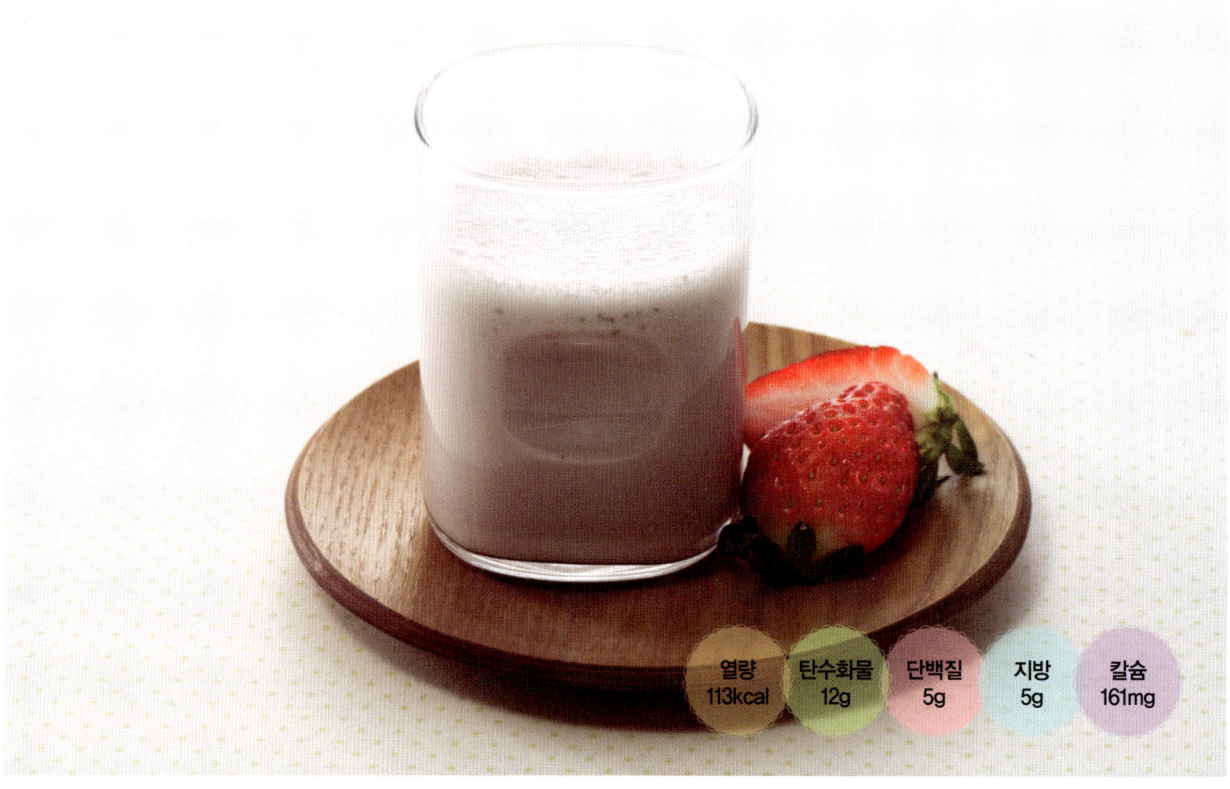

열량 113kcal · 탄수화물 12g · 단백질 5g · 지방 5g · 칼슘 161mg

재료
딸기 · · · · · · · · · · · · · · · · 50g
우유 · · · · · · · · · · · · · · · · 150ml

만들기
1 분량의 우유와 딸기를 믹서기에 넣고 간다.

· · · · · 조리 포인트 · · · · ·
딸기 외에 제철 과일을 이용하여 다양하게 즐긴다.

리코타치즈샐러드

우유가 먹기 어렵다면 집에서 쉽게 만들 수 있는 치즈를 만들어보자.
하루 정도 숙성시키면 되고, 신선한 레몬향이 입맛을 자극한다.
싱싱한 제철 채소와 견과류를 함께 곁들이면 더할 나위 없이 좋다.

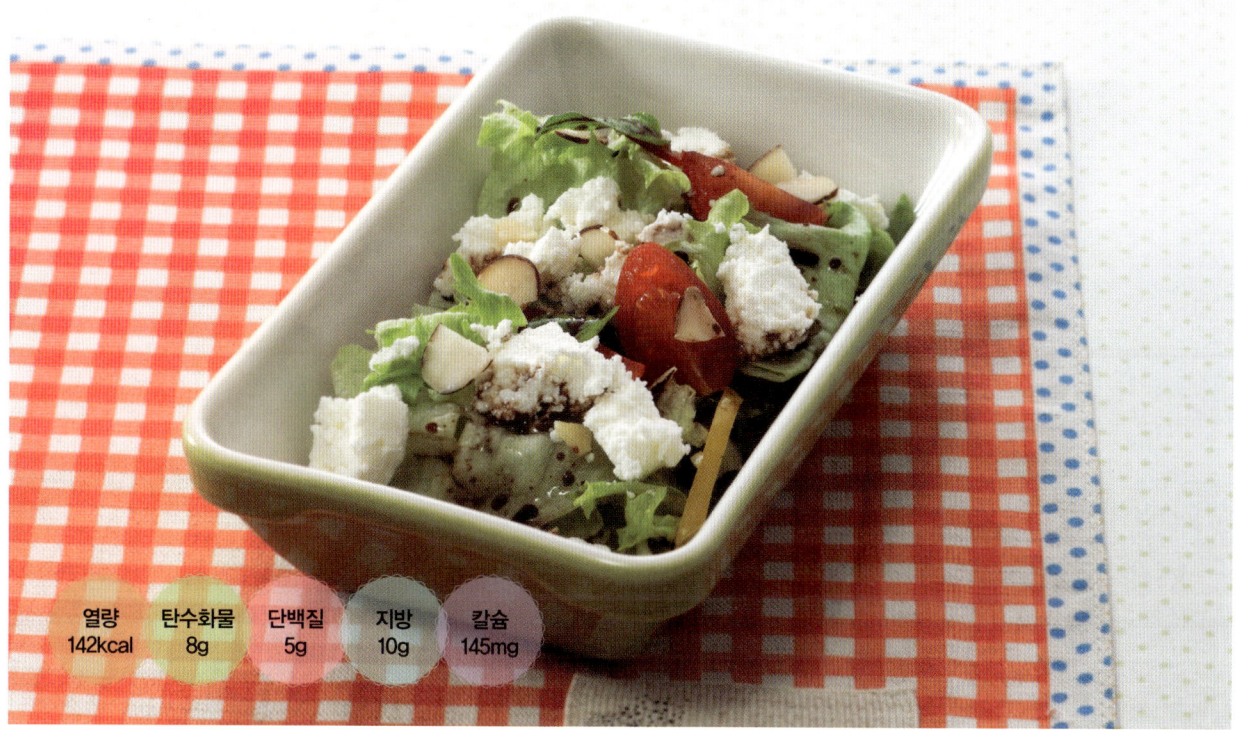

열량 142kcal · 탄수화물 8g · 단백질 5g · 지방 10g · 칼슘 145mg

재료

- 리코타치즈 · · · · · · · · · · · 40g
- 양상추 · · · · · · · · · · · · · · 25g
- 파프리카 · · · · · · · · · · · · · 5g
- 방울토마토 · · · · · · · · · · · 20g
- 아몬드 슬라이스 · · · · · · · · 1g

리코타치즈(2인분 기준, 완성량 80g)
- 우유 · · · · · · · · · · · · · · 250ml
- 레몬즙 · · · · · · · · · · · · · 15ml
- 소금 · · · · · · · · · · · · · · · 0.5g

드레싱
- 올리브유 · · · · · · · · · · · · 5ml
- 발사믹식초 · · · · · · · · · · · 5ml

만들기

1. 냄비에 우유, 소금을 넣어 끓여 레몬즙을 넣고 저어준 후 불을 끈다.
2. 1을 면보에 받쳐 물기를 거르고 면보를 손으로 눌러 남은 물기를 짜고 하루 정도 냉장고에 보관한다.
3. 양상추, 파프리카, 방울토마토는 씻어서 먹기 좋게 썬다.
4. 그릇에 준비한 채소를 담고 리코타치즈와 아몬드를 올린다. 분량의 드레싱 재료를 섞어 뿌린다.

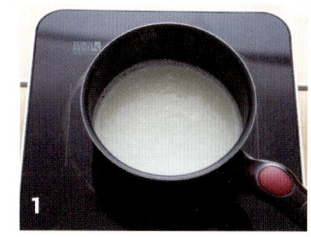
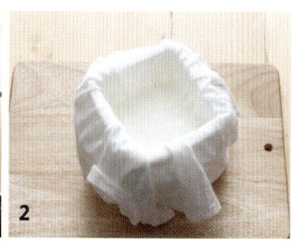

guide_5

변비는 장운동이 감소하여 평소보다 배변 횟수가 감소하거나 과거보다 배변이 힘들 때를 의미하며 통증과 불편감의 원인이 될 수 있다. 식욕 저하에 따른 식사량 감소, 수분 섭취량 부족, 활동량 감소 등으로 쉽게 변비가 유발된다. 또 일부 항암제나 진통제와 같은 약물의 부작용으로 변비가 생기기도 한다.

배변이 어려울 경우 변을 부드럽게 하기 위해 충분한 수분 섭취가 필요하며 최소한 하루 6~8컵 이상의 수분 섭취를 권장한다. 식사 시에는 섬유소가 풍부한 음식을 섭취하기 위해 쌀밥 대신 보리, 콩, 현미 등의 잡곡류를 이용하고, 매끼 3가지 이상의 채소 반찬과 함께 신선한 과일을 충분히 섭취한다. 다만 장 수술 직후나 장폐색의 위험이 있는 경우 섬유소 섭취는 제한해야 한다.

- 아침에 일어나 차가운 물을 마시면 장운동에 도움이 된다.
- 보리차, 국, 수프 등 수분을 많이 함유한 음식은 도움이 되지만, 커피, 콜라, 홍차 등 카페인이 포함된 음료와 탄산음료의 섭취는 피하도록 한다.
- 우유 및 유제품은 변비를 완화하는 데 도움이 되므로 꾸준한 섭취한다.
- 운동은 장운동을 활성화하는 데 도움이 되므로 가벼운 산책이나 걷기 등 매일 조금씩 규칙적으로 한다.
- 누워만 있는 경우 배를 부드럽게 마사지하는 것도 장운동에 도움이 된다.
- 가급적 음식 섭취량이 너무 감소하지 않도록 하며 매일 같은 시간에 적당량의 식사를 하는 규칙적인 식습관이 필요하다.

배변 활동에 문제가 있어요

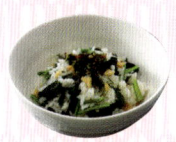

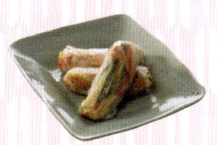

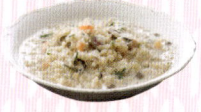

나물비빔밥

식사량이 작으면 변비가 생기기 쉽다. 변비에는 단연 섬유소이다. 섬유소가 많은 고사리, 취나물, 참나물 등을 넣은 비빔밥을 만들자. 밥은 쌀밥보다 보리밥, 잡곡밥 등을 추천한다. 소화가 잘 안 되는 경우에는 재료를 잘게 썰어 넣고 꼭꼭 씹어 먹는다.

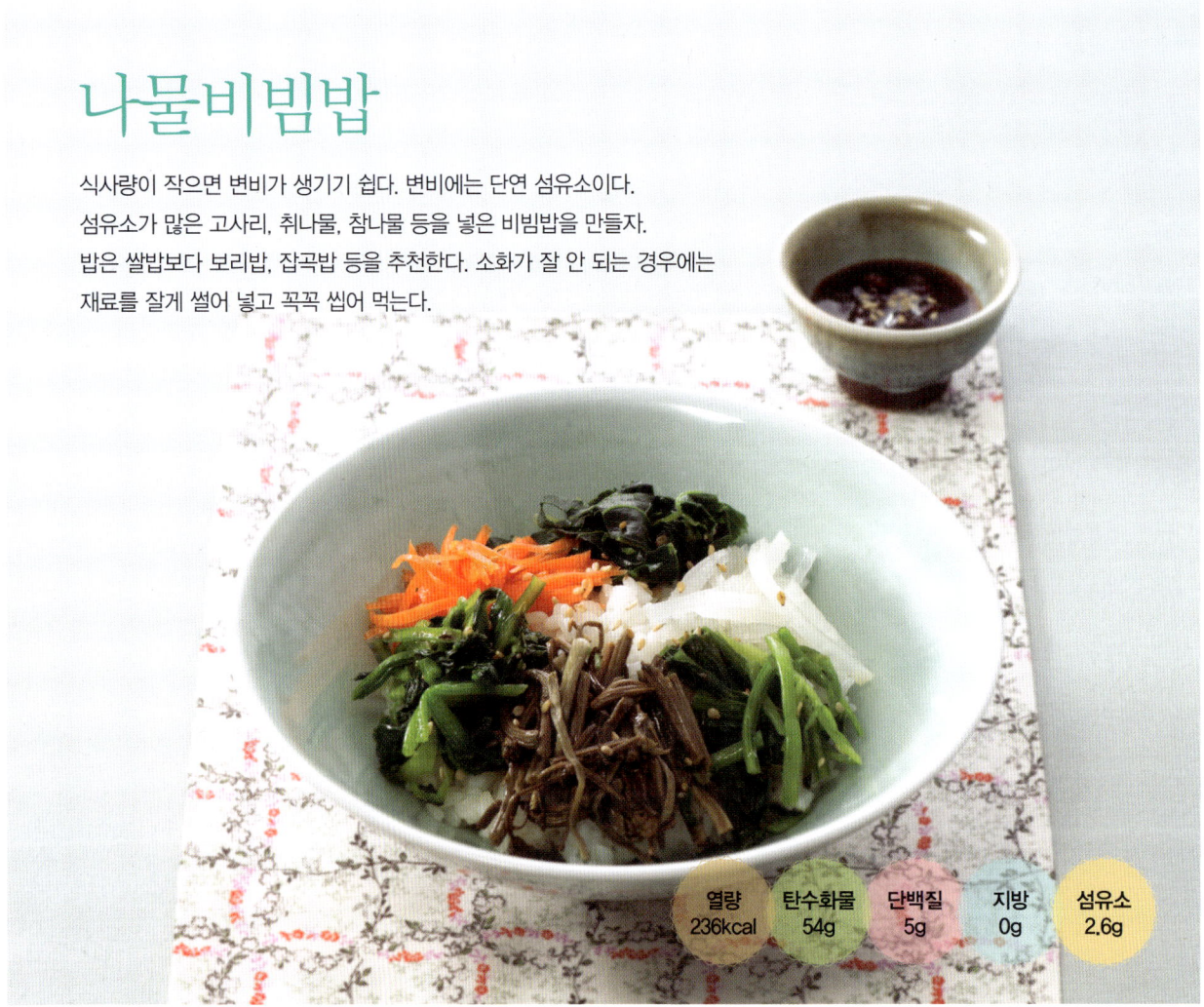

열량 236kcal | 탄수화물 54g | 단백질 5g | 지방 0g | 섬유소 2.6g

재료

- 밥 · · · · · · · · · · · · · · · 140g
- 무 · · · · · · · · · · · · · · · · 20g
- 고사리 · · · · · · · · · · · · · 10g
- 시금치 · · · · · · · · · · · · · 10g
- 취나물 · · · · · · · · · · · · · 10g
- 참나물 · · · · · · · · · · · · · 10g
- 당근 · · · · · · · · · · · · · · · 5g
- 들기름·소금·통깨 · · · · · 약간씩

비빔고추장
- 고추장 · · · · · · · · · · · · · 10g
- 다진 양파 · · · · · · · · · · · 10g
- 설탕·참기름·통깨 · · · · · 약간씩

만들기

1 무, 당근은 채썰고, 고사리는 먹기 좋게 썰어서 각각 들기름을 두른 팬에서 볶아 소금으로 간한다.
2 시금치, 취나물, 참나물을 끓는 물에 데쳐서 찬물에 헹궈 물기를 빼고 소금, 통깨를 넣어 버무린다.
3 밥에 준비한 재료를 올린다. 분량의 비빔고추장 재료를 섞어 곁들인다.

취나물호두밥

섬유소 함량이 많은 취나물은 데치고, 오메가3 지방산과 비타민 E가 풍부한 호두는 다져서 고슬고슬하게 지은 밥에 취나물과 호두를 섞어서 취나물호두밥을 만든다.

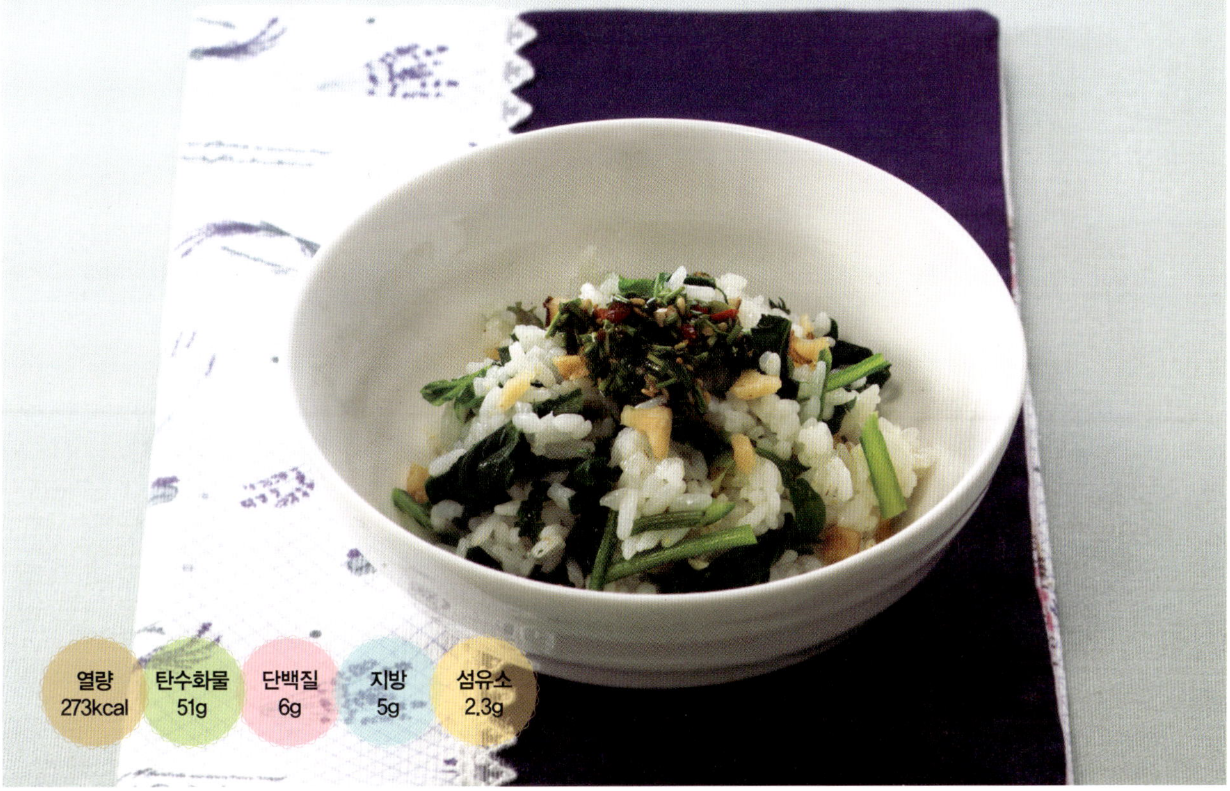

열량 273kcal | **탄수화물** 51g | **단백질** 6g | **지방** 5g | **섬유소** 2.3g

재료

밥	140g
취나물	20g
호두	7g
참기름	약간

비빔양념장

부추	5g
풋고추	1g
홍고추	1g
간장	4ml
참기름	0.5ml
통깨	0.2g

만들기

1 취나물은 끓는 물에 데쳐 찬물에 헹궈 먹기 좋게 썰고, 호두는 다진다.
2 부추, 풋고추, 홍고추는 송송 썰어 분량의 비빔양념장 재료를 섞는다.
3 밥에 취나물, 호두, 참기름을 넣어 비빈다. 비빔양념장을 곁들여낸다.

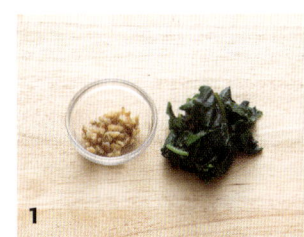
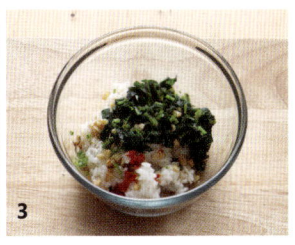

해초비빔면

다시마, 파래, 미역 등의 해조류에 풍부한 수용성 섬유소는
장운동을 활발히 하여 배변을 좋게 하는 데 도움이 된다.
비빔국수에 해초를 넣으니 그 맛이 일품이다.

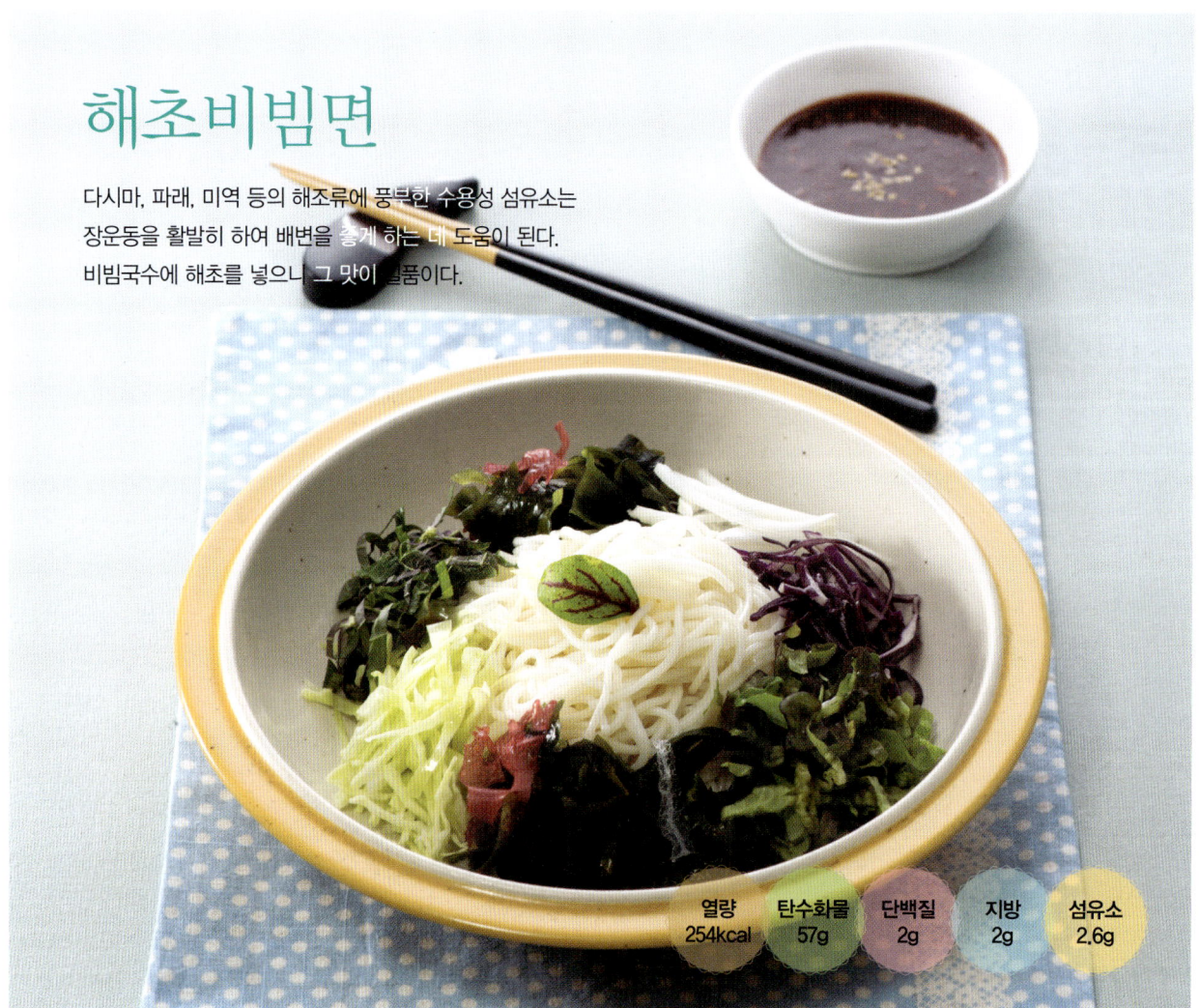

열량 254kcal | 탄수화물 57g | 단백질 2g | 지방 2g | 섬유소 2.6g

재료

쌀소면	60g
해초	30g
양배추	5g
적양배추	5g
양파	5g
적상추	5g
깻잎	약간

비빔장

초고추장	20g
참기름	1ml
통깨	1g
레몬즙	1ml

만들기

1 해초는 찬물에 불려 물기를 뺀다.
2 양배추, 적양배추, 양파, 적상추, 깻잎은 채썬다.
3 쌀소면은 끓는 물에 5분간 삶아 적당히 익으면 찬물에 헹궈 물기를 뺀다.
4 그릇에 쌀소면과 해초, 채썬 채소를 돌려 담고 분량의 비빔장 재료를 섞어 곁들인다.

메시 고구마구이

섬유소가 많은 고구마는 배변 활동을 좋게 하지만 찌거나 굽는 것만으로
싫증날 때는 조금만 정성을 들이면 색다르게 즐길 수 있다.
으깬 고구마에 과일이나 채소를 다져 넣어 영양까지 보탰다.

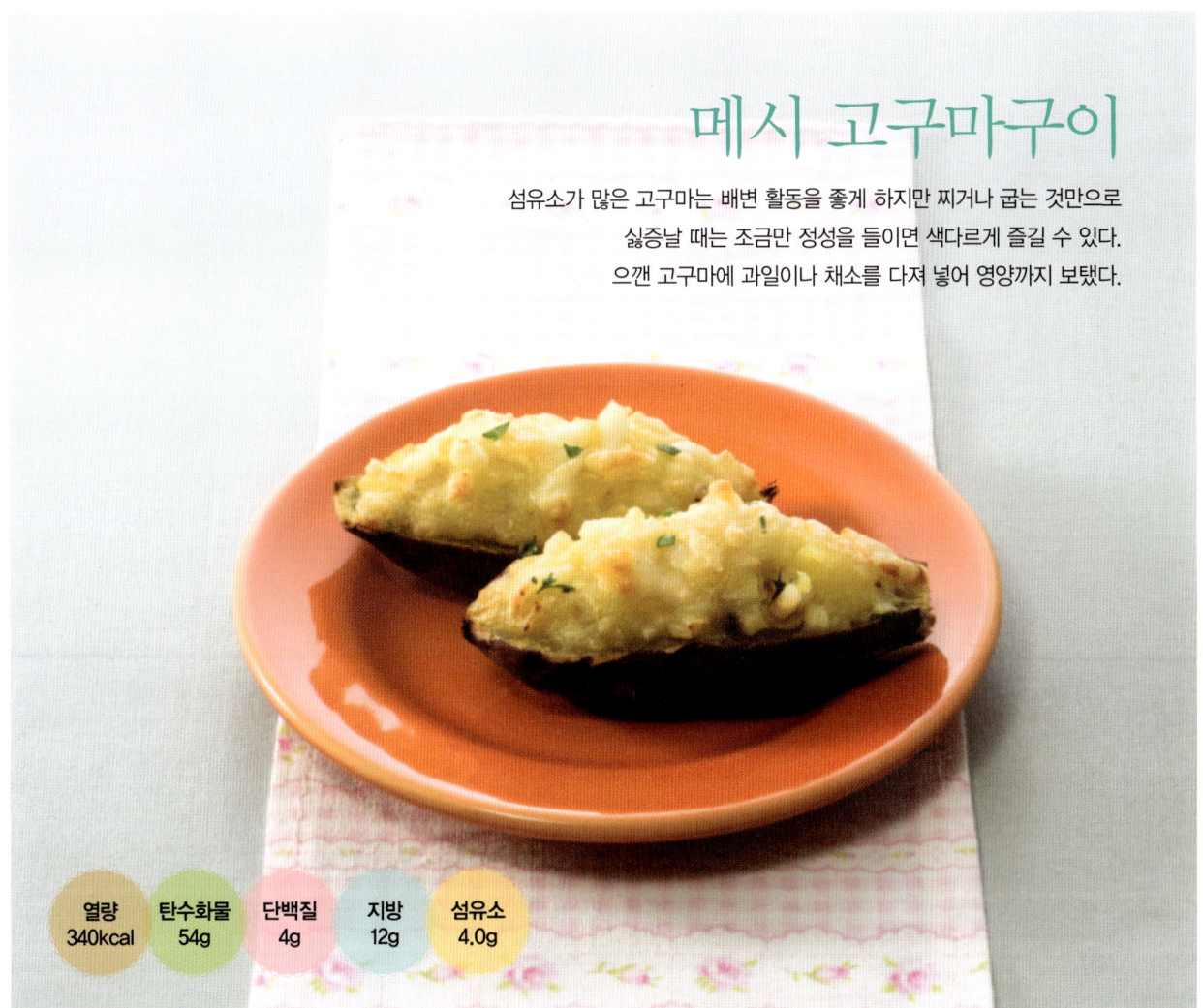

열량 340kcal | 탄수화물 54g | 단백질 4g | 지방 12g | 섬유소 4.0g

재료
- 고구마 · · · · · · · · · · · 140g
- 바나나 · · · · · · · · · · · 20g
- 사과 · · · · · · · · · · · · 20g
- 셀러리 · · · · · · · · · · · 10g
- 체다치즈 · · · · · · · · · · 5g
- 모차렐라치즈 · · · · · · · · 5g
- 마요네즈 · · · · · · · · · · 15g
- 파슬리가루 · · · · · · · · · 약간

만들기
1 고구마는 쪄서 반으로 갈라 속을 파내어 으깬다.
2 바나나, 사과, 셀러리, 체다치즈는 다진다.
3 으깬 고구마, 바나나, 사과, 샐러리, 체다치즈, 마요네즈를 섞어 고구마 속에 채워 넣고 모차렐라치즈를 올린다.
4 200도의 오븐에서 고구마를 7~8분간 굽고 파슬리가루를 뿌려낸다.

---- 조리 포인트 ----
오븐이 없는 경우 전자레인지에서 1분 정도 익혀도 된다.

통보리리조토

보리를 이용해 색다른 메뉴를 만들어보자.
보리는 쌀보다 섬유소는 많지만 소화시키기 어렵다.
소화하기 좋게 보리쌀을 푹 퍼지게 조리한다.

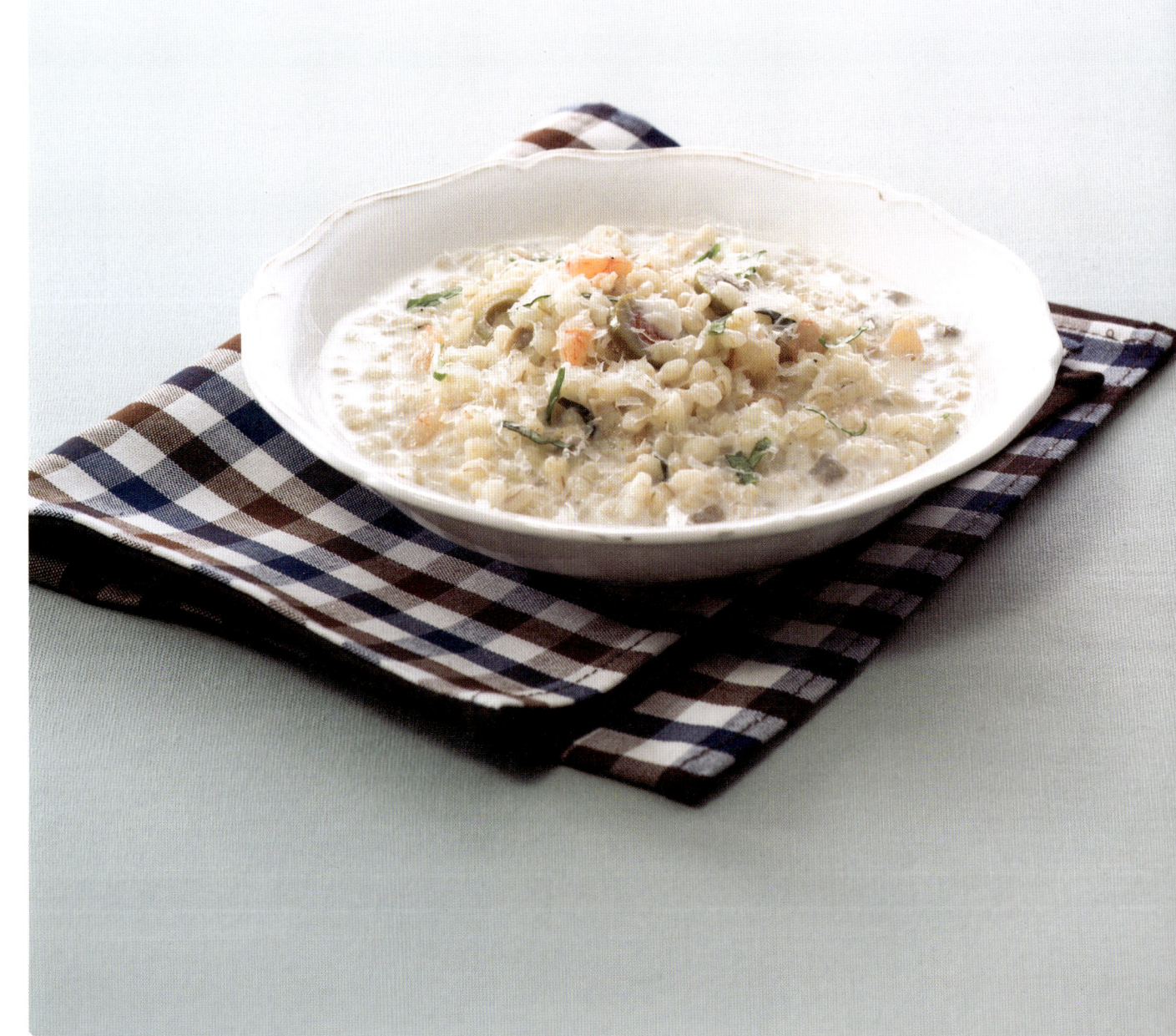

| 열량 582kcal | 탄수화물 55g | 단백질 23g | 지방 30g | 섬유소 12.1g |

재료

통보리	60g	생크림	50g
새우	50g	버터	6g
양송이버섯	30g	그린 올리브	3g
양파	20g	파마산치즈가루	5g
다진 마늘	10g	바질가루	약간
닭국물	120ml		
우유	70ml		

만들기

1 새우, 양송이버섯, 양파는 0.5cm 크기로 깍둑썰고, 그린 올리브는 슬라이스 한다.
2 통보리는 씻어서 물기를 뺀다.
3 냄비에 버터를 두르고 통보리, 새우, 양송이버섯, 양파, 다진 마늘을 넣고 볶다가 닭국물을 넣어 끓인다.
4 국물이 거의 졸아들면 우유, 생크림을 넣고 10분 정도 약불에서 익힌다.
5 그릇에 통보리리조토를 담고 올리브, 파마산치즈가루, 바질가루를 뿌려낸다.

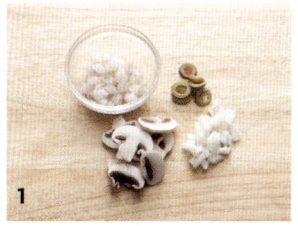
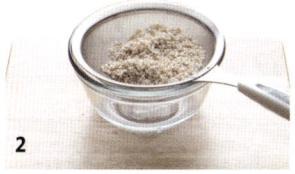
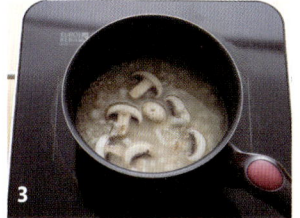
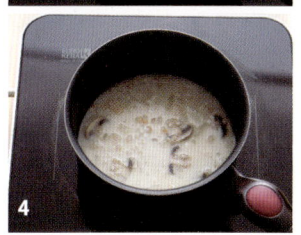

구운 월남쌈

많은 양의 생채소를 먹기는 부담스러울 수 있다.
이때 여러 가지 채소를 채썰어 라이스페이퍼에 돌돌 말아 노릇노릇 구워보자.
섬유소가 많은 채소를 더 맛있게, 더 많이 즐길 수 있다.

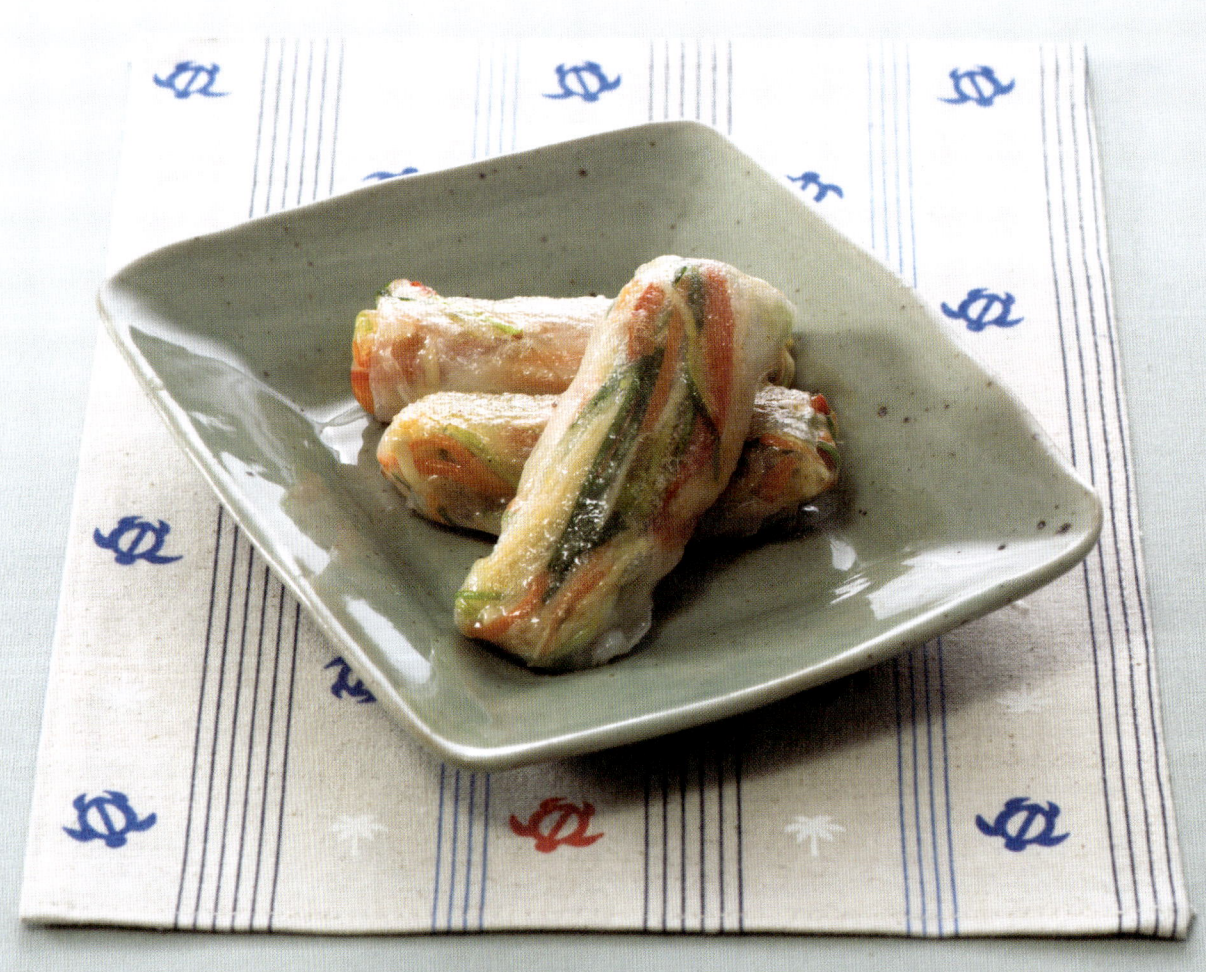

열량	탄수화물	단백질	지방	섬유소
129kcal	19g	2g	5g	1.9g

재료
라이스페이퍼	15g(3장)
식용유	약간

소
당근	15g
빨강 파프리카	20g
양파	15g
셀러리	15g
팽이버섯	15g
부추	10g
식용유	5ml
소금·후추	약간

만들기
1 당근, 파프리카, 양파, 셀러리는 채썬다.
2 팬에 식용유를 두르고 당근, 파프리카, 양파, 셀러리, 팽이버섯을 볶다가 부추를 넣고 소금, 후추로 간한다.
3 라이스페이퍼는 미지근한 물에 담가 부드러워지면 건져 접시에 펴놓고 준비한 재료를 올려 돌돌 말아준다.
4 팬에 식용유를 두르고 월남쌈을 노릇노릇하게 지진다.

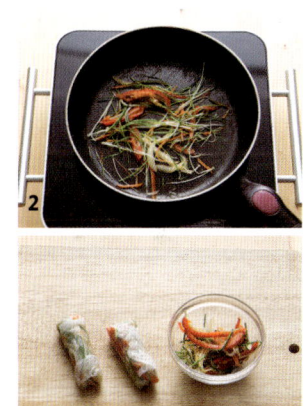

··· **조리 포인트** ···

월남쌈은 제시하는 재료 대신 취향에 따라 좋아하는 채소로 대신해도 되고, 볶음 고기, 과일 등을 함께 이용해도 좋다.

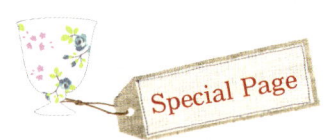

노인 암환자를 위한 요리

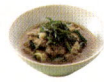 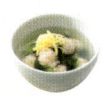 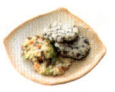

나이가 들어감에 따라 미각, 후각, 시각 등 감각이 둔해지면서 식사 시 느끼는 즐거움이 감소하고, 치아가 빠지거나 틀니가 잘 맞지 않을 경우 정상적인 식사가 더욱 어려워진다. 또한 위산 분비 감소, 위 내 소화 시간 지연, 소장 내 효소 분비의 감소, 소화관 연동 운동의 저하 등에 따라 영양소의 소화와 흡수 능력이 감소하여 영양 불량의 위험성이 높아진다. 특히, 암을 진단받게 되면 충분한 영양 섭취와 건강관리를 위해 주변의 도움이 절실함에도 불구하고 핵가족화로 인해 노인 홀로, 혹은 노부부만 생활하는 경우가 많아 필요한 경우에 적절한 지원을 받지 못하는 경우가 늘어나고 있다.

노인들은 노화가 진행되면서 체력 저하와 함께 식욕 저하가 흔하게 나타나며 이와 더불어 치아 상태의 불량, 위장 기능의 저하로 인해 거칠고 딱딱한 음식은 섭취하기 어려운 경우가 많다.

- 미각이 떨어진 노인 환자를 위해 음식의 간을 지나치게 제한하지 말고 환자의 기호에 맞게 적절히 간을 하여 다양하게 조리하는 것이 필요할 수 있다.
- 섭취하기 쉽게 음식은 잘게 다지는 것이 좋으며, 소화되기 쉬운 재료로 부드럽게 조리하여 1일 4~5회로 나누어 소량씩 자주 섭취하는 것이 도움이 된다.

부드러운 닭고기찜

치아가 불편한 노인들을 위하여 퍽퍽한 닭가슴살을 믹서기에 갈아서
수삼, 대추, 은행 등을 다져 넣고 찜을 하면 기름이 적어 소화가 잘된다.

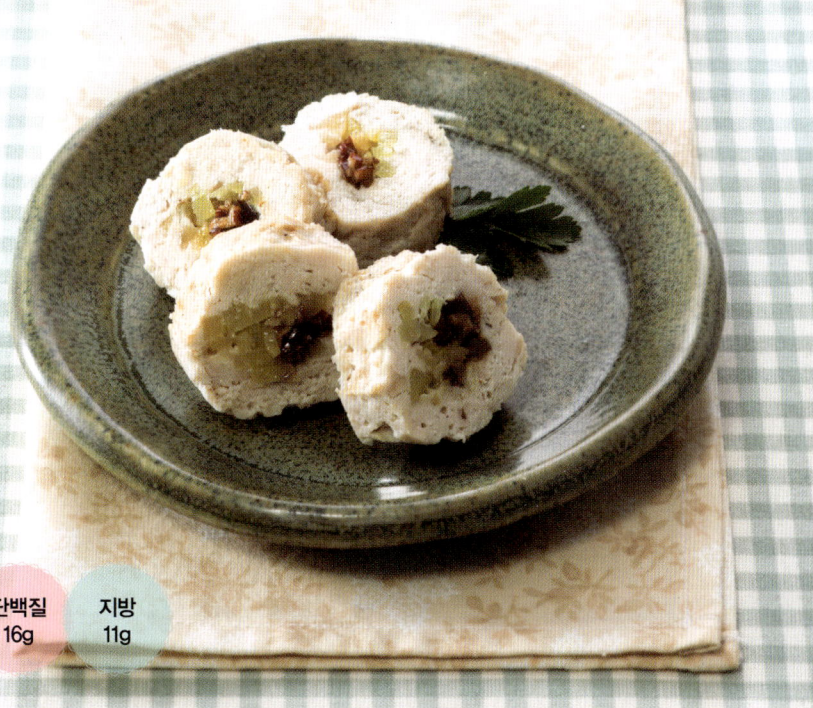

- 열량 191kcal
- 탄수화물 7g
- 단백질 16g
- 지방 11g

재료

- 닭가슴살 · · · · · · · · · · 80g
- 수삼 · · · · · · · · · · · · · 10g
- 대추 · · · · · · · · · · · · · 5g
- 밤 · · · · · · · · · · · · · · 5g
- 은행 · · · · · · · · · · · · · 5g
- 달걀흰자 · · · · · · · · · · 3g
- 소금·후추 · · · · · · · · · 약간씩

만들기

1 믹서기에 닭가슴살과 달걀흰자를 넣고 곱게 갈아준 후 소금, 후추로 간한다.
2 수삼, 대추, 밤, 은행은 다진다.
3 쿠킹포일에 닭가슴살을 넓게 펴고 준비한 수삼, 대추, 밤, 은행을 올리고 돌돌 말아준다.
4 김이 오른 찜통이나 스팀오븐에 3을 넣고 15분 정도 익힌다.
5 다 익은 닭가슴살은 쿠킹포일을 벗기고, 먹기 좋은 크기로 썰어낸다.

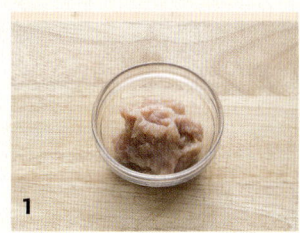
1

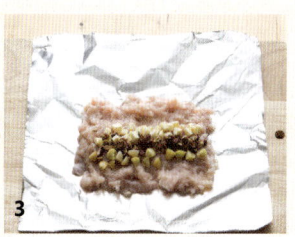
3

청국장찌개

발효식품 청국장으로 보글보글 끓인 찌개는 삼삼하게 먹기 좋은 메뉴이다.
미각이 떨어진 노인 환자를 위해 음식의 간을 지나치게 제한하지 말고
기호에 맞게 적당히 간을 하는 것이 좋다.

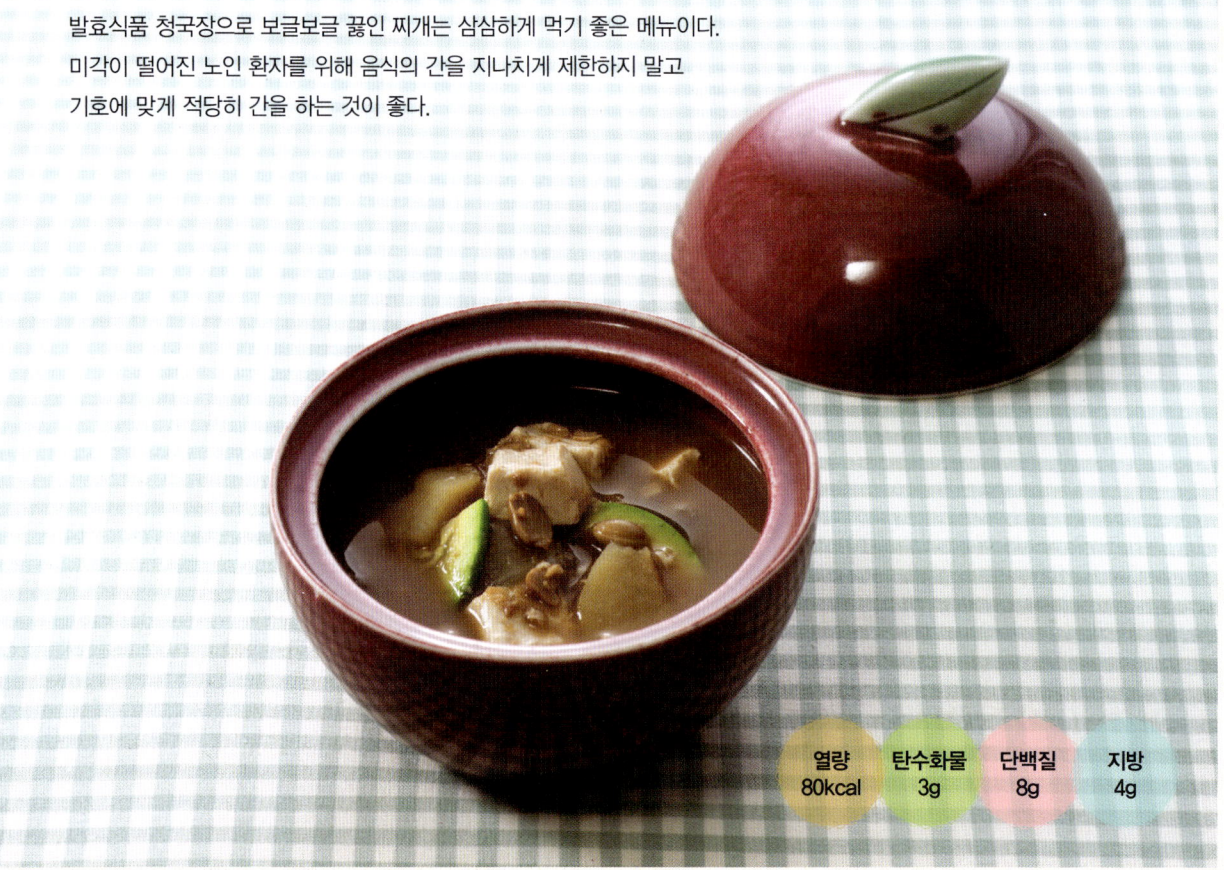

열량	탄수화물	단백질	지방
80kcal	3g	8g	4g

재료

- 청국장 · · · · · · · · · · · · 20g
- 두부 · · · · · · · · · · · · · 40g
- 감자 · · · · · · · · · · · · · 10g
- 애호박 · · · · · · · · · · · · 5g
- 양파 · · · · · · · · · · · · · 5g
- 멸치국물 · · · · · · · · · · 200ml

만들기

1 두부, 감자, 애호박, 양파는 먹기 좋은 크기로 썬다.
2 냄비에 멸치국물을 붓고 청국장을 풀어 끓인다.
3 감자를 넣어 끓인 후 감자가 익으면 애호박, 양파, 두부를 넣고 끓인다.

떡갈비

고기는 필수아미노산, 철분이 풍부한 질 좋은 단백질 식품이지만,
질겨서 치아가 좋지 않은 노인들이 섭취하기에 부담스러울 수 있다.
부드러운 떡갈비는 노인들이 섭취하기 좋은 단백질 메뉴이다.

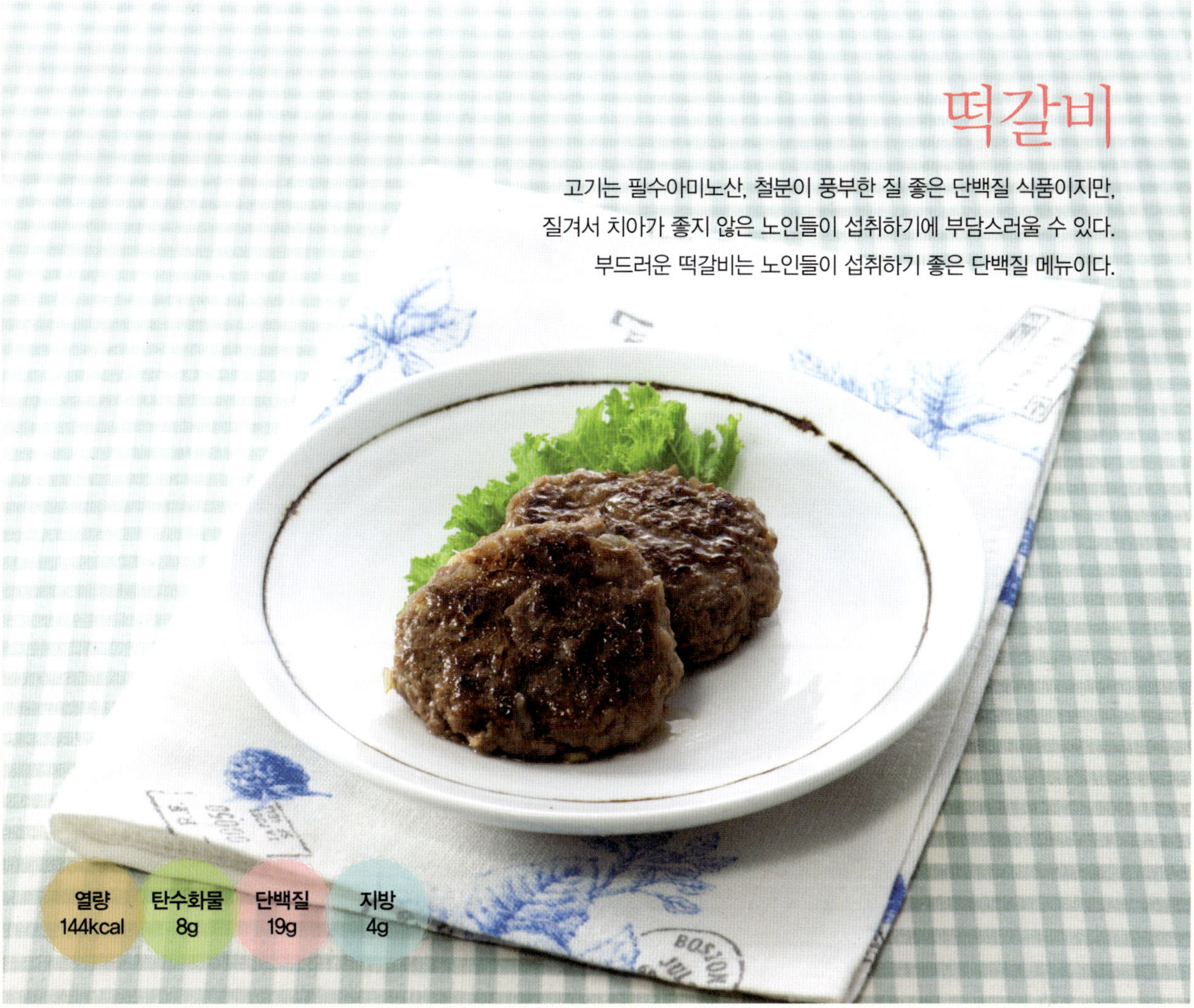

열량 144kcal | 탄수화물 8g | 단백질 19g | 지방 4g

재료

- 다진 소고기 · · · · · · · · · · 80g
- 다진 양파 · · · · · · · · · · · 20g
- 다진 파 · · · · · · · · · · · · 10g
- 식용유 · · · · · · · · · · · · 약간

고기양념

- 간장 · · · · · · · · · · · · · 10ml
- 올리고당 · · · · · · · · · · · 4g
- 설탕 · · · · · · · · · · · · · 2g
- 맛술 · · · · · · · · · · · · · 2ml
- 생강즙 · 참기름 · · · · · · · 약간씩

만들기

1 볼에 다진 소고기, 다진 양파, 다진 파, 분량의 고기양념 재료를 넣고 치댄다.
2 고기 반죽을 손으로 빚어 납작하게 만든다.
3 팬에 식용유를 두르고 센불에서 떡갈비를 앞뒤로 익힌 후 불을 줄여 속까지 익힌다.

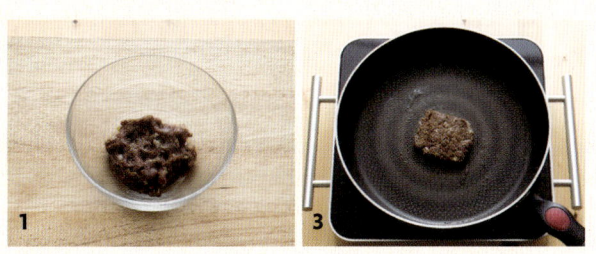

버섯전, 흑임자연근전

아무리 건강에 좋은 식품이라도 치아가 불편한 노인들에게는 그림의 떡일 수 있다. 버섯과 연근을 다져 전을 만들었다. 새콤하고 매콤한 양념장을 곁들이면 식욕을 더 돋울 수 있다.

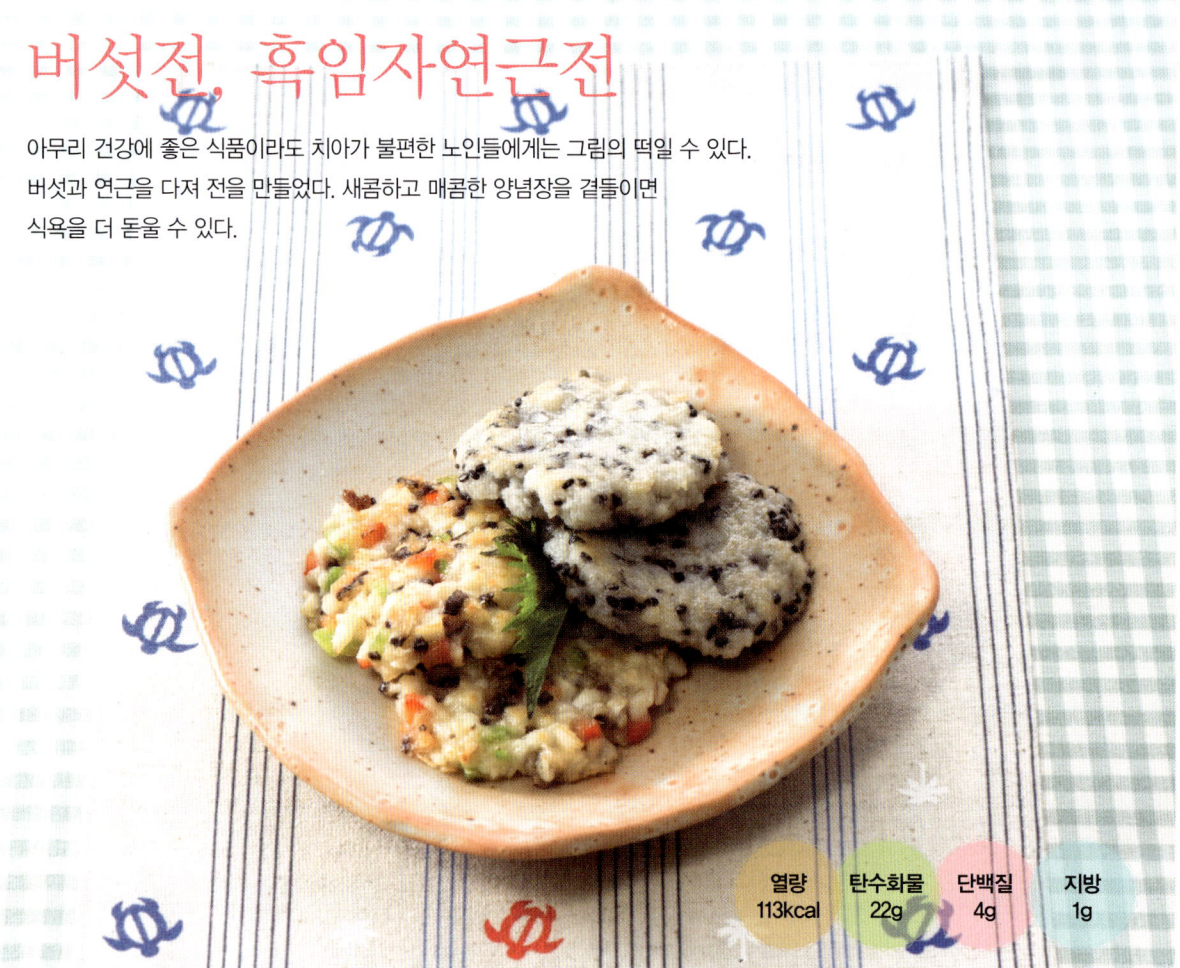

열량 113kcal | 탄수화물 22g | 단백질 4g | 지방 1g

재료

버섯전
- 느타리버섯 · · · · · · · · · · 10g
- 표고버섯 · · · · · · · · · · · 5g
- 새송이버섯 · · · · · · · · · · 5g
- 양파 · · · · · · · · · · · · · 10g
- 홍피망 · · · · · · · · · · · · 5g
- 청피망 · · · · · · · · · · · · 5g
- 밀가루 · · · · · · · · · · · · 10g
- 물·소금·식용유 · · · · · · 약간씩

흑임자연근전
- 연근 · · · · · · · · · · · · · 40g
- 흑임자 · · · · · · · · · · · · 1g
- 밀가루 · · · · · · · · · · · · 7g
- 소금·식용유 · · · · · · · · 약간씩

만들기

1 느타리버섯, 표고버섯, 새송이버섯, 양파, 홍피망, 청피망은 다진다.

2 볼에 1의 재료, 밀가루, 물, 소금을 넣고 반죽한다.

3 연근은 강판에 갈아서 흑임자, 밀가루, 소금을 넣어 반죽한다.

4 팬에 식용유를 두르고 2의 버섯전 반죽과 3의 흑임자연극전 반죽을 한 수저씩 떠올려 노릇노릇하게 지진다.

오리들깨탕

오리고기는 다른 육류에 비해 부드럽고 소화도 잘돼 노인들의 단백질 보충에 좋은 식품이다. 오리고기와 여러 가지 채소를 잘게 썰어 충분히 끓인 후 들깨가루로 맛을 내면 구수하고 소화도 잘되는 훌륭한 보신 음식이 된다.

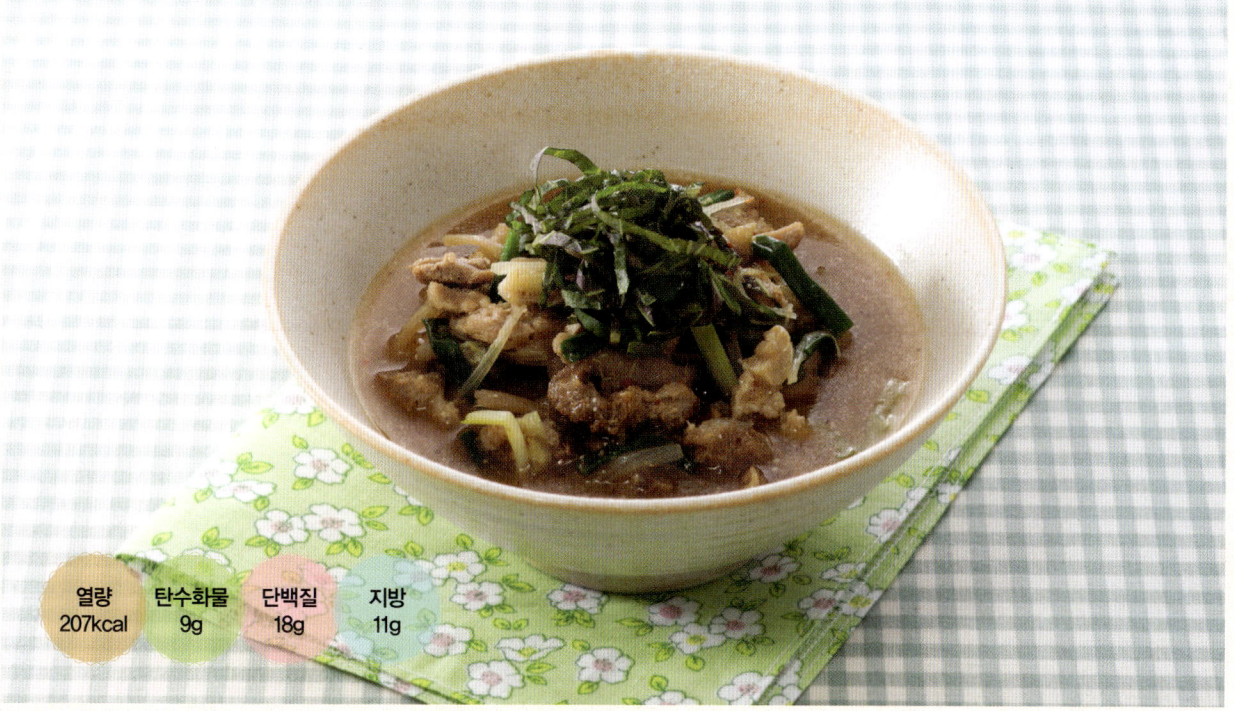

열량	207kcal
탄수화물	9g
단백질	18g
지방	11g

재료

- 오리고기 · · · · · · · · · · · 80g
- 돌미나리 · · · · · · · · · · · 5g
- 고구마순 · · · · · · · · · · · 15g
- 양파 · · · · · · · · · · · · · 10g
- 깻잎 · · · · · · · · · · · · · 5g
- 대파 · · · · · · · · · · · · · 5g
- 된장 · · · · · · · · · · · · · 15g
- 들깨가루 · · · · · · · · · · · 10g
- 고춧가루 · · · · · · · · · · · 2g
- 소금 · · · · · · · · · · · · · 1.5g
- 물 · · · · · · · · · · · · · · 300ml
- 생강 · 후추 · · · · · · · · · 약간씩

만들기

1 오리고기는 끓는 물에 데친다.
2 돌미나리와 고구마순은 먹기 좋게 썰고, 양파, 깻잎, 대파는 채썬다.
3 냄비에 물을 붓고 오리고기, 생강, 된장을 넣어 끓이다가 고구마순, 양파를 넣어 끓인다.
4 고구마순이 부드러워지면 돌미나리, 깻잎, 대파, 들깨가루, 고춧가루, 소금, 후추를 넣고 한소끔 끓인다.

조리 포인트

끓이는 도중에 뜨는 거품은 걷어내야 국물맛이 깔끔하다.

새우완자탕

위산 분비 감소, 위장 기능 저하 등으로
소화에 어려움이 있을 때는 재료를 다져서 요리하는 것이 좋다.
다진 새우와 으깬 두부를 잘 섞어 완자를 빚어 멸치국물에 넣고 끓였다.

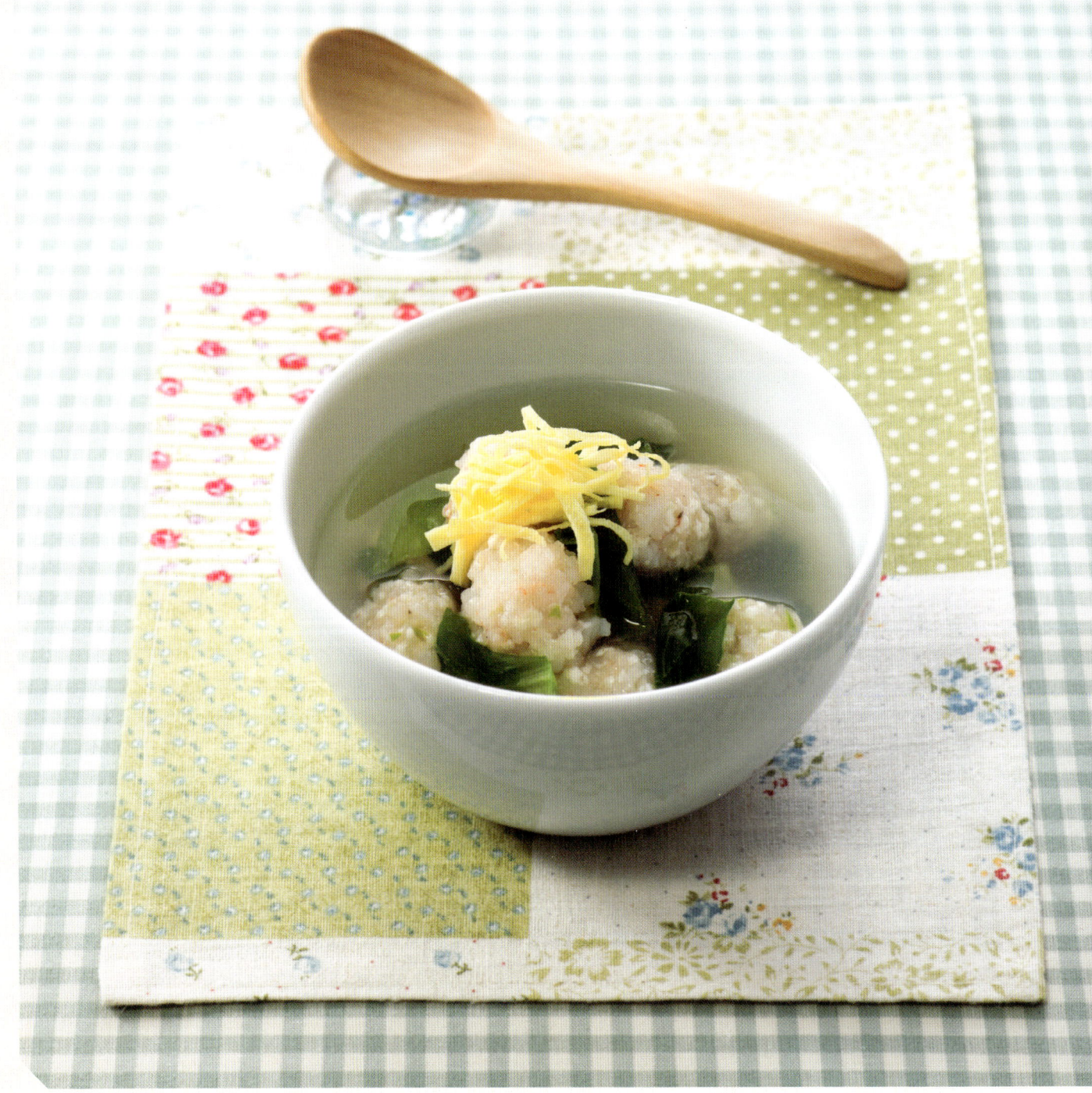

열량 110kcal | 탄수화물 3g | 단백질 20g | 지방 2g

재료
- 새우 · · · · · · · · · · · 85g
- 두부 · · · · · · · · · · · 20g
- 청경채 · · · · · · · · · · 20g
- 멸치국물 · · · · · · · · · 300ml
- 전분 · · · · · · · · · · · 2g
- 소금 · 다진 마늘 · 다진 파 · · 약간씩
- 달걀지단 · · · · · · · · · 5g

만들기
1 새우, 두부는 곱게 으깨어 다진 파, 다진 마늘, 전분을 넣고 잘 섞어 반죽을 치댄다.
2 손으로 반죽을 빚어 지름 1.5cm 크기의 새우완자를 만든다.
3 청경채는 굵게 채썰고, 달걀지단을 부쳐 채썬다.
4 냄비에 멸치국물을 붓고 새우완자와 청경채를 넣어 끓인 후 소금으로 간한다.

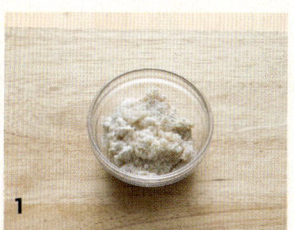
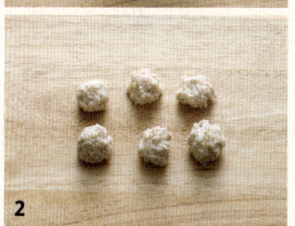
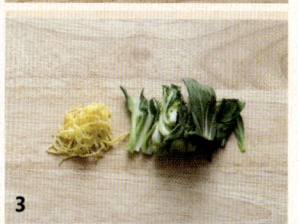
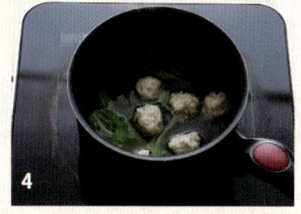

· · 조리 포인트 ·
끓이는 도중에 뜨는 거품은 걷어내야 국물맛이 깔끔하다.

04
항암 밥상을 차리는 식단 가이드

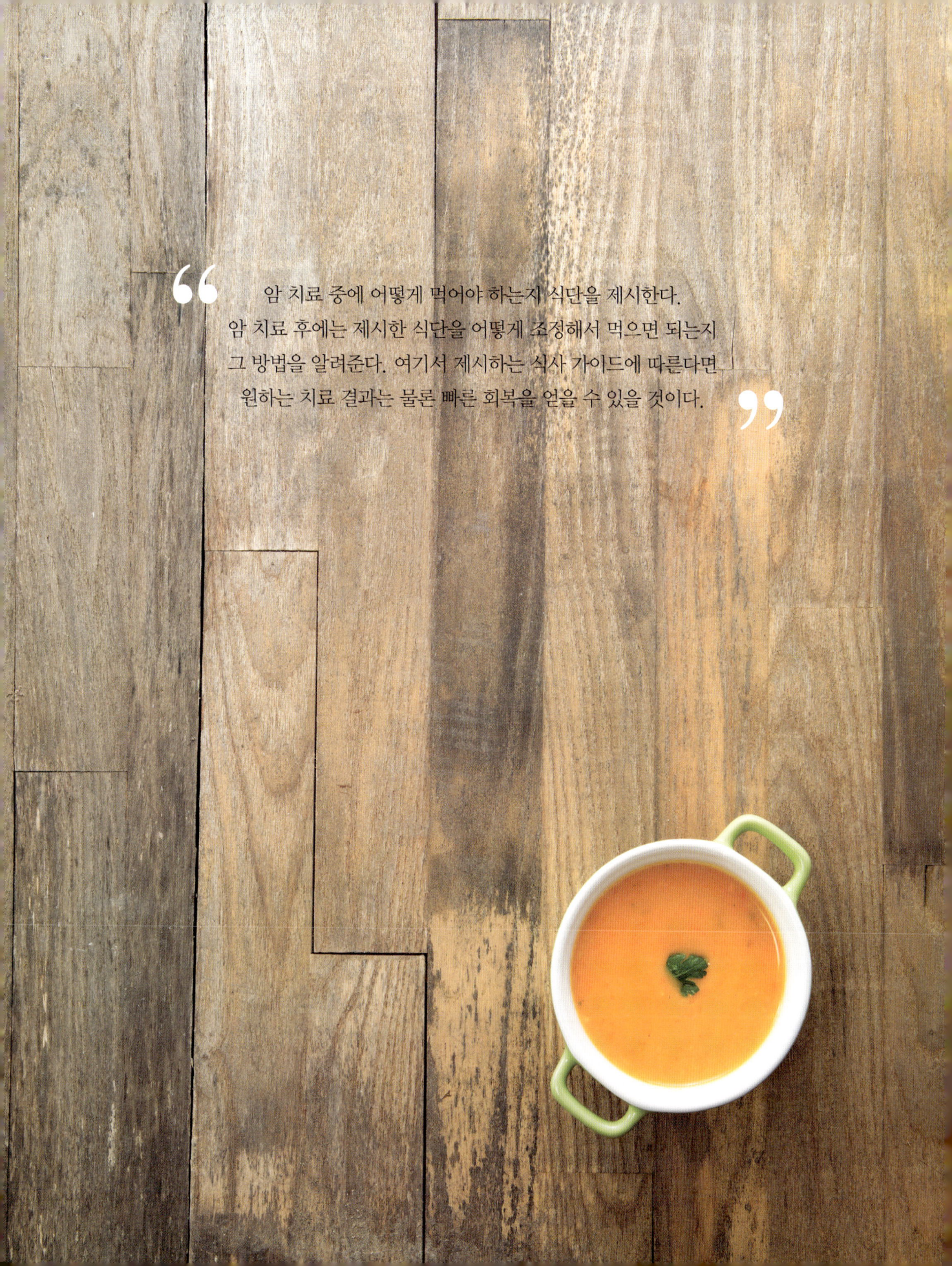

" 암 치료 중에 어떻게 먹어야 하는지 식단을 제시한다. 암 치료 후에는 제시한 식단을 어떻게 조정해서 먹으면 되는지 그 방법을 알려준다. 여기서 제시하는 식사 가이드에 따른다면 원하는 치료 결과는 물론 빠른 회복을 얻을 수 있을 것이다. "

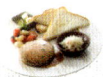

암을 이기는 항암 밥상 차리기

매일 먹는 음식으로 암세포의 성장과 발생을 막는 것도 중요하지만, 더 중요한 것은 건강 세포의 재료와 에너지를 공급해주는 영양소를 골고루 섭취하는 것이다. 암에 걸리면 이 사실을 간과하고, 특정 항암 식품만을 먹는 데 급급해진다. 그러나 우리 몸엔 건강한 세포가 더 많다는 사실을 잊지 말자. 균형 잡힌 영양소와 적절한 칼로리 섭취를 위해 어떻게 식단을 구성해야 하는지 알아보자.

항암 밥상 구성 방법

식단을 계획할 때는 하루 단위로 섭취해야 할 식품군별(곡류, 어육류, 채소류 등)로 식품을 선택하면 균형 잡힌 식단을 쉽게 구성할 수 있다. 식재료는 환자가 잘 먹을 수 있는 음식 위주로 하되, 매일 다양한 종류로 구성하는 것이 중요하다. 환자의 컨디션에 따라 먹고 싶은 음식이 다를 수 있으므로 정해놓은 식단만 고집하지 말고 원하는 것을 먹도록 하는 것이 좋다. 암환자는 한 번에 많은 양을 먹기가 어렵기 때문에 3회 식사와 2~3회 간식으로 식단을 구성하는 것이 좋다.

주식

소화 장애만 없다면 잡곡류를 혼합하여 먹는 것이 장 건강에 좋다. 그러나 암 치료 중이거나 소화 장애가 있을 때는 무리하게 잡곡밥이나 현미밥을 고집할 필요가 없다. 아침에 입맛이 없다면 밥 대신 일품 죽을 준비할 수도 있으며, 가끔 토스트나 샌드위치 등으로 메뉴를 다양하게 구성해보는 것도 좋다.

반찬

단백질 공급을 위해 어육류 반찬은 매끼 1~2가지를 넣어서 구성한다. 소, 돼지, 닭, 오리 등의 각종 육류와 생선류 외에도 달걀, 해물, 콩, 두부를 이용한 요리를 매끼 번갈아가며 준비한다. 특히 항암치료 중이나 수술 직후에는 파괴된 세포의 재생과 빠른 회복을 위해 충분한 단백질 섭취가 반드시 필요하다.

비타민과 무기질, 섬유소 섭취를 위해 채소찬은 매끼 2~3가지를 충분히 먹는다. 여러 영양소의 고른 섭취를 위해 색깔별로 최대한 다양하게 섭취하고, 절임류나 즙보다는 쌈채소나 나물의 형태로 먹는 것이 바람직하다.

간식류

- **유제품** 우유는 단백질과 칼슘의 공급원으로 하루 1컵을 마신다. 우유가 맞지 않을 경우 요구르트, 치즈와 같은 유제품을 섭취해도 된다.
- **과일류** 과일은 채소와 더불어 비타민, 무기질, 섬유소의 주된 공급원이다. 하루 1~2회 제철과일 위주로 다양하게 섭취한다. 다만, 과일은 채소와 달리 당분이 많으므로 너무 많이 먹는 것은 권장하지 않는다.
- **견과류** 하루 호두 1~2개, 땅콩 10알 정도씩 먹는다. 견과류에는 불포화지방산과 같은 몸에 좋은 성분도 많지만, 지방 성분이기 때문에 열량이 높으니 너무 많이 먹지 않도록 한다.
- **기타** 정해진 간식 이외에도 식사량이 충분하지 못할 경우에는 다양한 간식을 준비하여 부족한 식사량을 보충한다. 치료가 끝난 후에는 과다한 간식 섭취는 체중 증가의 원인이 될 수 있으니 식사를 충분히 하고 있다면 간식의 횟수와 양을 줄이도록 한다.

이 책에서 제시하는 식단은

한국인 성인의 하루 필요 열량은 남성 2,200kcal, 여성 1,800kcal로, 이 책에서는 중간 값이 1,900~2,000kcal 정도의 하루 식단을 제시한다. 만약 저체중으로 영양 불량의 위험이 있다면 섭취량을 늘리고, 과체중으로 체중 감량이 필요하다면 섭취량을 줄이도록 한다.

암 치료 중에는 한 번에 많은 양을 섭취하기 어렵기 때문에 하루 3회 식사와 3회의 간식으로 구성한 식단을 제시한다. 암 치료 후 일반적인 식사로 돌아갈 때는 간식의 양과 횟수를 줄이는 것이 좋다. 제시하는 식단에서 간식을 줄이고 주식을 어떻게 늘리는지 예를 들어 설명해 놓았으니 참고해서 식단을 구성하도록 한다.

나만의 식단 구성하기
첫째 날

열량	탄수화물	단백질	지방
1,934kcal	275g	78g	58g

아침

열량	탄수화물	단백질	지방
376kcal	60g	16g	8g

점심

열량	탄수화물	단백질	지방
578kcal	76g	28g	18g

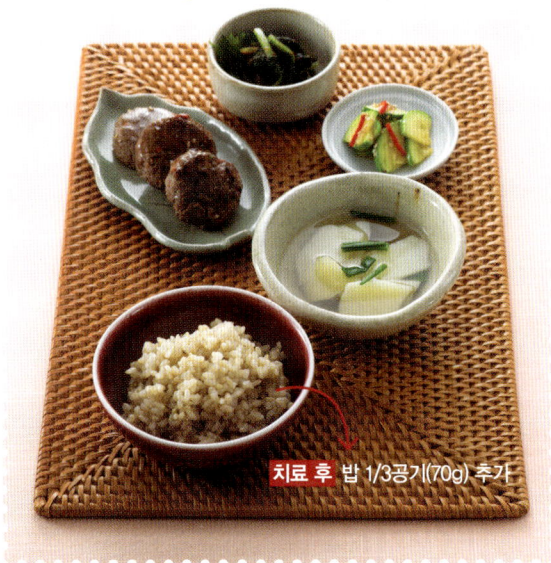

치료 후 밥 1/3공기(70g) 추가

	열량(kcal)	탄수화물(g)	단백질(g)	지방(g)
새우누룽지죽 • 84쪽 참고	231	45	6	3
소고기장조림 • 205쪽 참고	89	2	9	5
오이생채 • 204쪽 참고	12	2	1	0
수삼나박김치(30g) • 209쪽 참고	8	2	0	0
과일(딸기30g, 키위 40g)	36	9	0	0

	열량(kcal)	탄수화물(g)	단백질(g)	지방(g)
현미밥 • 198쪽 참고	156	36	3	0
감자국 • 200쪽 참고	24	5	1	0
대추고기완자 • 73쪽 참고	349	27	22	17
호박볶음 • 205쪽 참고	33	5	1	1
열무김치(30g)	16	3	1	0

치료 중 식단

아침은 소화하기 편한 죽으로 구성하였다. 점심은 소고기와 대추를 다져서 만든 대추고기완자로 단백질 섭취량을 늘릴 수 있도록 하였다. 저녁은 고단백 식품인 장어를 이용했다. 장어덮밥은 영양 밀도를 높인 메뉴로 오리불고기덮밥(61쪽 참고)으로 대체해도 좋다.

치료 후 식단

치료 후에는 간식의 양이나 횟수를 줄이고 주식의 양을 늘린다. 간식에서 배추메밀부침(210kcal)은 제외하고 대신 점심에서 현미밥을 1/3공기(70g, 100kcal) 늘리고, 저녁에 장어덮밥에서 밥량을 1/3공기(70g, 100kcal) 늘린다.

저녁

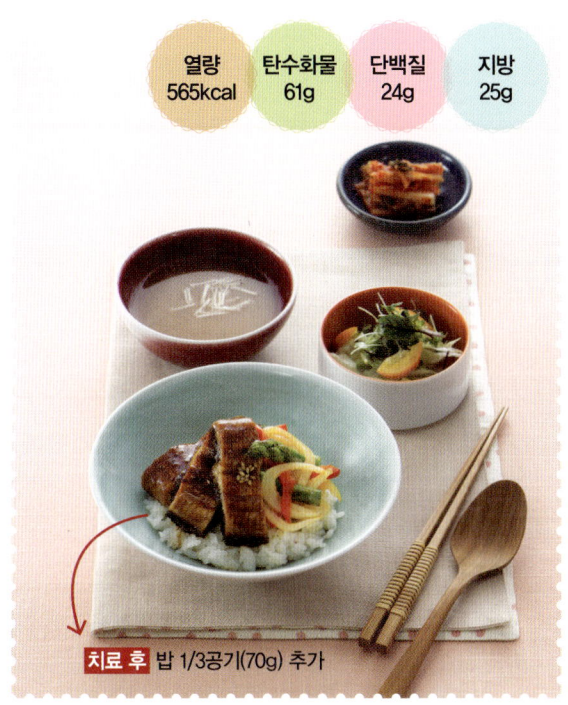

열량 565kcal | 탄수화물 61g | 단백질 24g | 지방 25g

치료 후: 밥 1/3공기(70g) 추가

간식

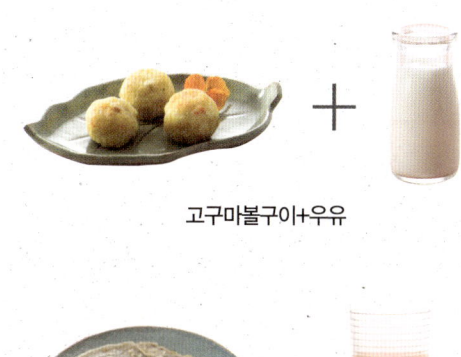

고구마볼구이+우유

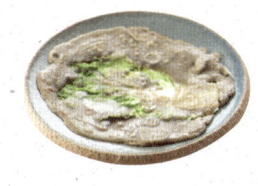 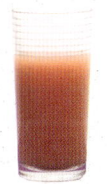

배추메밀부침 / 당근사과주스

치료 중 제시하는 3가지 간식을 모두 섭취
치료 후 고구마볼구이+우유, 당근사과주스 섭취

	열량(kcal)	탄수화물(g)	단백질(g)	지방(g)
장어덮밥 · 57쪽 참고	477	53	19	21
팽이미소국 · 200쪽 참고	42	3	3	2
그린샐러드 · 211쪽 참고	30	2	1	2
총각김치(30g)	16	3	1	0

	열량(kcal)	탄수화물(g)	단백질(g)	지방(g)
1 고구마볼구이+우유 · 120쪽 참고	149	32	3	1
2 배추메밀부침 · 121쪽 참고	210	33	6	6
3 당근사과주스 · 124쪽 참고	56	13	1	0

나만의 식단 구성하기
둘째 날

열량	탄수화물	단백질	지방
1,828kcal	232g	90g	60g

아침

열량	탄수화물	단백질	지방
460kcal	61g	27g	12g

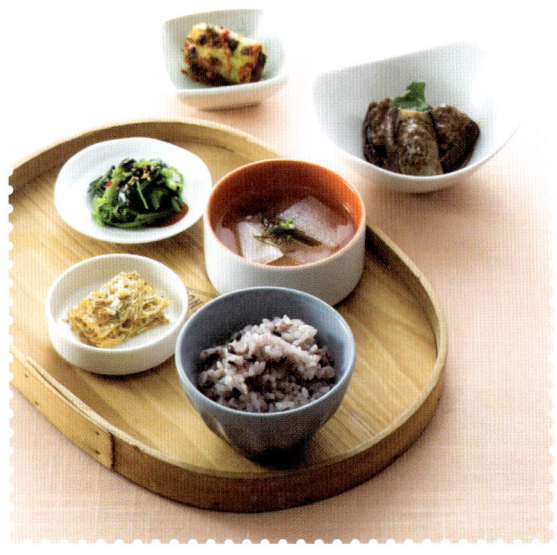

	열량(kcal)	탄수화물(g)	단백질(g)	지방(g)
잡곡밥 · 198쪽 참고	152	35	3	0
무다시마국 · 201쪽 참고	28	6	1	0
소고기가지찜 · 102쪽 참고	102	11	10	2
아몬드뱅어포구이 · 163쪽 참고	129	2	10	9
참나물무침 · 206쪽 참고	37	5	2	1
오이소박이 · 210쪽 참고	12	2	1	0

점심

열량	탄수화물	단백질	지방
429kcal	55g	23g	13g

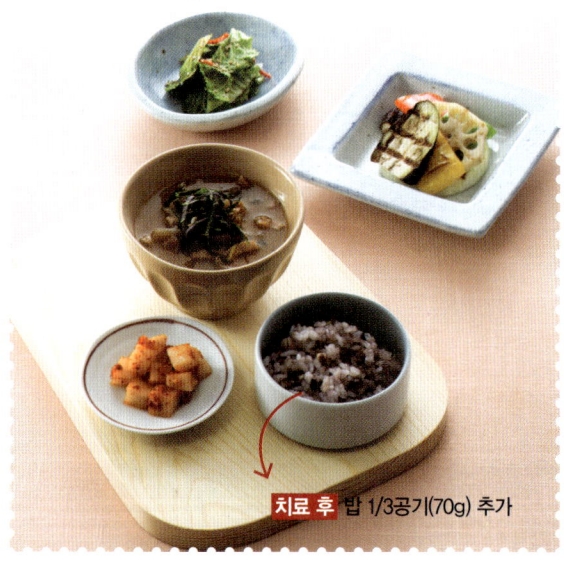

치료 후 밥 1/3공기(70g) 추가

	열량(kcal)	탄수화물(g)	단백질(g)	지방(g)
잡곡밥 · 198쪽 참고	152	35	3	0
오리들깨탕 · 181쪽 참고	207	9	18	11
모듬 채소구이 · 208쪽 참고	42	5	1	2
얼갈이초무침 · 209쪽 참고	20	4	1	0
깍두기(30g)	8	2	0	0

치료 중 식단

둘째 날 식단은 어육류 반찬을 끼니별로 구성하였다. 아침에는 소고기가지찜, 점심에는 오리들깨탕, 저녁에는 돼지고기청경채찜으로 단백질을 섭취한다. 환자가 어육류 반찬에 거부감이 있으면 자극적이지 않고, 냄새가 적게 나고, 소화하기 편한 반찬으로 구성한다.

치료 후 식단

치료 후에는 간식의 양이나 횟수를 줄이고 주식의 양을 늘린다. 간식에서 검은콩두유, 과카몰리를 제외하고 아침과 점심 사이에 블루베리요거트를 섭취한다. 제외한 간식 대신 점심에서 잡곡밥을 1/3공기(70g, 100kcal) 늘리고, 저녁에서 뿌리채소밥의 양을 1/3공기 늘린다.

저녁

열량	탄수화물	단백질	지방
554kcal	72g	20g	18g

치료 후 밥 1/3공기(70g) 추가

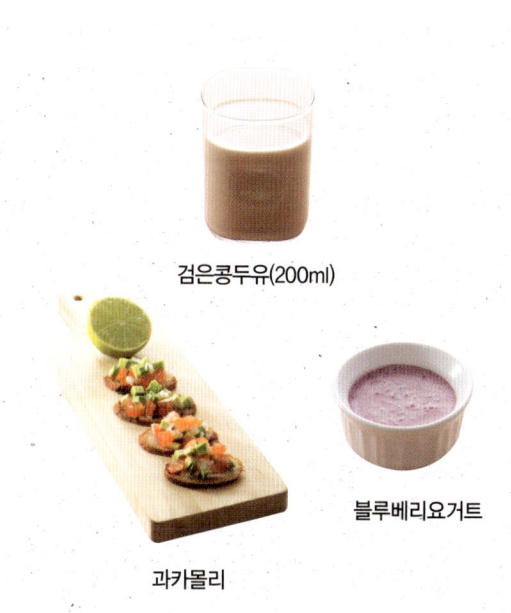

간식

검은콩두유(200ml)

과카몰리

블루베리요거트

치료 중 제시하는 3가지 간식을 모두 섭취
치료 후 블루베리요거트만 섭취

	열량(kcal)	탄수화물(g)	단백질(g)	지방(g)
뿌리채소밥 · 65쪽 참고	229	50	5	1
아욱국 · 202쪽 참고	45	5	4	1
돼지고기청경채찜 · 65쪽 참고	244	12	13	16
영양부추김무침 · 207쪽 참고	28	3	4	0
깍두기(30g)	8	2	0	0

	열량(kcal)	탄수화물(g)	단백질(g)	지방(g)
1 검은콩두유(200ml)	119	8	6	7
2 과카몰리 · 112쪽 참고	119	20	3	3
3 블루베리요거트 · 125쪽 참고	147	16	5	7

나만의 식단 구성하기
셋째 날

열량	탄수화물	단백질	지방
1,966kcal	229g	96g	74g

아침

열량	탄수화물	단백질	지방
506kcal	71g	33g	10g

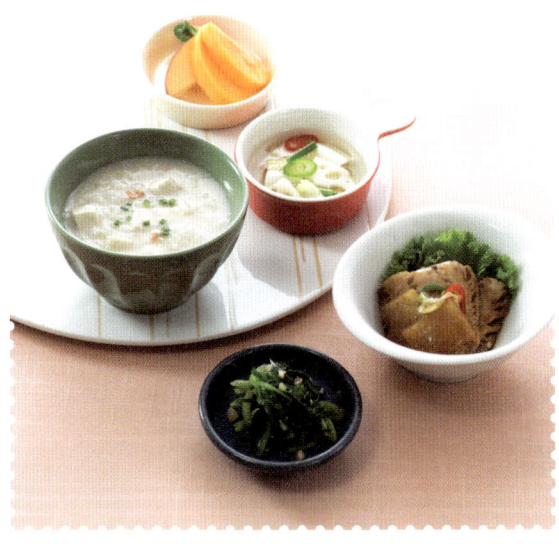

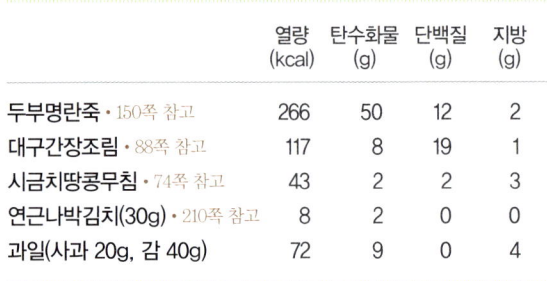

	열량 (kcal)	탄수화물 (g)	단백질 (g)	지방 (g)
두부명란죽 · 150쪽 참고	266	50	12	2
대구간장조림 · 88쪽 참고	117	8	19	1
시금치땅콩무침 · 74쪽 참고	43	2	2	3
연근나박김치(30g) · 210쪽 참고	8	2	0	0
과일(사과 20g, 감 40g)	72	9	0	4

점심

열량	탄수화물	단백질	지방
560kcal	43g	25g	32g

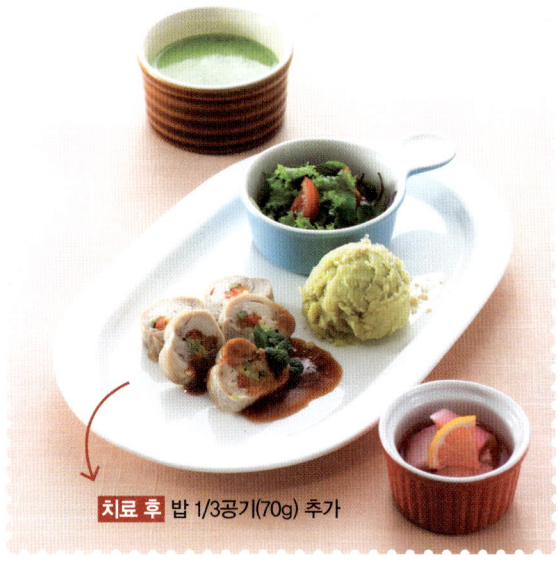

치료 후 밥 1/3공기(70g) 추가

	열량 (kcal)	탄수화물 (g)	단백질 (g)	지방 (g)
치킨롤구이 · 67쪽 참고	220	3	19	12
메시고구마 · 68쪽 참고	177	23	1	9
브로콜리수프 · 203쪽 참고	117	5	4	9
어린잎채소샐러드 · 211쪽 참고	34	3	1	2
무비트피클(30g) · 59쪽 참고	12	3	0	0

치료 중 식단

치료 중에는 입맛이 떨어져 있는 경우가 많으니 입맛을 돋우기 위해 일상적이지 않은 메뉴로 식단을 구성하는 것도 좋다. 점심을 치킨롤구이, 메시고구마, 브로콜리수프 등으로 외식 느낌이 나게 했다. 간식은 칼슘이 풍부한 단호박라떼, 저녁에는 비타민과 무기질이 풍부한 토마토채소주스로 구성하였다.

치료 후 식단

치료 후에는 간식의 양이나 횟수를 줄이고 주식의 양을 늘린다. 간식에서 양파파운드케이크를 제외하고 점심에 밥 1/3공기(70g, 100kcal)를 추가해서 섭취한다.

저녁

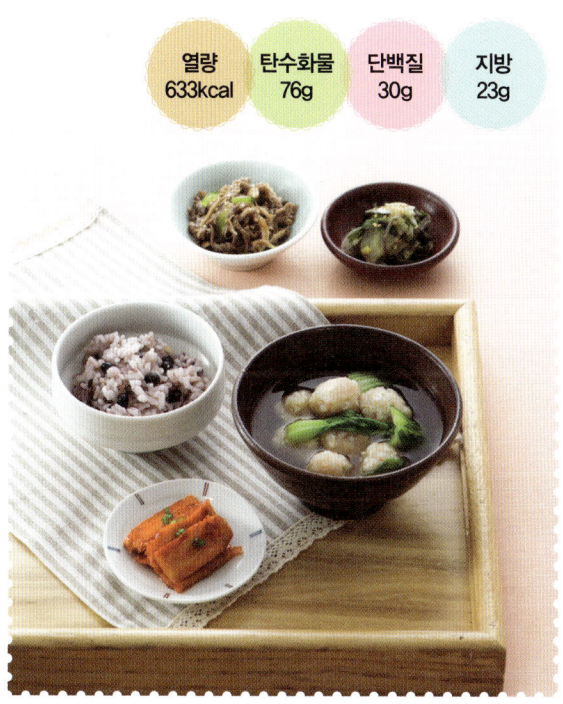

열량 633kcal | 탄수화물 76g | 단백질 30g | 지방 23g

	열량 (kcal)	탄수화물 (g)	단백질 (g)	지방 (g)
검은콩밥 · 199쪽 참고	210	42	6	2
새우완자탕 · 182쪽 참고	112	9	5	6
버섯불고기 · 93쪽 참고	197	5	15	13
더덕고추장구이 · 208쪽 참고	94	16	3	2
깻잎양파무침 · 78쪽 참고	20	4	1	0

*새우완자탕 : 182쪽의 레시피 분량의 1/2만 제공

간식

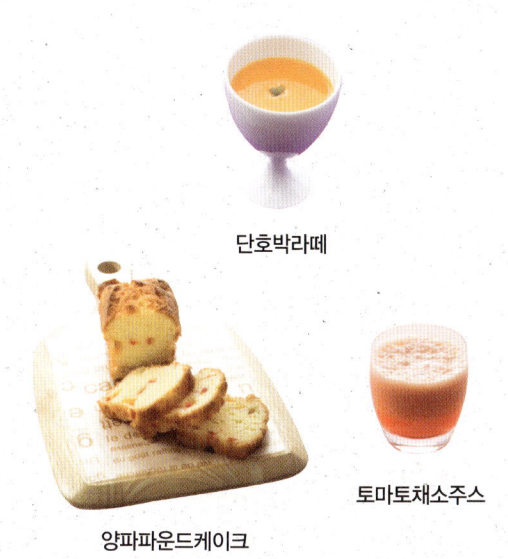

단호박라떼
양파파운드케이크
토마토채소주스

치료 중 제시하는 3가지 간식을 모두 섭취
치료 후 단호박라떼, 토마토채소주스 섭취

	열량 (kcal)	탄수화물 (g)	단백질 (g)	지방 (g)
1 단호박라떼 · 123쪽 참고	136	20	5	4
2 양파파운드케이크 · 118쪽 참고	103	13	2	5
3 토마토채소주스 · 125쪽 참고	28	6	1	0

나만의 식단 구성하기
넷째 날

열량	탄수화물	단백질	지방
2,043kcal	259g	119g	59g

아침

열량	탄수화물	단백질	지방
557kcal	58g	25g	25g

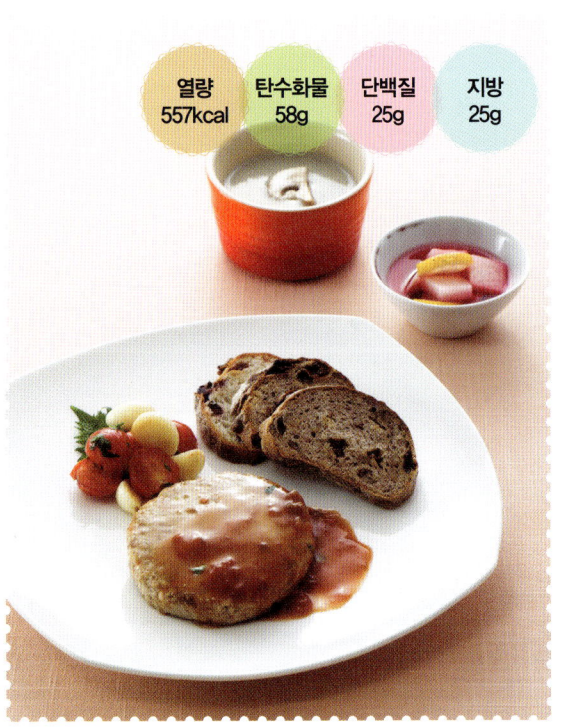

	열량(kcal)	탄수화물(g)	단백질(g)	지방(g)
두부스테이크 • 80쪽 참고	240	16	17	12
호밀빵(50g)	129	26	4	1
양송이수프 • 203쪽 참고	113	5	3	9
토마토마늘구이 • 81쪽 참고	63	8	1	3
무비트피클 • 59쪽 참고	12	3	0	0

점심

열량	탄수화물	단백질	지방
627kcal	55g	50g	23g

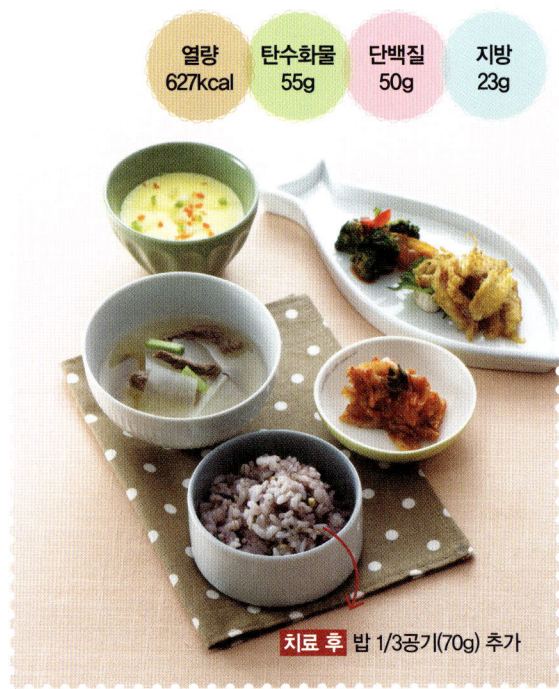

치료 후 밥 1/3공기(70g) 추가

	열량(kcal)	탄수화물(g)	단백질(g)	지방(g)
흑미밥 • 198쪽 참고	156	36	3	0
소고기탕국 • 201쪽 참고	76	3	7	4
황태간장구이 • 161쪽 참고	167	1	25	7
영양달걀찜 • 107쪽 참고	180	7	11	12
브로콜리초회 • 206쪽 참고	40	7	3	0
포기김치(30g)	8	1	1	0

치료 중 식단

아침에는 두부를 곱게 으깨고 다진 소고기를 넣어서 부드럽게 만든 두부스테이크로 구성하였다. 빵 대신 밥을 먹고 싶다면 밥 2/3공기로 바꿔서 식사를 준비하면 된다. 간식으로 준비한 딸기우유와 파파야요거트주스로 비타민과 무기질을 보충하도록 한다. 딸기와 파파야 대신 제철 과일을 다양하게 이용한다.

치료 후 식단

치료 후에는 간식의 양이나 횟수를 줄이고 주식의 양을 늘린다. 간식에서 딸기우유, 구운 감자를 제외하고 파파야요거트주스만 섭취한다. 제외한 간식 대신 점심에서 흑미밥을 1/3공기(70g, 100kcal) 늘리고, 저녁에서 보리밥을 1/3공기(70g, 100kcal) 늘린다.

저녁

열량 561kcal | 탄수화물 96g | 단백질 33g | 지방 5g

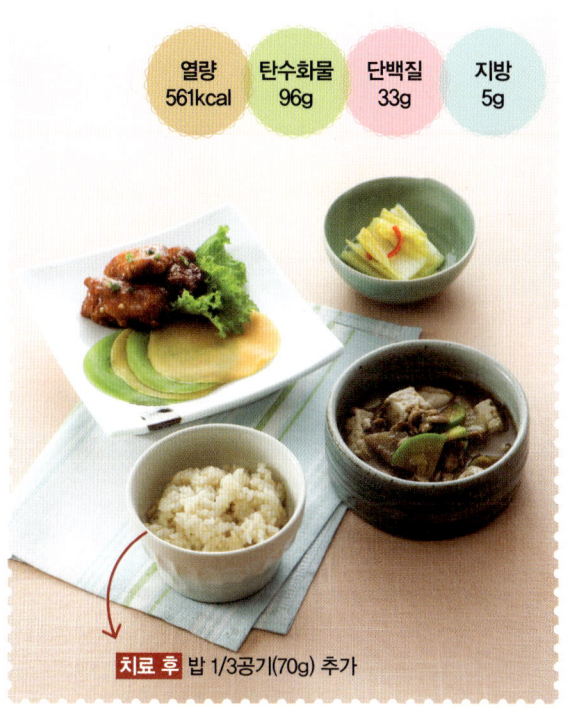

치료 후 밥 1/3공기(70g) 추가

	열량(kcal)	탄수화물(g)	단백질(g)	지방(g)
보리밥 • 199쪽 참고	168	39	3	0
청국장찌개 • 178쪽 참고	80	3	8	4
생선강정 • 77쪽 참고	185	26	18	1
2색 전병 • 77쪽 참고	124	27	4	0
백김치(30g)	4	1	0	0

간식

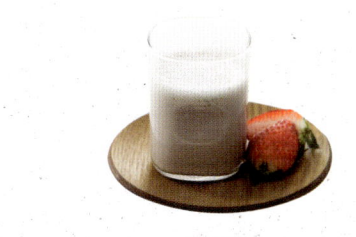

딸기우유

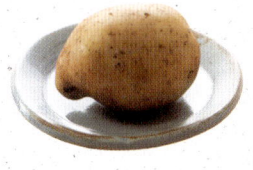 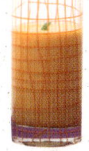

구운 감자   파파야요거트주스

치료 중 제시하는 3가지 간식을 모두 섭취
치료 후 파파야요거트주스만 섭취

	열량(kcal)	탄수화물(g)	단백질(g)	지방(g)
1 딸기우유 • 164쪽 참고	113	12	5	5
2 구운 감자 • 212쪽 참고	112	25	3	0
3 파파야요거트주스 • 124쪽 참고	73	13	3	1

나만의 식단 구성하기
다섯째 날

열량	탄수화물	단백질	지방
1,954kcal	275g	81g	58g

아침

열량	탄수화물	단백질	지방
470kcal	60g	34g	10g

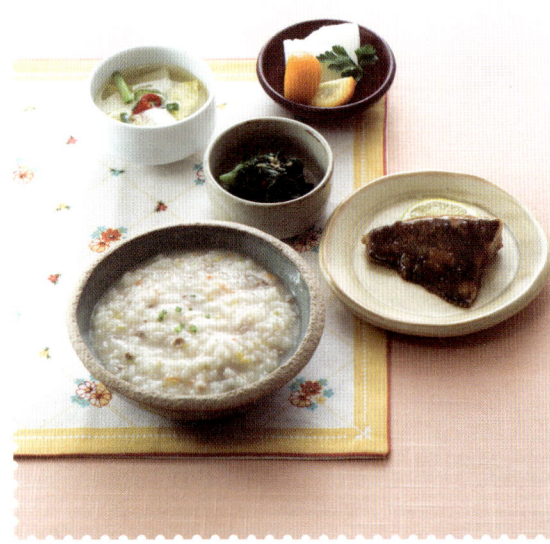

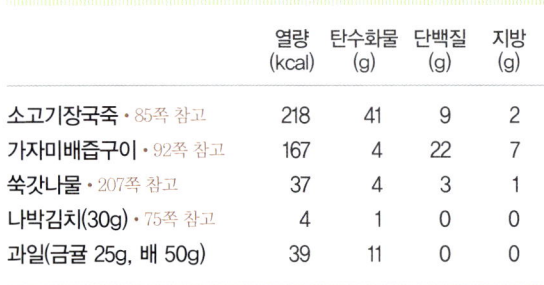

	열량(kcal)	탄수화물(g)	단백질(g)	지방(g)
소고기장국죽 • 85쪽 참고	218	41	9	2
가자미배즙구이 • 92쪽 참고	167	4	22	7
쑥갓나물 • 207쪽 참고	37	4	3	1
나박김치(30g) • 75쪽 참고	4	1	0	0
과일(금귤 25g, 배 50g)	39	11	0	0

점심

열량	탄수화물	단백질	지방
588kcal	78g	24g	20g

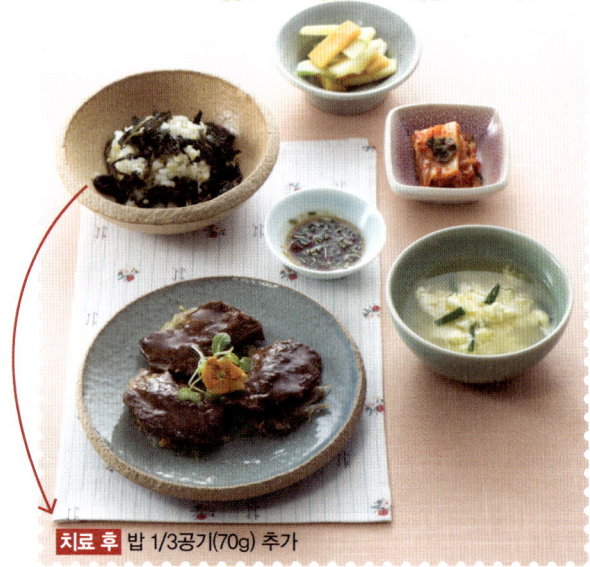

치료 후 밥 1/3공기(70g) 추가

	열량(kcal)	탄수화물(g)	단백질(g)	지방(g)
곤드레나물밥 • 70쪽 참고	245	55	4	1
달걀국 • 202쪽 참고	38	2	3	2
갈비구이 • 70쪽 참고	244	10	15	16
과일겨자채 • 71쪽 참고	53	10	1	1
포기김치(30g)	8	1	1	0

치료 중 식단

점심에는 갈비구이와 곤드레나물밥, 저녁에는 통보리리조또로 구성하였다. 영양 밀도가 높아 적은 양으로도 필요한 열량을 내는 식단이다. 소화가 어려울 때는 통보리리조또와 같이 쌀알이 퍼지게 조리한 메뉴가 소화 흡수를 돕는다.

치료 후 식단

치료 후에는 간식의 양이나 횟수를 줄이고 주식의 양을 늘린다. 간식에서 망고설기를 제외한다. 제외한 간식 대신 점심에서 곤드레나물밥의 밥량을 1/3공기(70g, 100kcal) 늘리고, 저녁에서 마늘빵을 35g(100kcal) 늘린다.

저녁

열량 458kcal · 탄수화물 44g · 단백질 12g · 지방 26g

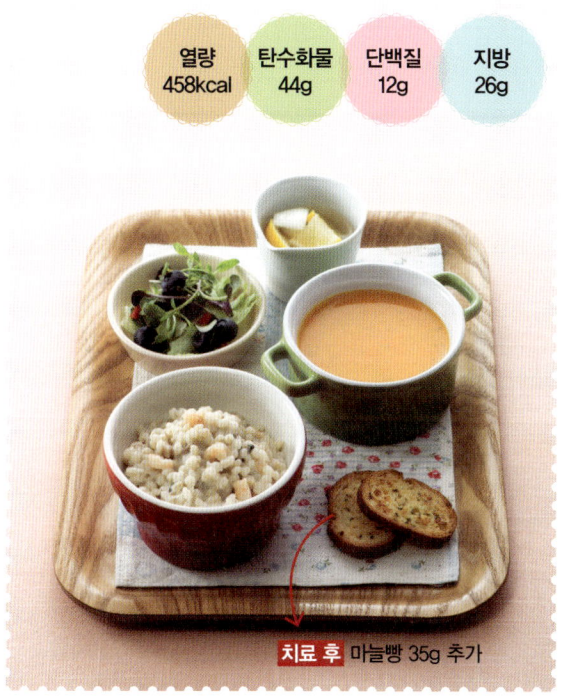

치료 후 마늘빵 35g 추가

간식

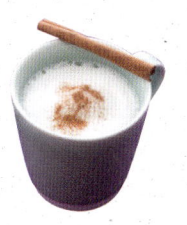
애플시나몬라떼

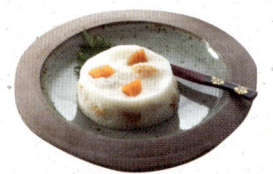
망고설기

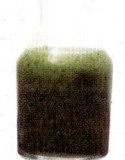
브로콜리키위주스

치료 중 제시하는 3가지 간식을 모두 섭취
치료 후 애플시나몬라떼, 브로콜리키위주스만 섭취

	열량(kcal)	탄수화물(g)	단백질(g)	지방(g)
통보리리조토&마늘빵 · 172쪽 참고	317	32	9	17
파프리카수프 · 204쪽 참고	113	5	3	9
블루베리샐러드 · 212쪽 참고	12	3	0	0
레몬양파피클(30g)	16	4	0	0

* 통보리리조토 : 172쪽 레시피의 1/2 분량

	열량(kcal)	탄수화물(g)	단백질(g)	지방(g)
1 애플시나몬라떼 · 123쪽 참고	125	23	6	1
2 망고설기 · 117쪽 참고	216	51	3	0
3 브로콜리키위주스 · 124쪽 참고	97	19	3	1

밥 Rice

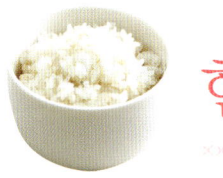

현미밥

| 열량 156kcal | 탄수화물 36g | 단백질 3g | 지방 0g |

재료
- 쌀 · · · · · · · · · · · · · · · 35g
- 현미 · · · · · · · · · · · · · · 10g
- 물 · · · · · · · · · · · · · · · 적당량

만들기
1 쌀, 현미는 씻어서 20분 정도 불린다.
2 불린 쌀에 물을 부어 고슬고슬하게 밥을 짓는다.

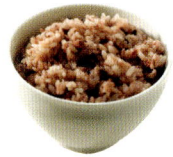 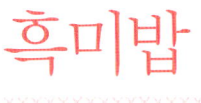

흑미밥

| 열량 167kcal | 탄수화물 36g | 단백질 3g | 지방 0g |

재료
- 쌀 · · · · · · · · · · · · · · · 35g
- 흑미 · · · · · · · · · · · · · · 10g
- 물 · · · · · · · · · · · · · · · 적당량

만들기
1 쌀, 흑미는 씻어서 20분 정도 불린다.
2 불린 쌀에 물을 부어 고슬고슬하게 밥을 짓는다.

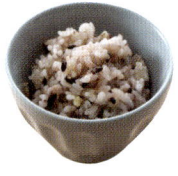

잡곡밥

| 열량 152kcal | 탄수화물 35g | 단백질 3g | 지방 0g |

재료
- 쌀 · · · · · · · · · · · · · · · 35g
- 흑미 · · · · · · · · · · · · · · 5g
- 보리 · · · · · · · · · · · · · · 5g
- 물 · · · · · · · · · · · · · · · 적당량

만들기
1 쌀, 흑미, 보리는 씻어서 20분 정도 불린다.
2 불린 잡곡쌀에 물을 부어 고슬고슬하게 밥을 짓는다.

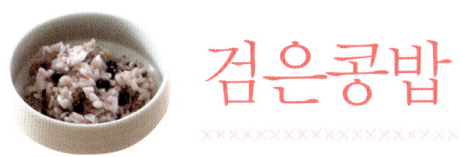
검은콩밥

열량	탄수화물	단백질	지방
210kcal	42g	6g	2g

재료
- 쌀 ········ 50g
- 검은콩 ········ 10g
- 물 ········ 적당량

만들기
1 쌀은 씻어서 20분 정도 불린다. 검은콩은 찬물에 불린다.
2 냄비에 불린 쌀, 검은콩, 검은콩 불린 물을 넣어 밥을 짓는다.

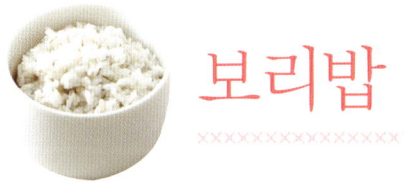
보리밥

열량	탄수화물	단백질	지방
168kcal	39g	3g	0g

재료
- 쌀 ········ 45g
- 보리쌀 ········ 5g
- 물 ········ 적당량

만들기
1 쌀, 보리쌀은 씻어서 20분 정도 불린다.
2 불린 쌀에 물을 부어 고슬고슬하게 밥을 짓는다.

국 Stew

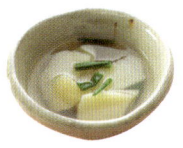
감자국

열량	탄수화물	단백질	지방
24kcal	5g	1g	0g

재료

- 감자 · · · · · · · · · · · · · 35g
- 멸치국물 · · · · · · · · · · 200ml
- 실파 · · · · · · · · · · · · · 2g
- 다진 마늘 · · · · · · · · · · 1g
- 소금 · · · · · · · · · · · · · 2g

만들기

1 감자는 먹기 좋은 크기로 썰고, 실파는 0.2cm 길이로 송송 썬다.
2 냄비에 멸치국물을 붓고 끓으면 감자를 넣어 끓인다.
3 감자가 익으면 실파, 다진 마늘을 넣고 불을 끄기 직전에 소금을 넣는다.

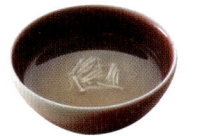
팽이미소국

열량	탄수화물	단백질	지방
42kcal	3g	3g	2g

재료

- 팽이버섯 · · · · · · · · · · 10g
- 미소된장 · · · · · · · · · · 15g
- 멸치국물 · · · · · · · · · · 200m
- 물 · · · · · · · · · · · · · 적당량

만들기

1 팽이버섯은 깨끗이 씻어 3cm 길이로 썬다.
2 냄비에 멸치국불, 불을 붓고 미소된장을 풀어 넣고 끓인다.
3 국물이 끓으면 팽이버섯을 넣고 불을 끈다.

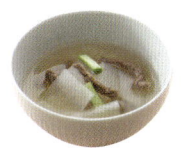

소고기탕국

열량	탄수화물	단백질	지방
76kcal	3g	7g	4g

재료
- 무 ········· 50g
- 소고기 ········· 7g
- 실파 ········· 2g
- 멸치국물 ········· 200ml
- 국간장 ········· 2.5ml
- 소금·다진 마늘 ········· 약간씩

만들기
1 무, 소고기는 사방 3cm 크기로 나박썬다. 실파는 송송 썬다.
2 냄비에 멸치국물을 붓고 소고기, 무, 다진 마늘을 넣고 끓이다가 국간장, 소금으로 간을 하고 한소끔 끓인다. 무가 익으면 실파를 넣고 불을 끈다.

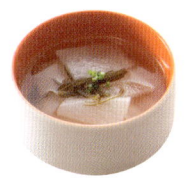

무다시마국

열량	탄수화물	단백질	지방
28kcal	6g	1g	0g

재료
- 무 ········· 70g
- 다시마 ········· 4g
- 멸치국물 ········· 200ml
- 국간장 ········· 2ml
- 다진 마늘 ········· 2g
- 실파 ········· 2g
- 소금 ········· 1g

만들기
1 무는 먹기 좋은 크기로 썰고, 다시마는 3cm 길이로 채썬다.
2 냄비에 멸치국물을 붓고 무, 다시마, 다진 마늘을 넣고 끓이다가 국간장과 소금으로 간을 하고 한소끔 끓인 후 실파를 넣고 불을 끈다.

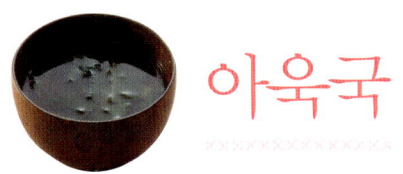
아욱국

열량	탄수화물	단백질	지방
45kcal	5g	4g	1g

재료
- 아욱 · · · · · · · · · · · · · · · 70g
- 멸치국물 · · · · · · · · · · · 200ml
- 된장 · · · · · · · · · · · · · · · · 15g
- 다진 마늘 · · · · · · · · · · · · · 1g
- 소금 · · · · · · · · · · · · · · · · 약간

만들기
1 아욱은 손질하여 끓는 물에 살짝 데쳐 찬물에 헹궈 물기를 짠다.
2 냄비에 멸치국물을 붓고 된장을 풀고 아욱을 넣어 끓인다.
3 아욱이 부드럽게 익으면 다진 마늘을 넣고 한소끔 끓여 소금으로 간한다.

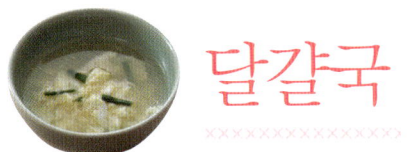
달걀국

열량	탄수화물	단백질	지방
38kcal	2g	3g	2g

재료
- 달걀 · · · · · · · · · · · · · · · 20g
- 양파 · · · · · · · · · · · · · · · 10g
- 실파 · · · · · · · · · · · · · · · · 5g
- 멸치국물 · · · · · · · · · · · 200ml
- 소금 · · · · · · · · · · · · · · · 1.5g
- 다진 마늘 · · · · · · · · · · · 0.5g

만들기
1 볼에 달걀을 넣고 푼다.
2 양파는 얇게 채썰고, 실파는 2~3cm 길이로 썬다.
3 냄비에 멸치국물을 붓고 끓으면 양파, 달걀물, 다진 마늘을 넣어 끓인 후 실파, 소금을 넣는다.

수프 Soup

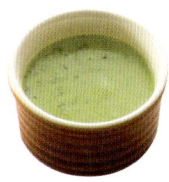

브로콜리수프

열량	탄수화물	단백질	지방
117kcal	5g	4g	9g

재료

- 브로콜리 · · · · · · · · · · · 30g
- 닭국물 · · · · · · · · · · · · 50ml
- 우유 · · · · · · · · · · · · · 50ml
- 생크림 · · · · · · · · · · · · 25g
- 버터 · · · · · · · · · · · · · 2.5g
- 소금 · 후추 · · · · · · · · · 약간씩

만들기

1 브로콜리는 끓는 물에 살짝 데친다.
2 냄비에 버터를 두르고 브로콜리를 볶는다.
3 2에 닭국물을 붓고 끓이다 끓으면 약불로 줄여 15분 정도 끓인 후 불을 끄고 식힌다.
4 3을 믹서기에 넣고 곱게 갈아서 냄비에 다시 붓고 우유, 생크림, 소금, 후추를 넣고 끓인다.

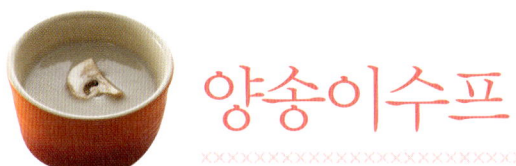

양송이수프

열량	탄수화물	단백질	지방
113kcal	5g	3g	9g

재료

- 양송이버섯 · · · · · · · · · · 30g
- 닭국물 · · · · · · · · · · · · 50ml
- 우유 · · · · · · · · · · · · · 50ml
- 생크림 · · · · · · · · · · · · 25g
- 버터 · · · · · · · · · · · · · 2.5g
- 소금 · 후추 · · · · · · · · · 약간씩

만들기

1 양송이버섯은 편으로 썬다.
2 냄비에 버터를 두르고 양송이버섯을 넣고 수분을 날리면서 볶는다.
3 2에 닭국물을 붓고 끓이다 끓으면 약불로 줄여 15분 정도 끓인 후 불을 끄고 식힌다.
4 3을 믹서기에 넣고 곱게 갈아서 냄비에 다시 붓고 우유, 생크림, 소금, 후추를 넣고 끓인다.

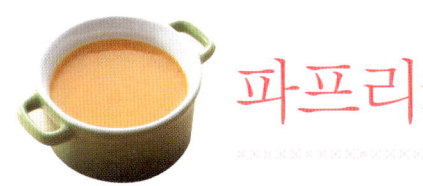

파프리카수프

열량 113kcal | 탄수화물 5g | 단백질 3g | 지방 9g

재료
- 파프리카 · · · · · · · · · · 30g
- 닭국물 · · · · · · · · · · · 50ml
- 우유 · · · · · · · · · · · · · 50ml
- 생크림 · · · · · · · · · · · 25g
- 버터 · · · · · · · · · · · · · 2.5g
- 소금·후추 · · · · · · · · · 약간씩

만들기
1 파프리카는 잘게 썬다.
2 냄비에 버터를 두르고 파프리카를 넣고 볶는다.
3 2에 닭국물을 붓고 끓이다 끓으면 약불로 줄여 15분 정도 끓인 후 불을 끄고 식힌다.
4 3을 믹서기에 넣고 곱게 갈아서 냄비에 다시 붓고 우유, 생크림, 소금, 후추를 넣고 끓인다.

반찬 Side dish

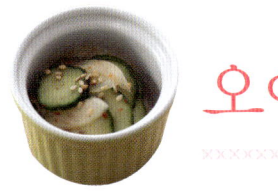

오이생채

열량 12kcal | 탄수화물 2g | 단백질 1g | 지방 0g

재료
- 오이 · · · · · · · · · · · · 40g
- 양파 · · · · · · · · · · · · · 5g
- 홍고추 · · · · · · · · · · · 0.5g

양념
- 식초 · · · · · · · · · · · · · 1ml
- 고춧가루 · · · · · · · · · · 0.5g
- 다진 마늘 · · · · · · · · · 0.5g
- 소금·참기름·통깨 · · · · 약간씩

만들기
1 오이는 동썰기하여 소금에 살짝 절여 물기를 꼭 싼다. 양파는 얇게 채썰고, 홍고추는 다진다.
2 볼에 오이, 양파, 홍고추를 넣고 분량의 양념 재료를 넣어 무친다.

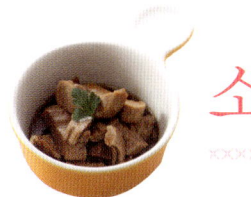

소고기장조림

열량	탄수화물	단백질	지방
89kcal	2g	9g	5g

재료
- 소고기 · · · · · · · · · · 40g
- 꽈리고추 · · · · · · · · · 10g
- 대파 · · · · · · · · · · · · 5g
- 통마늘 · · · · · · · · · · · 5g
- 물 · · · · · · · · · · · 적당량

조림장
- 간장 · · · · · · · · · · · 3ml
- 된장 · · · · · · · · · · · · 1g
- 청주 · · · · · · · · · · · 5ml
- 후추 · · · · · · · · · · · 약간
- 물 · · · · · · · · · · · 50ml

만들기
1 끓는 물에 소고기, 대파, 통마늘을 넣어 20분 정도 부드럽게 삶는다. 소고기는 건져 가늘게 찢는다.
2 꽈리고추는 가로로 2등분한다.
3 냄비에 분량의 조림장 재료, 소고기, 꽈리고추를 넣고 고기가 물러질 때까지 조린다.

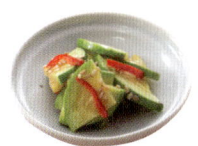

호박볶음

열량	탄수화물	단백질	지방
33kcal	5g	1g	1g

재료
- 애호박 · · · · · · · · · · 70g
- 홍고추 · · · · · · · · · · · 3g
- 참기름 · · · · · · · · · · 1ml
- 다진 마늘 · · · · · · · · · 1g
- 소금 · · · · · · · · · · · 약간

만들기
1 호박은 반달 썰기한다.
2 팬에 참기름을 두르고 호박, 다진 마늘을 넣어 볶는다.
3 호박이 익으면 소금으로 간하고, 홍고추를 보기 좋게 썰어 고명으로 올려낸다.

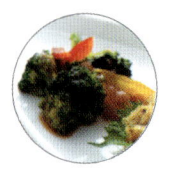

브로콜리초회

열량	탄수화물	단백질	지방
40kcal	7g	3g	0g

재료
브로콜리 · · · · · · · · · · · · · 60g
빨강 · 노랑 파프리카 · · · · · · 2g씩

초회양념
고추장 · · · · · · · · · · · · · · · 5g
식초 · · · · · · · · · · · · · · · · 2ml
설탕 · · · · · · · · · · · · · · · · · 2g
다진 마늘 · · · · · · · · · · · · · 약간

만들기
1 브로콜리는 작은 송이로 잘라 끓는 물에 데쳐 물기를 뺀다.
2 빨강 · 노랑 파프리카는 브로콜리와 비슷한 크기로 썬다.
3 볼에 분량의 초회양념 재료를 넣어 섞은 후 브로콜리와 파프리카를 넣고 고루 무친다.

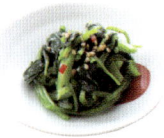

참나물무침

열량	탄수화물	단백질	지방
37kcal	5g	2g	1g

재료
참나물 · · · · · · · · · · · · · · 65g
소금 · · · · · · · · · · · · · · · 0.5g
참기름 · · · · · · · · · · · · · · 1ml
참깨 · · · · · · · · · · · · · · · · 약간

만들기
1 참나물은 깨끗이 씻어 준비한다.
2 볼에 참나물, 소금, 참기름, 참깨를 넣어 고루 무친다.

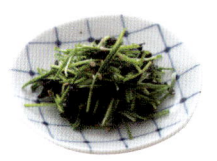

영양부추김무침

열량	탄수화물	단백질	지방
28kcal	3g	4g	0g

재료
- 영양부추 · · · · · · · · · · 10g
- 김가루 · · · · · · · · · · · 2g

양념
- 간장 · · · · · · · · · · · · 2ml
- 식초 · · · · · · · · · · · · 1ml
- 소금·참기름·통깨 · · · · · 약간씩

만들기
1 영양부추는 깨끗이 씻어 4cm 길이로 썬다.
2 볼에 영양부추, 김가루, 분량의 양념 재료를 넣어 고루 무친다.

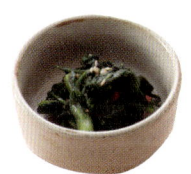

쑥갓나물

열량	탄수화물	단백질	지방
37kcal	4g	3g	1g

재료
- 데친 쑥갓 · · · · · · · · · 75g

양념
- 소금 · · · · · · · · · · · · 0.5g
- 다진 마늘 · · · · · · · · · 1g
- 참기름 · · · · · · · · · · · 1ml
- 홍고추 · · · · · · · · · · · 약간

만들기
1 쑥갓은 끓는 물에 데쳐 찬물에 헹궈 물기를 빼고 4cm 길이로 썬다.
2 볼에 쑥갓, 분량의 양념 재료를 넣어 고루 무친다.

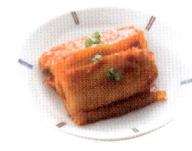

더덕고추장구이

열량	탄수화물	단백질	지방
94kcal	16g	3g	2g

재료
- 더덕 · · · · · · · · · · · · · 50g
- 실파 · · · · · · · · · · · · · 3g
- 식용유 · · · · · · · · · · · · 약간

유장
- 참기름 · · · · · · · · · · · · 1ml
- 간장 · · · · · · · · · · · · · 2ml

고추장양념장
- 고추장 · · · · · · · · · · · · 8g
- 간장 · · · · · · · · · · · · · 2ml
- 설탕 · · · · · · · · · · · · · 3g
- 물엿 · · · · · · · · · · · · · 3g
- 다진 마늘 · · · · · · · · · · · 1g
- 소금·참기름·통깨 · · · · · · 약간씩

만들기
1. 더덕은 껍질을 벗기고 반으로 가른 후 소금물에 20분 정도 담갔다가 방망이로 두들겨 펴서 부드럽게 해준다. 실파는 0.2cm 길이로 송송 썬다.
2. 분량의 유장 재료를 섞는다. 분량의 고추장양념장 재료를 섞는다.
3. 팬에 식용유를 두르고 유장을 바른 더덕을 올려 타지 않게 약불에서 굽는다.
4. 유장을 발라 구운 더덕에 고추장양념장을 바르고 다시 한 번 타지 않게 약불에서 굽는다.
5. 다 구운 더덕을 그릇에 담고 실파를 뿌린다.

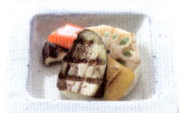

모듬 채소구이

열량	탄수화물	단백질	지방
42kcal	5g	1g	2g

재료
- 양파 · · · · · · · · · · · · · 10g
- 연근 · · · · · · · · · · · · · 10g
- 가지 · · · · · · · · · · · · · 10g
- 빨강 파프리카 · · · · · · · · 10g
- 노랑 파프리카 · · · · · · · · 10g
- 표고버섯 · · · · · · · · · · · 20g
- 올리브유 · · · · · · · · · · · 2ml

만들기
1. 양파와 연근은 껍질을 벗기고 0.2cm 두께로 썬다.
2. 가지, 빨강 파프리카, 노랑 파프리카는 3×4×0.5cm 크기로 썬다.
3. 그릴에 올리브유를 바르고 준비한 채소를 올려 무늬가 생기게 노릇노릇하게 굽는다.

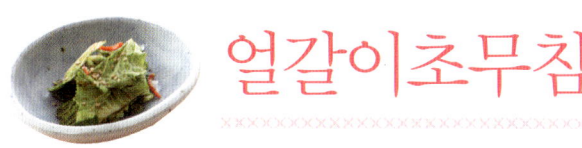

얼갈이초무침

열량	탄수화물	단백질	지방
20kcal	4g	1g	0g

재료
- 얼갈이 · · · · · · · · · · · · · · · 40g
- 홍고추 · · · · · · · · · · · · · · · · 1g

양념
- 고추장 · · · · · · · · · · · · · · · · 4g
- 고춧가루 · · · · · · · · · · · · · · 2g
- 식초 · · · · · · · · · · · · · · · 0.5ml
- 소금 · 통깨 · · · · · · · · · 약간씩

만들기
1 얼갈이는 4cm 길이로 썰고, 홍고추는 가늘게 채썬다.
2 볼에 얼갈이, 분량의 양념 재료를 넣어 무치고, 홍고추를 넣어 마무리한다.

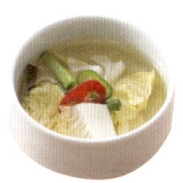

수삼나박김치

열량	탄수화물	단백질	지방
8kcal	2g	0g	0g

재료 _10인분, 1인분 30g
- 배추 · · · · · · · · · · · · · · · · 150g
- 무 · · · · · · · · · · · · · · · · · · 70g
- 수삼 · · · · · · · · · · · · · · · · · 10g
- 생강 채 · · · · · · · · · · · · · · 2.5g
- 홍고추 · · · · · · · · · · · · · · · 2.5g
- 풋고추 · · · · · · · · · · · · · · · 2.5g
- 미나리 · · · · · · · · · · · · · · · · 6g
- 물김치국물 · · · · · · · · · · · 600ml

만들기
1 배추, 무는 1.5×1.5×0.2cm 크기로 썬다.
2 수삼은 0.2cm 두께로 통썰기하고, 홍고추, 풋고추는 어슷썬다.
3 보관용기에 배추, 무, 수삼, 생강 채, 고추를 섞어 담고 물김치국물을 붓는다. 실온에서 6시간 정도 둔 후 냉장고에 보관한다.
4 상에 내기 전에 1.5cm 길이로 썬 미나리를 띄워낸다.

· · · 조리 포인트 · · ·

물김치국물 만들기

재료 다시마 6g, 밀가루 3g, 식초 30ml, 설탕 6g, 소금 3g, 물 600ml

1 냄비에 분량의 물, 다시마를 넣고 끓여 다시마국물이 우러나면 밀가루를 넣어 맑게 끓인 후 불을 끈다.
2 식초, 설탕, 소금을 넣는다.

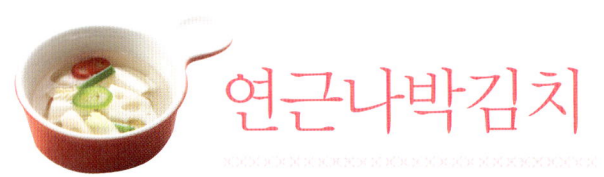

연근나박김치

| 열량 8kcal | 탄수화물 2g | 단백질 0g | 지방 0g |

재료 _10인분, 1인분 30g

연근 · · · · · · · · · · · · · · · 150g
배추 · · · · · · · · · · · · · · · · 30g
홍고추 · · · · · · · · · · · · · · 2.5g
풋고추 · · · · · · · · · · · · · · 2.5g
미나리 · · · · · · · · · · · · · · 10g
물김치국물 · · · · 600ml(209쪽 참고)

만들기

1 연근은 4등분하여 0.2cm 두께로 썰어 끓는 물에 데친다.
2 배추는 사방 1.5cm 크기로 썰고, 홍고추, 풋고추는 어슷썬다.
3 보관용기에 연근, 배추, 고추를 섞어 담고 물김치국물을 붓는다. 실온에서 6시간 정도 둔 후 냉장고에 넣어 차게 보관한다.
4 상에 내기 전에 2cm 길이로 썬 미나리를 띄워낸다.

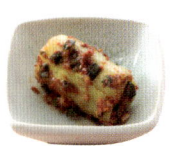

오이소박이

| 열량 12kcal | 탄수화물 2g | 단백질 1g | 지방 0g |

재료 _10인분, 1인분 30g

오이 · · · · · · · · · · · · · · · 300g
부추 · · · · · · · · · · · · · · · · 50g
대파 · · · · · · · · · · · · · · · · 10g
소금물 · · · · · · · · · · · · · 적당량
양념
고춧가루 · · · · · · · · · · · · 15g
다진 마늘 · · · · · · · · · · · · 5g
소금 · · · · · · · · · · · · · · · · 5g

만들기

1 오이는 4등분하여 십자 모양으로 칼집을 낸 후 뜨거운 소금물을 부어 1시간 정도 절인다.
2 부추, 대파는 1.5cm 길이로 썬다.
3 볼에 분량의 양념 재료와 부추, 대파를 넣고 섞어 소를 만든다.
4 절인 오이의 물기를 꼭 짠 후 칼집 사이사이에 소를 넣는다.

샐러드 Salad

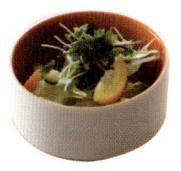

그린샐러드

| 열량 30kcal | 탄수화물 2g | 단백질 1g | 지방 2g |

재료
- 양상추 · · · · · · · · · 25g
- 어린잎채소 · · · · · · · · 5g

오리엔탈드레싱
- 간장 · · · · · · · · · · 2ml
- 식초 · · · · · · · · · · 2ml
- 설탕 · · · · · · · · · · 1g
- 참기름 · · · · · · · · · 1ml
- 참깨 · · · · · · · · · · 2g

만들기
1 양상추는 먹기 좋은 크기로 찢고, 어린잎채소는 씻어서 물기를 뺀다.
2 분량의 오리엔탈드레싱 재료를 고루 섞는다.
3 그릇에 준비한 채소를 담고 드레싱을 뿌린다.

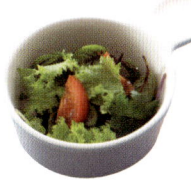

어린잎채소샐러드

| 열량 34kcal | 탄수화물 3g | 단백질 1g | 지방 2g |

재료
- 어린잎채소 · · · · · · · · 30g

녹차요거트드레싱
- 플레인 요구르트 · · · · · · 15g
- 녹차가루 · · · · · · · · 1.5g
- 레몬주스 · · · · · · · · 1.5ml
- 식초 · · · · · · · · · · 1.5ml
- 설탕 · · · · · · · · · · 약간

만들기
1 분량의 녹차요거트드레싱 재료를 고루 섞는다.
2 그릇에 어린잎채소를 담고 드레싱을 뿌린다.

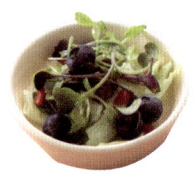 ## 블루베리샐러드

| 열량 12kcal | 탄수화물 3g | 단백질 0g | 지방 0g |

재료
양상추 · · · · · · · · · · · · 25g
블루베리 · · · · · · · · · · · 15g
발사믹드레싱
올리브유 · · · · · · · · · · · 2ml
발사믹식초 · · · · · · · · · · 5ml

만들기
1 양상추는 먹기 좋은 크기로 찢는다.
2 분량의 발사믹드레싱 재료를 섞는다.
3 그릇에 양상추와 블루베리를 담고 드레싱을 뿌린다.

간식 Snack

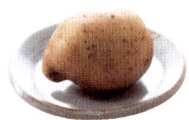 ## 구운 감자

| 열량 112kcal | 탄수화물 25g | 단백질 3g | 지방 0g |

재료
감자 · · · · · · · · · · · · · 150g

만들기
1 감자는 십자 모양으로 칼집을 내고 쿠킹포일에 싸서 180도의 오븐에서 15분 정도 굽는다.

항암 밥상, 이것이 궁금하다!

Q1. 각종 매체에서 현미밥이 좋다고 하는데 암 치유에 도움이 되나요?

현미에 많이 들어있는 섬유소는 포도당의 흡수를 지연시켜 혈당 조절에 효과가 있고, 콜레스테롤 배출을 증가시켜 심혈관질환 예방에도 도움이 된다. 또한 배변을 촉진시켜 발암물질과 같은 유해물질이 몸 밖으로 빠르게 배출되도록 도와준다. 그러나 현미는 암을 예방하는 데는 효과가 있지만, 암을 치료하는 약은 아니다. 위장관 기능이 정상이라면 현미밥이 장운동 활성화에 도움이 되지만, 장 기능이 저하되어 설사나 묽은 변을 보는 경우에는 오히려 거친 현미밥을 피하는 것이 좋다.

Q2. 암환자에게 좋은 음식이 따로 있나요?

암환자에게 특별히 좋은 음식은 따로 있지 않다. 오히려 특정 음식 몇 가지만 집중적으로 섭취할 경우 영양 불균형을 초래할 수 있다. 가장 바람직한 것은 모든 음식을 골고루 먹는 것이다. 암 치료 중에는 면역력을 키우고 부작용을 완화할 수 있도록 충분한 열량과 단백질 섭취가 가장 중요하다.

Q3. 항암 효과가 있다는 건강보조식품을 먹어도 될까요?

항암 효과가 있다는 건강보조식품 광고를 흔히 보지만, 확실한 근거가 없는 경우가 대부분이다. 이런 식품들은 특정 성분이 효과가 있다는 연구 결과를 강조하지만, 다른 연구 결과를 살펴보면 반대되는 내용도 많다. 특히 항암치료 중에는 더욱 주의를 기울여야 한다. 항암제만으로도 간에 부담을 줄 수 있는데 여기에 성분이 강한 건강보조식품이 들어가면 간이나 신장 기능이 저하될 수 있다. 일반인의 시각에서는 정확한 판단이 어려울 수 있으므로 필요한 경우 주치의와 상의하도록 한다.

Q4 **소고기, 돼지고기 등 붉은색 고기가 암세포를 자라게 한다는데 사실인가요?**

환자들을 접하다 보면 이런 이야기를 듣고 육류 섭취를 피하는 경우를 종종 본다. 일반인의 경우 기름진 육류의 지나친 섭취가 암 발생에 영향을 미칠 수도 있다. 하지만 암환자는 다르다. 항암치료 중 파괴되는 정상 세포의 회복을 위해서 단백질을 충분히 섭취해야 한다. 암세포가 자랄까 두려워서 육류 섭취를 피한다면 면역 기능이 저하될 뿐 아니라 각종 부작용이 발생해 항암치료가 원활히 진행되지 못할 수 있다.

Q5 **염분 섭취를 줄이라고 하는 데 항암효과가 있다는 된장은 마음껏 먹어도 되나요?**

된장, 간장, 고추장 등의 장류는 염분 함량이 높다. 된장이 항암 효과가 있다고는 하지만 염분을 과다하게 섭취하면 암의 위험 요인이 될 수 있다. 따라서 된장 역시 과도한 섭취는 피하는 것이 좋다. 된장을 사용할 때는 찌개류나 쌈장처럼 염분 함량이 높은 상태보다는 된장국, 된장무침 등 담백한 반찬으로 꾸준히 섭취하는 것이 좋다.

Q6 **발효식품이 좋다는데 어떤 발효식품이 좋을까요?**

식품을 발효시켜 만든 진액이 몸에 좋다고 해서 일부러 챙겨 먹는 사람들이 있다. 매실 진액을 물에 타서 마시거나 조리 시에 설탕 대신 매실청을 사용하는 경우가 대표적이다. 하지만 발효액은 제조 과정 중 다량의 설탕이 사용된다. 오랜 기간 숙성시켜 발효시켰다 하더라도 첨가된 당분이 건강에 좋은 성분으로 바뀌는 것은 아니다. 설탕은 설탕일 뿐이다. 가끔 발효액을 물에 타서 먹거나 조리에 사용하는 것은 무방하나, 몸에 좋다고 생각해서 매일 과하게 섭취하는 것은 바람직하지 않다.

Q7 **암환자에게 좋다는 해독주스와 야채수프를 먹어도 될까요?**

해독주스는 여러 가지 채소와 과일을 갈아 만든 것으로, 항산화 성분이 풍부한 채소와 과일의 섭취를 증가시킨다는 면에서 도움이 될 수 있다. 반면, 야채수프는 각종 채소에 물을 넣고 끓여 만든 것으로 보통 식전 섭취를 권장한다. 입맛이 없는 암환자가 식전에 이런 물을 마시면 포만감이 생겨 식욕이 더욱 저하된다. 충분한 식사 섭취를 해야 할 암환자가 야채수프 때문에 식사량이 줄어든다면 오히려 영양상으로 마이너스가 된다.

Q8 요리할 때 수돗물을 쓰는데 괜찮을까요?

조리 용도로 수돗물을 사용하는 것은 가능하다. 하지만 항암치료 중에는 면역력이 저하되어 감염 위험이 증가하므로 마시는 용도로는 끓인 물이나 정수한 물을 사용하는 것이 좋다.

Q9 식품첨가물이 마음에 걸리는데, 가공식품을 먹어도 될까요?

우리 몸에 가장 좋은 것은 신선한 자연식품이다. 가공식품에는 맛과 향을 좋게 하고, 저장기간 및 조리상의 편의를 더하기 위해 여러 가지 식품첨가물이 사용된다. 문제는 일부 식품첨가물이 발암물질로 알려졌다는 것이다. 대표적인 것이 햄, 소시지 등의 육가공품에 사용되는 아질산나트륨이다. 가공식품의 섭취는 가급적 줄이고 되도록 자연식품의 형태로 음식을 섭취하는 것이 좋다. 하지만 안전성이 확인된 식품첨가물도 많으므로 식품첨가물이 들어간 식품을 모두 배제할 필요는 없다. 과하지만 않다면 적절한 선에서 섭취하는 것은 괜찮다.

Q10 간식은 어떤 것이 좋을까요? 간단하게 먹을 수 있는 음식은 없을까요?

식사에 별문제가 없다면 과일, 유제품, 견과류를 권장한다. 하지만 섭취량이 부족하다면 수시로 먹을 수 있는 간단한 간식을 준비해두는 것이 좋다. 밥량이 부족하다면 빵, 떡, 감자, 고구마, 옥수수 등의 탄수화물 식품이 적당하고, 전체적인 식사량이 부족하다면 치즈, 밀크셰이크, 케이크, 과일샐러드, 샌드위치 등 영양 밀도가 높은 식품이 좋다.

Q11 저지방, 무설탕 제품을 이용하면 괜찮을까요?

건강을 유지하기 위해서는 과도한 지방과 당분 섭취를 줄이는 것이 좋다. 그러나 지방과 당분을 제한하는 이유는 그 자체의 유해성보다 열량을 과다하게 섭취할 수 있기 때문이다. 따라서 저지방, 무설탕 제품이라고 안심하고 많은 양을 섭취한다면 결과적으로 열량 섭취가 더 많아질 수 있다. 가급적 지방과 당분이 적은 음식을 선택하되 적절한 범위 내에서 섭취하도록 한다.

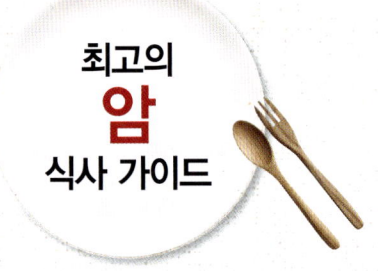

최고의
암
식사 가이드

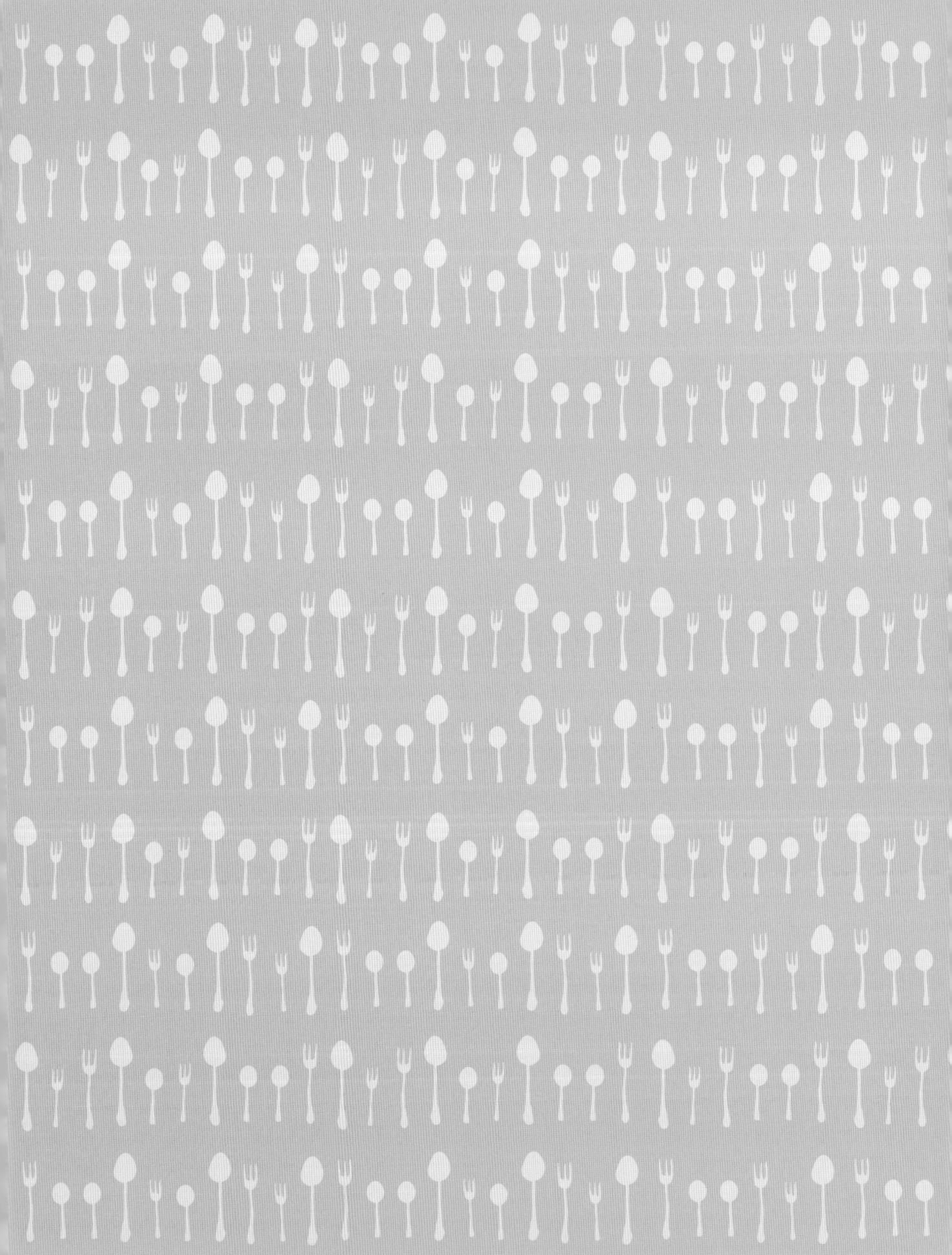